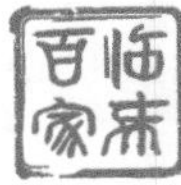

中国医学临床百家 • 病例精解

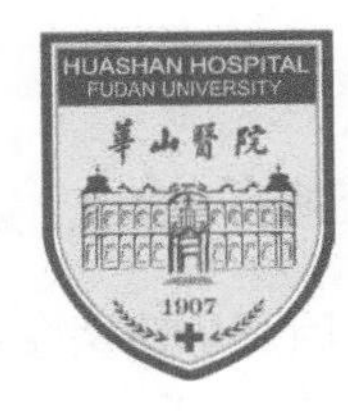

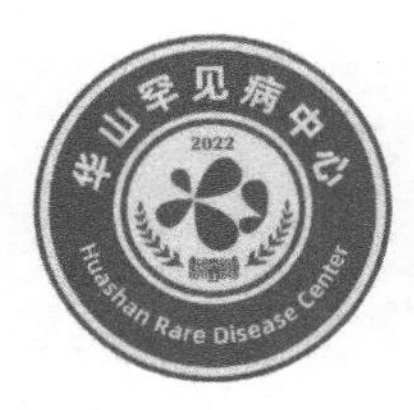

复旦大学附属华山医院

内分泌罕见病
病例精解

叶红英　李益明 ◎ 主编

厚德　仁术　创新　奉献

科学技术文献出版社
SCIENTIFIC AND TECHNICAL DOCUMENTATION PRESS
· 北 京 ·

图书在版编目（CIP）数据

复旦大学附属华山医院内分泌罕见病病例精解 / 叶红英，李益明主编. —北京：科学技术文献出版社，2023. 1（2025.1重印）

ISBN 978-7-5189-9766-4

Ⅰ.①复…　Ⅱ.①叶… ②李…　Ⅲ.①内分泌病—疑难病—病案—分析　Ⅳ.① R58

中国版本图书馆 CIP 数据核字（2022）第 204112 号

复旦大学附属华山医院内分泌罕见病病例精解

策划编辑：帅莎莎　　责任编辑：帅莎莎　　责任校对：张永霞　　责任出版：张志平

出 版 者　科学技术文献出版社
地　　址　北京市复兴路15号　　邮编　100038
编 务 部　（010）58882938，58882087（传真）
发 行 部　（010）58882868，58882870（传真）
邮 购 部　（010）58882873
官方网址　www.stdp.com.cn
发 行 者　科学技术文献出版社发行　全国各地新华书店经销
印 刷 者　北京虎彩文化传播有限公司
版　　次　2023 年 1 月第 1 版　2025 年 1 月第 3 次印刷
开　　本　787×1092　1/16
字　　数　305千
印　　张　21.5
书　　号　ISBN 978-7-5189-9766-4
定　　价　158.00元

《复旦大学附属华山医院内分泌罕见病病例精解》

编委会

主　　编　叶红英　李益明

副 主 编　张　烁　何　敏　张朝云　杨叶虹

编　　委　（按姓氏笔画排序）

王　蒙　王　熠　王宣春　朱小明　向博妮

刘文娟　刘晓霞　孙全娅　孙婉婉　李　璐

杨　佳　吴　蔚　宋　晓　陈立立　苗　青

范琳玲　罗苏珊　季立津　郑杭萍　赵晓龙

俞一飞　徐赵钕　曹璐璐　龚　伟　崔巧丽

鹿　斌　曾芳芳　魏思迪

主编简介

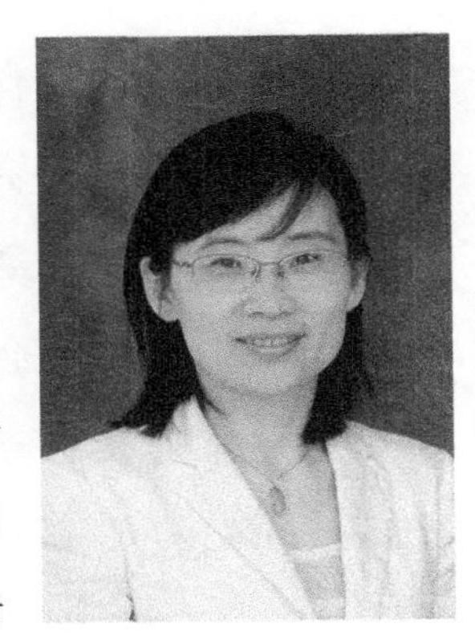

叶红英 医学博士，主任医师，硕士研究生导师。复旦大学附属华山医院内分泌科副主任。

中国垂体瘤协作组成员；中国罕见病联盟下丘脑垂体病学组委员；中华医学会内分泌学会垂体组委员；中国康复医学会糖尿病预防和康复专业委员会常务委员；上海医学会内分泌分会委员；上海市医师协会内分泌代谢科医师分会委员；上海市中西医结合学会糖尿病专委会委员；上海中西医结合学会不孕不育专家委员会副主任委员；复旦大学附属华山医院罕见病中心专家委员会委员等。

亚专业方向为神经内分泌和肥胖。2013 年开始作为主要人员之一促进复旦大学附属华山医院内分泌科、神经外科等多学科在垂体病诊疗的全方位合作；2014 年 7 月作为组长开设复旦大学附属华山医院首个 MDT 门诊——垂体病 MDT 门诊。重点推进各种垂体瘤的规范化多学科合作综合治疗、尿崩症、垂体柄增粗和下丘脑病变的病因鉴别和综合管理治疗、库欣综合征的鉴别诊断、难治性库欣病和泌乳素瘤等综合治疗。

作为主要参与人完成上海市 2011 年度科技创新重点项目“皮质醇增多症诊断与治疗规范化研究”。先后承担国家和上海市自然科学基金和重点研发计划重点专项子课题。近 5 年发表论文 20 余篇。先后获上海市医学科技进步奖三等奖、上海市中西医结合科技奖一等奖、复旦大学医学院优秀教师、复旦大学三八红旗手、复旦大学优秀医生、复旦－复星健康梦基金优秀教师等奖项和荣誉称号。《中华内分泌代谢杂志》通讯编委、《上海医药》编委等。主编《华山医院垂体疑难病多学科诊治病例精选》，参编《实用内科学》《实用外科学》等书籍。

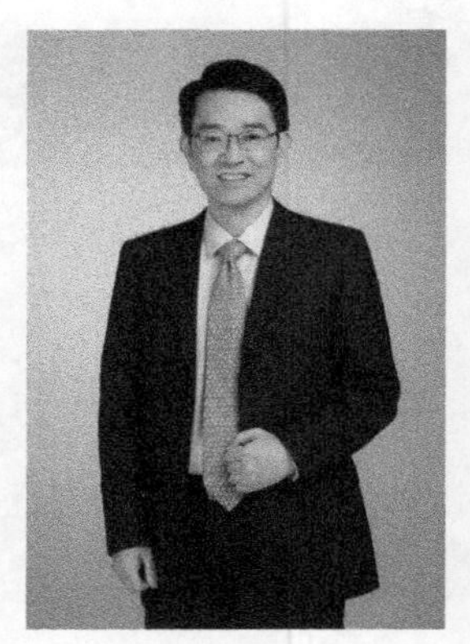

李益明　主任医师、教授、博士研究生导师。复旦大学附属华山医院内分泌科主任。

中华医学会糖尿病学分会常务委员、糖尿病与相关内分泌病学组组长、糖尿病神经并发症学组副组长，中国医师协会内分泌代谢科医师分会委员，上海市医学会内分泌分会副主任委员，上海市中医药学会糖尿病分会副主任委员，上海市中西医结合学会内分泌代谢病专业委员会副主任委员，上海市康复协会糖尿病分会主任委员，上海市健康科技协会基因健康专业委员会常务委员。*The Journal of Clinical Endocrinology & Metabolism*、《中国糖尿病杂志》和《中华糖尿病杂志》编委，《实用内科学》和《内科学新理论新技术》副主编、《哈里森内分泌学》共同主译。

临床工作重点方向为下丘脑－垂体等神经内分泌疾病的诊治、糖尿病神经病变的诊治和糖尿病个体化治疗。基础研究方向主要为肥胖胰岛素抵抗机制和神经内分泌调控，承担过科技部973及863项目子课题、国家自然科学基金面上项目和上海市科委重点项目等各级各类课题18项。

带领科室提高糖尿病、甲状腺等常见疾病的诊治水平，同时也加强了对内分泌代谢罕见病的关注，并联合基础领域专家开展了基因检测，给患者提供精准诊断和精准治疗。

序　言

说到“罕见病”，与之关联的常是“罕见，诊断难，治疗难”。

罕见病真的罕见吗？根据《中国罕见病定义研究报告2021》给出的定义，新生儿发病率小于1/10 000、患病率小于1/10 000或患病人数小于14万的疾病即为罕见病。但由于罕见病疾病类型超过1万种，总体发病人群数量接近甚至超过某些常见病。在我们身边，每17～29个人中，就有1人被罕见病折磨。

罕见病诊断难吗？难，也不难。难，是因为不认识。随着国家多部门、医学相关多专业和患者社会团体等多方努力，越来越多的罕见病被识别，被看见，被诊断。2018年国家制定了《第一批罕见病目录》，近年也陆续出台了多项罕见病药品重磅激励政策。越来越多的罕见病学术团体成立并开展工作。越来越多的罕见病患者组织成立并开展了自助和助人工作。作为一名长期致力于出生缺陷和遗传学领域的研究者，我亲眼见证了罕见病诊断的巨大进步，并带领团队贡献自己的力量。

罕见病治疗难吗？的确难！目前大多罕见病缺乏有效的治疗方法，或者即使有了治疗药物，也是因为多种原因难以应用。但在内分泌代谢病领域中，众多的罕见病不但可治，而且是可及可负担且安全有效。对于这部分可治疗的罕见病，及早诊断是有效治疗的前提！

作为百年老院，复旦大学附属华山医院持续走在国内疑难罕见病的诊治前列。复杂疾病诊疗“多兵种作战”是传统，提升青年医生对罕见病的意识则贯穿于日常。2018年，华山医院更是作为骨干单位参与中国国家罕见病注册系统的建立及完善工作，为“国家标准”贡献“华山智慧”。2022年复旦大学附属华山医院罕见病中心正式成立，进一步集中了力量，建立了覆盖罕见病诊疗全程的医疗服务体系，致力于罕见病诊治和教研能力提升，为更多患者和家庭带去了希望。

华山医院内分泌科作为国内最早成立的内分泌专科之一，在国内首次报道了嗜铬细胞瘤和席汉综合征，有着特别关爱疑难罕见病的传统。肢端肥大症、库欣综合征、鞍区朗格汉斯细胞组织细胞增生症和垂体炎等罕见病是科室的常见病。随着分子诊断的日益普及，诊治罕见病的能力和效率更是得到了极大提升。我很欣喜地看到他们将近十年诊治的罕见病整理成书，该书不仅有病例的详细资料，更是突出了识别和诊断的临床思维。讨论部分则在参考大量文献的基础上，凝练了诊断和治疗相关知识点。本病例集将带着您认识和熟悉更多的内分泌罕见病，最终让更多的罕见病患者受益。

马端　教授
复旦大学出生缺陷研究中心副主任
复旦大学代谢与分子医学教育部重点实验室副主任
中华医学会医学遗传学分会副主任委员
上海市医学会罕见病专科分会主任委员

前　言

自国家2018年发布《第一批罕见病目录》和2019年发布《罕见病诊疗指南》后，中国罕见病联盟和各种罕见病患者组织的工作蓬勃开展，罕见病越来越受到关注。现实中，“罕见病罕见，关心和诊治罕见病的医生更为罕见！”作为内分泌专科医生，我们要充分认识到“罕见病常隐形于常见病中，等着我们识别。”常见的有糖尿病中的罕见单基因糖尿病、高血压中的各种罕见继发性高血压疾病、低钠血症低钾血症的罕见病因、导致继发性骨质疏松的罕见疾病，等等。我们临床医生在诊治过程中不能仅满足于显而易见的初步诊断，多问几个为什么。只要有所认识和警惕，借助互联网时代人人可及的专业书籍和文献学习国内外经验和知识，借助越来越可及的各种化验和基因检测，我们完全有可能对患者尽早做出精准诊断、进行精准治疗，从而完全改变患者的生活和人生。每个成功诊治的病例也能带给我们无限珍贵的成就感。

为了分享我们对内分泌代谢系统罕见病诊治的经验和教训，我们从近十年所诊治的罕见病病例中挑选了35个病例（30种疾病），包括首批罕见病目录中的各类型先天性肾上腺增生症、自身免疫性垂体炎、IgG4相关性疾病、特发性低促性腺激素性性腺功能减退症、朗格汉斯细胞组织细胞增生症等，还包括尚未被纳入的内分泌罕见病，如Carney综合征、肾素瘤、心脏副神经节瘤、甲状腺激素抵抗综合征、各种单基因糖尿病、各种单基因疾病导致的低钾血症等。每个病例全面地记录了病史概要、化验结果、辅助检查、基因检测结果，诊疗经过重点突出临床诊断和鉴别诊断的思路、治疗方案及其疗效；相关知识点则是围绕病例展开针对性的文献学习和总结，从常见病/症状中的识别到临床特点的概述、从发病机制到基因检测分子诊断、治疗进展等，进行 case based learning 的拓展学习。

感谢来自全国各地的病友对我们的信任和配合。“患者是医生最好的老师”，正是在边学习边用心为每位病友诊治的过程中，将相关知识牢记于心，并积累经验更好的帮助其他罕见病患者。感谢在每个病例诊治过程中来自医院神经内科、神经外科、血液科、泌尿外科、肾脏内科、眼科、风湿免疫科、甲乳外科等相关临床科室和检验医学科、影像医学科、病理科、分子检测等众多学科的同事给予的无私支持和帮助。感谢全体内分泌科同事秉承传统，学习钟学礼教授、朱禧星教授、俞茂华教授和胡仁明教授等前辈老师们认真负责、好学钻研、不断进取的专业精神。感谢年轻医生利用业余时间整理病例相关资料，认真学习最新文献进行讨论总结，再次拓展了我们的眼界并进一步提高了我们对每个罕见病的认识。特别感谢李璐、崔巧丽医生作为学术秘书，承担了大量文档的编辑和整理工作。

因为我们对每个罕见疾病的诊疗经验仍然有限，诊治过程难免未能尽善尽美，文献阅读难免不够全面，讨论总结难免有所不当，希望同道们阅读参考本书，帮助更多患者的同时，也能给予我们您的建议和指正！

叶红英　李益明

2022 年 8 月于上海

目 录

第 1 章

多饮多尿 6 年后出现肝功能异常——朗格汉斯细胞组织细胞增生症

【病史摘要】

患者，男性，18 岁，因“多饮多尿 8 年，肝功能异常 2 年”于 2019 年 8 月入院。

患者 2011 年（10 岁）无明显诱因出现多尿、口干、多饮，夜间遗尿，伴体重下降。2012 年 1 月于外院就诊，行禁水加压试验提示中枢性尿崩症；血钾：4.24 mmol/L，血钠：151.4 mmol/L，ACTH（8am）：3.36 pmol/L，Cor（8am）：8.92 μg/dL，PRL：13.0 ng/mL，FSH：1.43 mIU/mL，LH：0.12 mIU/mL，T：0.19 nmol/L；垂体 MRI 示垂体后叶高信号消失，垂体柄结节样增粗。予以去氨加压素片 0.1 mg qn，控制尿量，随后每半年复查垂体 MRI，垂体柄病灶相对稳定。

2015 年 7 月（14 岁）于我科就诊。身高 153 cm，体重 49 kg。内分泌功能评估示：Cor（8am）：7.89 μg/dL，甲状腺功能（简称甲功）正常，GH：0.1 mU/L，IGF-1：223 μg/L，LH：2.86 mIU/mL，FSH：3.77 mIU/mL，T：0.09 nmol/L。

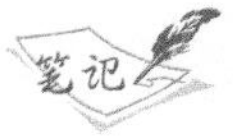

低血糖兴奋试验 Cor 峰值 30.4 μg/dL，GH 峰值 0.9 mU/L。禁水加压试验提示中枢性尿崩症。垂体 MRI 提示垂体柄增粗，较 2014 年缩小。病因考虑朗格汉斯细胞组织细胞增多症可能。行头颅 CT、全身扁骨检查，未见骨质异常；胸部 CT、腹部及泌尿系 B 超未见明显异常。鉴于患者垂体柄增粗 < 6 mm，未行活检；垂体柄病变性质未明，未行 GH 替代治疗。予以去氨加压素午后服用 25 μg 和睡前服用 50 μg，控制尿量。建议密切随访。

2017 年 12 月于当地医院复查发现肝功能异常，ALT：156.4 U/L ↑，AST：106.6 U/L ↑，GGT：557.9 U/L ↑，ALP：891.2 U/L ↑，总胆汁酸：13.6 μmol/L ↑，TG：7.86 mmol/L ↑，LDL-c：3.31 mmol/L，乙肝两对半示乙肝表面抗体阳性，余阴性。2018 年 1 月复查肝功能仍异常，未再进一步诊治和随访。

2019 年 8 月再次来我院就诊。

既往史：患者为早产儿，母亲孕 6 月余时出现发热入院，应用头孢类药物治疗，后因胎膜早破出生时不足 7 个月，出生体重 4.8 斤。出生后母乳喂养，儿时生长发育正常，智力正常。否认家族遗传病史，否认家族肿瘤史。父亲身高 174 cm，母亲身高 155 cm，姐姐身高 160 cm，生长发育均正常。

【体格检查】

T：36.3 ℃，P：80 次 / 分，R：20 次 / 分，BP：114/77 mmHg，身高：167 cm，体重：59 kg，BMI：21.16 kg/m^2，腰围：86 cm，臀围：84 cm。神志清楚，少年男性貌，皮肤细腻，巩膜稍有黄染，无胡须，腋毛缺如，阴毛少许。甲状腺Ⅰ度肿大，未扪及明显结节。左侧颈部可触及一长条形淋巴结，长约 1 cm，质地中等，边界清，活动可。双肺呼吸音清，心音有力，律齐，未闻及病理性杂音。腹部皮下脂肪偏厚，肝肋下 2 横指，无叩痛，脾肋下未触及。Tanner 分期 3 期，双侧睾丸容积约 6 mL。

【实验室检查】

（1）血常规：正常。

（2）肝功能：ALT：175 U/L↑，AST：133 U/L↑，GGT：956 U/L↑，ALP：1129 U/L↑，总胆汁酸：79 μmol/L↑，总胆红素：66.7 μmol/L ↑，直接

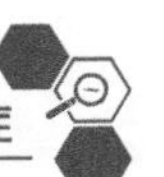

胆红素：48.1 μmol/L ↑，总蛋白：79 g/L，白蛋白：41 g/L，球蛋白：38 g/L。

（3）血脂：胆固醇：12 mmol/L ↑，甘油三酯：3.58 mmol/L ↑，低密度脂蛋白胆固醇：7.14 mmol/L ↑，高密度脂蛋白胆固醇：1.63 mmol/L。

（4）肿瘤标志物：CA12-5：36.00 U/mL ↑，CY211：5.12 ng/mL ↑，AFP：< 0.91 μg/L，CA19-9：405.00 U/mL ↑。

（5）巨细胞病毒 IgM 抗体：0.24 COI（–），巨细胞病毒 IgG 抗体：> 250.00 AU/mL（+）；甲肝、丙肝病毒抗体均为阴性；自身免疫性肝病抗体谱均为阴性。

（6）IgG4、β-hCG、AFP、ANA抗体谱、ANCA、dsDNA 均正常；T-SPOT 阴性。

（7）垂体功能评估：Cor（8am）：26.09 μg/dL，TSH：0.97 mIU/L，TT_4：132.0 nmol/L，TT_3：1.53 nmol/L，FT_4：16.10 pmol/L，FT_3：4.08 pmol/L，LH：2.36 IU/L，FSH：1.98 IU/L，T：< 0.09 nmol/L ↓，DHEA：3.47 μmol/L，IGF-1：76.8 μg/L ↓，GH：1.21 ng/mL，PRL：9.64 ng/mL。

（8）患者历年肝功能随访情况见表 1-1。

表 1-1　患者历年肝功能随访情况

时间	ALT (U/L)	AST (U/L)	ALP (U/L)	GGT (U/L)	TBIL (μmol/L)	DBIL (μmol/L)	总胆汁酸 (μmol/L)
2016-08-19（我院）	49	35	389	112	< 12.0	2.4	< 6
2017-12-30（外院）	156.4	106.6	891.2	557.9	11.3	6.2	13.6
2018-01-22（外院）	161.1	90.2	888.7	592.8	11.1	6.6	14.5
2019-08-02（我院）	175	133	1129	956	66.7	48.1	79

【辅助检查】

（1）2016—2019 年垂体增强 MRI（图 1-1）：垂体柄略增粗（2017 年最明显）；垂体信号欠均匀。

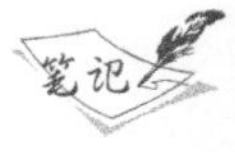

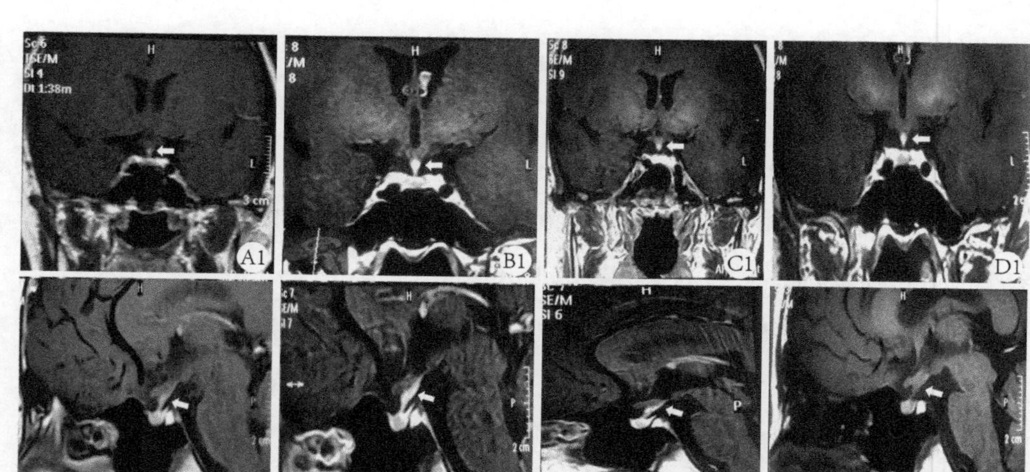

A1、A2：2016 年；B1、B2：2017 年；C1、C2：2018 年；D1、D2：2019 年。

图 1-1　患者 2016—2019 年垂体增强 MRI

（2）超声：甲状腺增大伴弥漫性病变，两叶多发结节，TI-RADS 3 类；双侧颈部淋巴结肿大。双侧甲状旁腺未显示；肝脾肿大；胆囊、胰腺、双肾、双侧输尿管、膀胱目前均未见明显异常；双侧睾丸偏小（右侧睾丸大小：18 mm × 10 mm × 29 mm，体积：2.70 cm^3；左侧睾丸大小：11 mm × 17 mm × 26 mm，体积：2.70 cm^3）；余未见明显异常。

（3）骨密度：腰椎及左股骨颈 Z 值分别为 –3.2 及 –2.3。

（4）胸部 CT（图 1-2）：双肺多发肺大疱；左肺两枚实性小结节（直径：4.5 mm、6.0 mm）；左肺下叶前内基底段磨玻璃灶，请结合临床随访。脾大。

（5）全身 PET-CT：①甲状腺两叶低密度影，FDG 代谢弥漫性增高（SUV 最大值 10.8），结合病史，考虑炎性基础上混杂肿瘤性病变不除外；双侧颈根部、锁骨区及上纵隔淋巴结肿大，FDG 代谢不均匀增高（左侧颈根部最大淋巴结大小为 1.3 cm × 0.9 cm，SUV 最大值 6.8），建议密切随访。②左肺下叶结节 FDG 代谢轻度增高，考虑炎性，建议抗炎治疗后 CT 随访。③垂体柄增粗，未见 FDG 代谢异常增高，考虑良性，请结合 MR 及临床。④鼻咽部软组织弥漫性略增厚，FDG 代谢增高（SUV 最大值 12.0），考虑炎性可能性大，建议耳鼻喉科会诊。⑤双侧颈动脉鞘旁淋巴结炎性增生（右侧最大淋巴结约 1.2 cm × 0.9 cm，

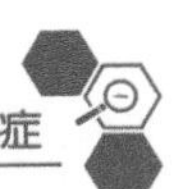

SUV 最大值 4.8）。⑥肝脾肿大，胃炎，结直肠炎。

（6）肝脏增强 MR（图 1-3）：肝右叶呈獭尾样改变，肝实质内示散在片状异常信号影，T_1WI 呈等信号，T_2WI 及 DWI 呈较低信号，ADC 未见明显弥散受限，增强扫描后肝实质内未见明显强化。肝左叶胆管局部轻度扩张，肝右叶胆管及胆总管未见扩张。脾脏增大，脾门处可见结节样等 T_1、较长 T_2 信号，强化接近脾实质。胰腺及胆囊的形态、大小及信号未见异常。腹膜后可见小淋巴结影。腹腔内可见少量液体信号影。放射学诊断：肝实质见局灶性异常信号，考虑局灶性脂肪肝或代谢性疾病，建议结合临床及实验室检查；腹腔少量积液；肝脏增大，副脾；肝左叶胆管局部轻度扩张，请结合临床及超声检查。

（7）磁共振胰胆管成像（MRCP）（图 1-4）：胆囊形态大小正常，其内未见明显异常信号；肝总管显影不佳，左右肝管显影可见节段性轻度迂曲扩张，呈串珠样改变；胆总管无扩张；胰管显示无扩张。放射学诊断：肝总管显影不佳，肝内胆管节段性轻度迂曲扩张改变；请结合临床随访。

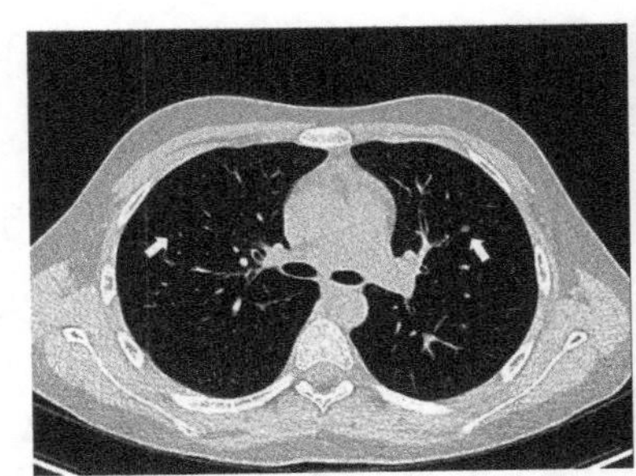

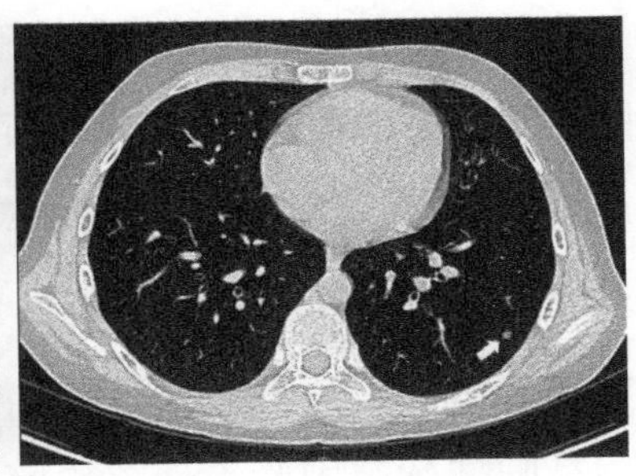

箭头所指为肺大疱和小结节。

图 1-2　胸部 CT 平扫

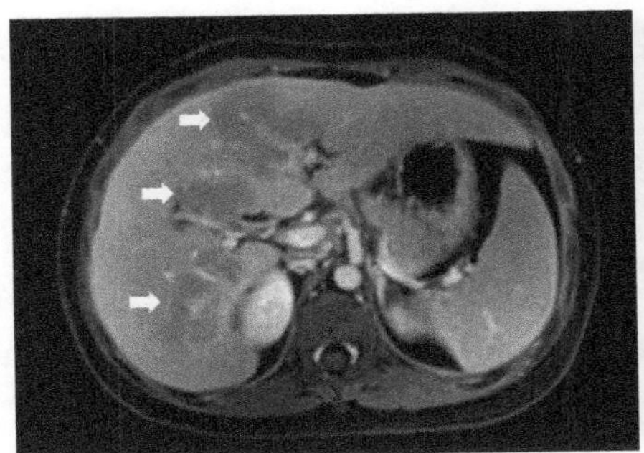

箭头所指为片状异常信号灶。

图 1-3　肝脏增强 MR

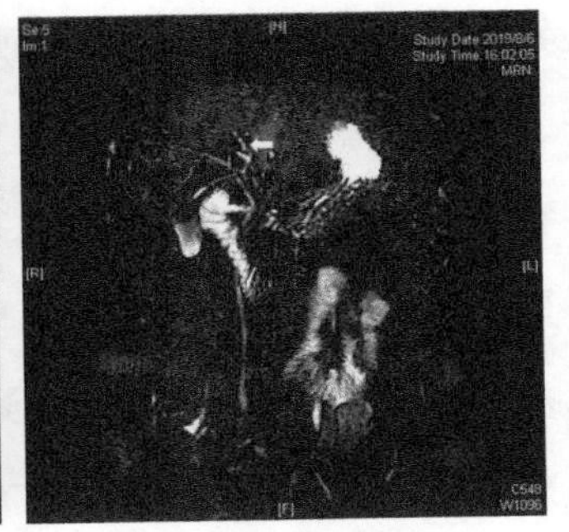

箭头所指为串珠样改变。

图 1-4　MRCP

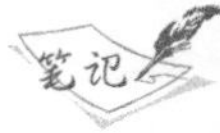

【诊断与诊断依据】

1. 功能诊断

根据患者的病史和内分泌激素检查结果，中枢性尿崩症和垂体前叶功能部分减退（性腺功能减退）诊断明确。患者在病程中曾患有生长激素缺乏症（growth hormone deficiency，GHD），目前是否继续存在 GHD，因未行激发试验不能确定。

2. 垂体柄增粗病因诊断与鉴别

患者以尿崩症起病，曾多次住院明确诊断为垂体柄增粗，但性质不明。垂体柄病灶随访 7 年，在未予针对性治疗情况下，局部病灶无进展。根据临床表现和进展情况，第一次住院病因首先考虑朗格汉斯细胞组织细胞增生症（Langerhans cell histiocytosis，LCH），当时寻找其他部位病灶未见阳性结果。

患者本次入院前肝功能受损 2 年，以肝酶、GGT 升高为主。入院后查肝功能明显异常，进一步查肝炎病毒、巨细胞病毒、TBNK、IgG4、T-SPOT、AFP、自身免疫性肝病抗体谱等未见异常。超声提示肝脏肿大，未提示明确占位性病变；甲状腺 3 类结节。^{18}F-FDG 全身 PET-CT 提示甲状腺两叶低密度影，FDG 代谢弥漫性增高（SUV 最大值 10.8），双侧颈根部、锁骨区及上纵隔淋巴结 FDG 代谢不均匀增高（左侧颈根部最大淋巴结大小为 1.3 cm × 0.9 cm，SUV 最大值 6.8），鼻咽部软组织弥漫性略增厚，FDG 代谢增高（SUV 最大值 12.0），肝脾大（未显示肝脏占位性病变）。肺部 CT 可见肺大疱。肝脏 MRI 提示肝实质局灶性异常信号，局灶性脂肪肝或代谢性疾病可能。综合考虑 LCH 累及垂体柄、肝脏、脾脏、甲状腺、鼻咽部、肺部可能。

【诊疗经过】

患者以尿崩症起病，初期仅为垂体柄增粗，病程中局部病灶有自发缩小现象，提示炎症可能。入院前两年出现不明原因肝功能异常，本次入院再次全面评估，发现肝脏、肺、鼻咽部等处有多发病灶可能，甲状腺也不例外。首先考虑为 LCH 可能。为明确诊断需获得组织病理。

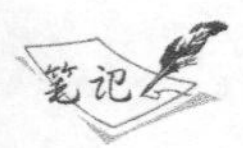

肝穿刺病理：门管区广泛纤维化，伴胆管炎及周围炎，组织细胞增生，胆汁淤积，散在嗜酸性粒细胞浸润，建议临床除外药物性肝损伤后，确定是否存在组织细胞增生性疾病累及肝脏可能。免疫组化：CK7（胆管+），HBsAg（-），HBcAg（-），CD34（血管+），CD1a（-），S100（-），Langerin（-），Ki67（4%），CD10（+）。特殊染色：MASSON（纤维增生+），网状染色（-），铁染（-），铜染（-）。*BRAF V600E* 基因：野生型。

鼻咽部黏膜活检：黏膜慢性炎症伴淋巴组织增生。免疫组化结果：CD1a（-），CK（上皮+），P63（上皮+），CD2（部分+），CD20（+），CD21（灶+），Ki67（10%+），CD34（-），CD68（散在+）。

经内分泌科、肝病科、血液科和病理科多科会诊后，行肝穿刺及鼻咽部黏膜活检，病理特征强烈疑似 LCH 但未达诊断标准。外院病理会诊仍未能确诊。因 PET-CT 示甲状腺两叶低密度影，FDG 代谢弥漫性增高（SUV 最大值 10.8），甲状腺超声提示 3 类结节，建议患者行甲状腺穿刺或手术进一步明确诊断，遂行甲状腺粗针穿刺活检，病理诊断为 LCH。最终诊断为多系统 LCH，转血液科行化疗。

【相关知识点】

1. 垂体柄增粗病因鉴别

垂体柄增粗的病因主要分为肿瘤（75.2%）、炎症（13.1%）和先天性异常（11.7%），其中还伴有全身多系统累及的疾病（LCH、结节病、淋巴瘤、IgG4 相关性疾病）。各种疾病在临床上各有其特征，但是鉴别诊断比较困难，明确诊断仍依赖于组织病理。

对于尿崩症起病发现垂体柄增粗的患者，诊疗的重点和难点在于明确其性质（即病因）。我院垂体柄增粗诊治流程见图 1-5。该患者于 2015 年首次在我院就诊时按上述流程进行检查评估后对症控制尿崩症症状，后密切随访关注病情变化。

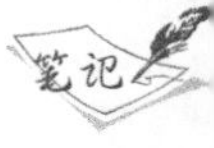

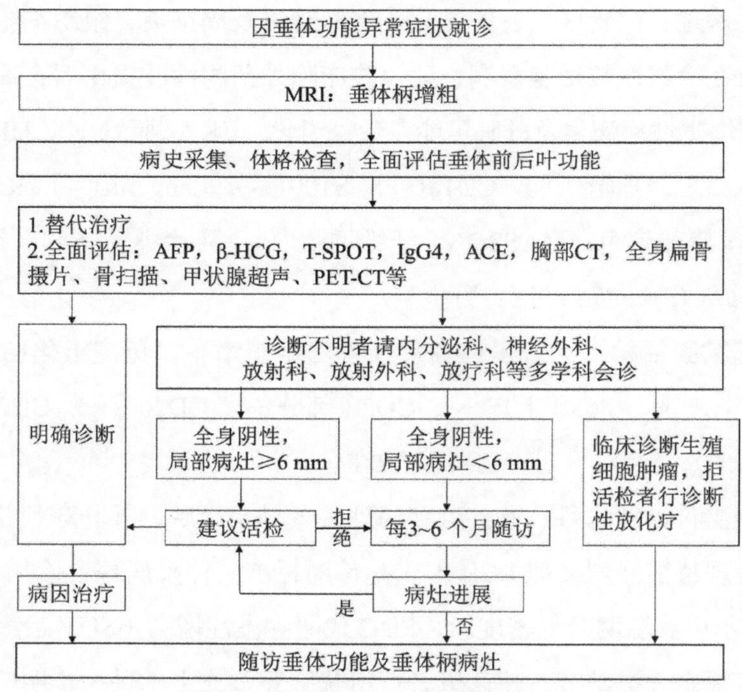

图 1-5　复旦大学附属华山医院垂体柄增粗诊治临床路径

2. 朗格汉斯细胞组织细胞增生症

据文献报道，约 17.5%垂体柄增粗的病因为 LCH 。

LCH 为罕见病，成人尤为罕见，发病率为（1 ～ 2）/100 万。它是一种起源于骨髓单核细胞 - 巨噬细胞系统的罕见克隆性疾病，可累及一个或多个部位，临床表现多样。内分泌系统常以尿崩症（diabetes insipidus，DI）为主要表现，几乎所有累及下丘脑 - 垂体的 LCH 均有尿崩症症状。

LCH 累及部位包括骨、皮肤、鞍区、肺、淋巴结、肝脏、甲状腺、脾脏等。鞍区累及者成人高于儿童。研究显示 95%的下丘脑 - 垂体累及患者为多系统累及；初诊断时为单系统累及者，在随访过程中均发展为多系统累及。肝脏、脾脏、骨髓为浸润风险器官（risk organ，RO），如有累及，则提示患者预后差。根据病变部位及浸润风险器官，LCH 可分为单系统疾病（SS-LCH）、多系统疾病（MS-LCH）、RO+ 多系统疾病（RO+MS-LCH）。预后相关因素包括 RO+ 初始治疗反应，MS-LCH 早期骨髓前体树突状细胞 *BRAF* 突变情况等。

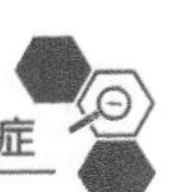

儿童肝脏 LCH 早期表现为肝脏肿大，后期可出现脾大、黄疸等。实验室检查可发现肝功能异常（肝酶升高和/或胆汁淤积）。影像学检查可表现为肝大、门静脉炎症、脂肪浸润、同心性胆道周围纤维化、硬化性胆管炎、胆管串珠状或小结节性胆汁性肝硬化。肝脏的影像学与病理过程相关，该过程包括增生期、肉芽肿期、黄瘤期，最后为纤维期。

目前临床对成人肝 LCH 的认识更为不足，尚缺乏大量详细的研究。一项 23 例累及肝脏的成人 LCH 回顾性研究显示肝 LCH 的主要组织学类型是硬化性胆管炎（占 56%），症状包括肝大（48%）和/或肝脏生化异常（61%，其中包括 35%胆汁淤积合并转氨酶升高、22%胆汁淤积、4%转氨酶升高）。该研究认为 LCH 肝脏受累有两种形式，一种是在疾病初期，由于朗格汉斯细胞浸润导致早期的 LCH 肝脏受累，典型临床症状与肝大、肝结节、轻微胆汁淤积、转氨酶升高有关，并对免疫抑制/化学疗法反应良好；另一种是在 LCH 的后期，以胆管为中心的慢性纤维化后遗症，其特征是很少或没有肝脏组织细胞浸润，从而产生硬化性胆管炎，其临床表现为严重的胆汁淤积和肝功能衰竭。在肝组织活检中，免疫组化显示胆管中 CD1a 阳性细胞的存在是诊断的基石，LCH 硬化性胆管炎主要定位在中小型胆管中，表现为朗格汉斯细胞簇浸润，上皮胆道炎性损伤伴导管周围纤维化。该研究中 7 例患者（占 30%）死亡，其中 5 例是肝硬化所致。总体来说，早期治疗（出现严重胆汁淤积或肝功能不全症状之前）的患者比晚期诊断和治疗的患者有更好的预后。

因此，每位 LCH 患者都应从初始确诊起即定期进行肝功能及影像学（首选磁共振）评估，以便早期发现有无肝脏累及。然而，早期 LCH 肝脏累及时生化及影像学表现不明显，肝穿刺病理不一定能获得阳性结果，又或者在治疗过程中使用的化疗药物导致肝功能受损，均使得肝脏累及难以早期识别和诊断。

肺是 LCH 常见累及部位，文献报道 27.7%的患者有肺部累及，但常无明显症状。肺累及患者的薄层 CT 检查可见大小不同、形状奇异、壁厚不同的微结节和囊肿。周围性肺囊肿破裂引起的自发性气胸可能是肺部 LCH 的急性并发症（有时是初发表现）。在成人吸烟患者中似乎更常发生。本例患者 2015 年胸部

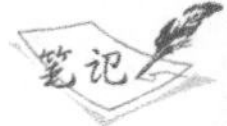

CT 未见明显异常，本次住院复查胸部 CT 提示双肺多发肺大疱；左肺两枚实性小结节（直径分别为 4.5 mm、6.0 mm）；左肺下叶前内基底段磨玻璃灶。对比可见肺部较 4 年前有变化，应考虑 LCH 累及肺部。

LCH 累及甲状腺者罕见，本例患者在随访过程中出现甲状腺增大伴弥漫性病变，肺两叶多发结节，且 PET-CT 示 FDG 代谢弥漫性增高（SUV 最大值 10.8），在肝脏、鼻咽部组织活检均未能明确诊断的情况下，甲状腺病理帮助明确诊断为 LCH。

LCH 总体进展缓慢。该患者以尿崩症起病，垂体柄略增粗，病程中垂体柄局部无进行性增大，但是出现其他多部位病灶。提示随访过程中，除关注垂体局部外，还须关注全身症状。

累及下丘脑－垂体的 LCH 明确诊断后转交血液科进行后续针对病因治疗。在针对病因治疗过程中，须关注随访内分泌功能，不排除复发的可能性。

【病例点评】

垂体柄增粗病因多样，虽各有特点，但诊断和鉴别诊断困难。鉴于系统性疾病累及可能，诊断初应全面评估寻找病灶，尽可能进行组织活检明确诊断。如为局灶性病变，且病灶过小不适合活检时，须行垂体局部和全身随访评估。如垂体柄病灶增大或出现新病灶应尽可能取得病理以明确诊断。肝脏累及诊断较为困难，应密切随访肝功能及肝脏 MRI，如出现肝功能受损，尤其是胆汁淤积同时合并肝脾大，应考虑 LCH 累及肝脏。

罕见的 LCH 进展相对缓慢，随病情进展往往出现多系统累及。本病患者在垂体柄增粗后至少 6 年才出现肝功能异常；在长达 8 年的病程中垂体柄局部病灶无进展，后因全身系统性评估而发现全身多发病灶。故再次提醒临床医生对于垂体柄增粗患者的随访及全身评估的重要性。

撰写：孙全娅　审校：叶红英　点评：叶红英

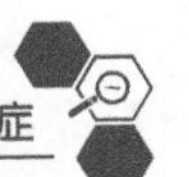

【参考文献】

1. ZHOU X，ZHU H，YAO Y，et al.Etiological spectrum and pattern of change in pituitary stalk thickening：experience in 321 patients. J Clin Endocrinol Metab，2019，104（8）：3419-3427.
2. EMILE J F，ABLA O，FRAITAG S，et al. Revised classification of histiocytoses and neoplasms of the macrophage-dendritic cell lineages. Blood，2016，127（22）：2672-2681.
3. BADALIAN-VERY G，VERGILIO J A，DEGAR B A，et al.Recurrent BRAF mutations in Langerhans cell histiocytosis. Blood，2010，116（11）：1919-1923.
4. HOWARTH D M，GILCHRIST G S，MULLAN B P，et al. Langerhans cell histiocytosis：diagnosis，natural history，management，and outcome. Cancer，1999，85（10）：2278-2290.
5. KALTSAS G A，POWLES T B，EVANSON J，et al. Hypothalamo-pituitary abnormalities in adult patients with langerhans cell histiocytosis：clinical，endocrinological，and radiological features and response to treatment. J Clin Endocrinol Metab，2000，85（4）：1370-1376.
6. SCHMIDT S，EICH G，GEOFFRAY A，et al. Extraosseous langerhans cell histiocytosis in children. Radiographics，2008，28（3）：707-726，quiz：910-911.
7. ABDALLAH M，GÉNÉREAU T，DONADIEU J，et al. Langerhans' cell histiocytosis of the liver in adults. Clin Res Hepatol Gastroenterol，2011，35（6/7）：475-481.

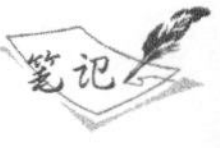

第2章 伴*AIP*基因突变的垂体生长激素腺瘤

【病史摘要】

患者，女性，22岁，因“手增大3年、月经稀发2年”于2017年12月入院。

患者于2015年（19岁）出现手掌增大伴关节肿胀，2016年3月出现月经紊乱，周期延长（2个月至半年），经期持续时间和月经量正常，伴全身乏力。2016年10月于外院查妇科B超未见明显异常；PRL偏高（具体不详）；垂体MRI提示鞍区占位性病变（大小为2.8 cm × 1.7 cm），不均匀强化，病灶包绕海绵窦右侧颈内动脉，边界尚清，垂体柄左偏，视交叉受压上抬。考虑为垂体大腺瘤，包绕右侧海绵窦。2017年2月开始使用中药和溴隐亭治疗（剂量从1.25 mg qd加至2.5 mg bid），月经紊乱症状无明显好转。2017年10月复查PRL：26.94 ng/mL，GH：6.88 ng/mL ↑，血常规、肝肾功能、皮质醇、甲状腺功能未见异常，眼底、视野检查无异常。2017年12月复查垂体MRI提示垂体大腺瘤（大小为2.9 cm × 1.9 cm），包绕右侧海绵窦。为进一步明确诊断收住院。

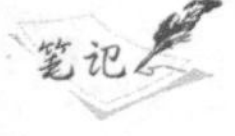

患者患病以来精神好，胃纳可，睡眠好，大小便正常，体重无明显下降。否认垂体肿瘤家族史。

【体格检查】

T：36.4 ℃，P：67 次 / 分，R：18 次 / 分，BP：121/70 mmHg。身高：172 cm，体重：77 kg，BMI：26 kg/m^2。正常步态，神志清楚，手足增大，眉弓略增高，嘴唇略增厚，无下颌突出，无牙齿反咬合，鼻翼无明显增大。

【实验室检查】

IGF-1：760 μg/L ↑，随机 GH：16 ng/mL ↑，高糖抑制试验 GH 谷值：13 ng/mL（不能被抑制），血 ACTH（8am）：48.5 pg/mL，Cor（8am）：16.04 μg/dL，24 小时尿游离皮质醇：43.25 μg，TSH：0.41 mIU/L，FT_3：6.43 pmol/L，FT_4：15.35 pmol/L，E_2：157.7 pmol/L，孕酮：1 nmol/L，LH：10.24 IU/L，FSH：3.34 IU/L，睾酮：1.54 nmol/L，PRL：54.89 ng/mL ↑，血渗透压：289 mOsm/L，尿渗透压：820 mOsm/L，OGTT：正常，血、尿、粪常规、肝肾功能、血脂：未见异常。

【辅助检查】

（1）垂体 MRI（图 2-1）：鞍区占位性病变（大小为 2.9 cm × 1.9 cm），包绕右侧海绵窦，考虑为垂体大腺瘤。

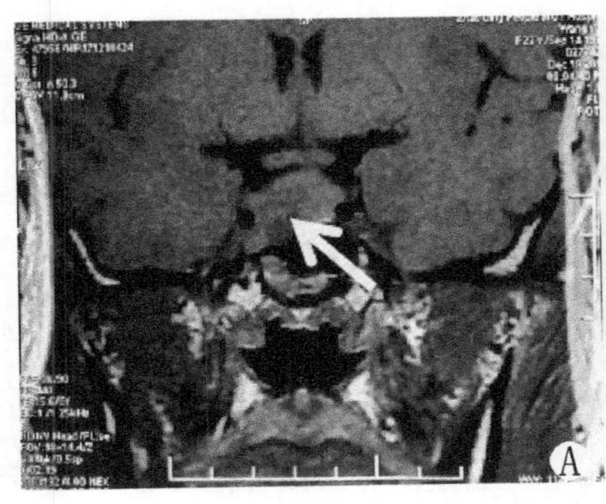

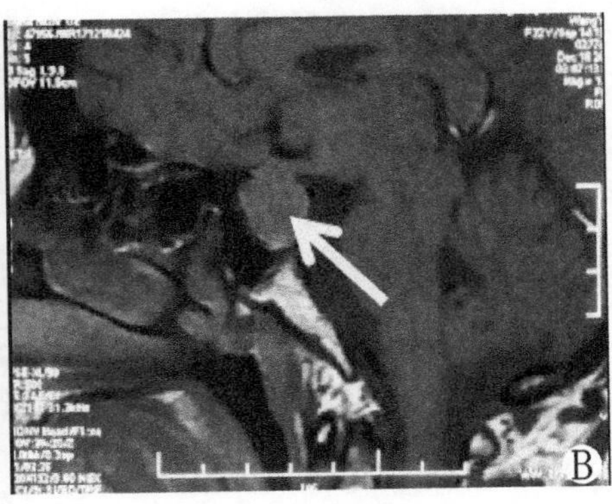

A：冠状位；B：矢状位；箭头所示为病灶。

图 2-1　鞍区 MRI

（2）甲状腺 B 超：甲状腺两叶结节伴部分囊变，TI-RADS 3 类（最大左叶下极 22 mm × 6 mm）。

（3）视力、视野检查均未见明显异常。

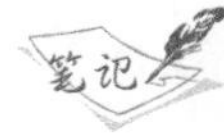

【诊断与诊断依据】

临床诊断：①垂体生长激素型腺瘤；②甲状腺结节（TI-RADS 3 类）。

诊断依据：①手足增大，肢端肥大症面容；② IGF-1 增高，GH 高糖不被抑制；③垂体 MRI 提示鞍区占位，包绕海绵窦右侧颈内动脉。

【诊疗经过】

患者 2018 年 2 月 7 日于神经外科行全麻下内镜鞍区肿瘤切除术，术中见肿瘤突破海绵窦内侧壁，包绕颈内动脉，在 30° 内镜下行搔刮切除，在左侧垂体表面剥离肿瘤假包膜并切除，最后达内镜下次全切除，右侧颈内动脉可能有少许残留。鞍隔塌陷明显，少量脑脊液漏，充分修补后无脑脊液漏。术后病理：垂体稀疏颗粒型生长激素细胞腺瘤。免疫组化：Syn(+)，ACTH(-)，FSH(-)，LH(-)，GH(+)，Pit-1(+)，PRL 部分（+），ER(-)，P53(-)，SSTR2a(-/+)，CAM5.2（+）；免疫特殊染色：网状染色（网状支架消失），PAS 染色（-）。

【随访】

1. 术后 4 个月随访和处理

患者术后月经自发来潮。术后 4 个月复查 Cor（8am）：17.5 μg/dL，TSH：2.076 mIU/L，FT_3：4.17 pmol/L，FT_4：10.37 pmol/L ↓，E_2：86.6 pmol/L，孕酮：1.2 nmol/L，LH：13.4 IU/L，FSH：4.57 IU/L，睾酮：1.08 nmol/L，PRL：20.67 ng/mL，LHRH 兴奋试验 LH 峰值 69.2 IU/L，提示肾上腺和性腺功能正常，甲状腺轴功能减退，予以左甲状腺素钠片 25 μg qd 替代治疗。

查 IGF-1：567 μg/L ↑，高糖抑制试验 GH 谷值：3.3 ng/mL（不被抑制），提示 GH 生化未缓解。奥曲肽抑制试验中 GH 结果 5.1 ng/dL—5.4 ng/dL—7.3 ng/dL—8.1 ng/dL—7.1 ng/dL—6.1 ng/dL。复查垂体 MRI（图 2-2）：提示术后残留。

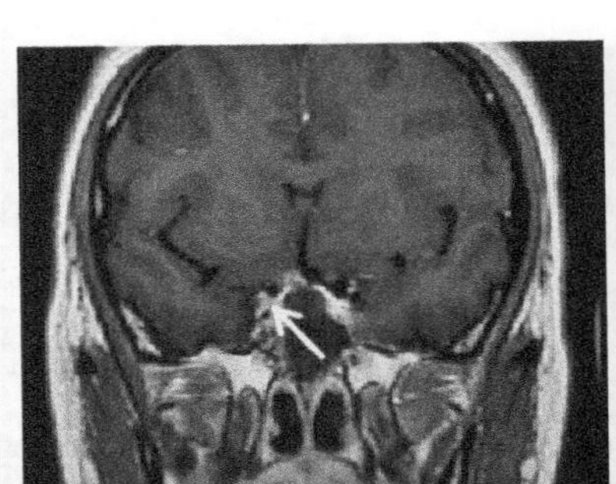
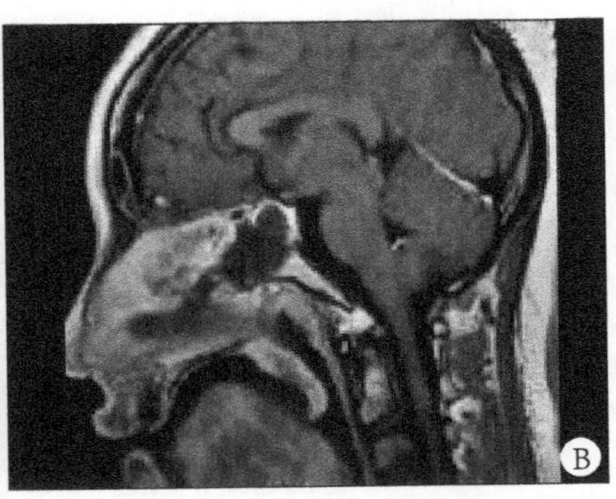

A：冠状位；B：矢状位；箭头所示为病灶。

图2-2　术后4个月鞍区MRI

因患者年轻，侵袭大腺瘤，术后残留，对奥曲肽不敏感，建议进行垂体瘤相关基因*AIP*和*MEN*检测。结果回报：*AIP*基因杂合变异，c.910C > T（p.R304X），*AIP*基因第910位核苷酸由胞嘧啶脱氧核苷酸变为胸腺嘧啶脱氧核苷酸，导致其编码的蛋白第304位氨基酸由精氨酸变为组氨酸，并验证该遗传变异来自送检者父亲，但患者父亲并无肢端肥大症表现。*MEN*基因未见异常。

2018年6月20日行立体定向放射外科治疗，中心剂量50 Gy，周边剂量25 Gy，等剂量50%，靶点数8，治疗范围：（$23.6 \times 20.7 \times 14.5$）$mm^3$。

2. 术后1年随访和处理

患者术后1年复查Cor：9.58 μg/dL；小剂量ACTH兴奋试验：皮质醇峰值14.42 μg/dL，考虑皮质轴功能储备不足，予醋酸可的松12.5 mg qd替代治疗。TSH：2.17 mIU/L，FT_3：3.45 pmol/L，FT_4：10.75 pmol/L ↓，考虑甲状腺轴功能减退替代剂量不足，予调整左甲状腺素钠片50 μg qd替代治疗。E_2：735 pmol/L，孕酮：11.2 nmol/L，LH：1.35 IU/L，FSH：0.91 IU/L，睾酮：0.55 nmol/L，PRL：16.73 pg/mL；行LHRH兴奋试验（表2-1）提示可被兴奋，但基线值偏低，无月经来潮，考虑性腺轴功能减退，建议随访，必要时行妇产科人工周期治疗。

表 2-1 LHRH 兴奋试验（术后 1 年）

指标	时间					
	0 min	15 min	30 min	60 min	90 min	120 min
LH（IU/L）	1.33	1.69	6.83	5.26	11.19	10.24
FSH（IU/L）	0.93	1.05	1.34	1.22	1.96	1.97

查 IGF-1：487 μg/L ↑；高糖抑制试验 GH 谷值：2.06 ng/mL，提示生化未缓解，但较放疗前下降。复查垂体 MRI 提示少量残余病灶（图 2-3）。目前该患者继续随访中。

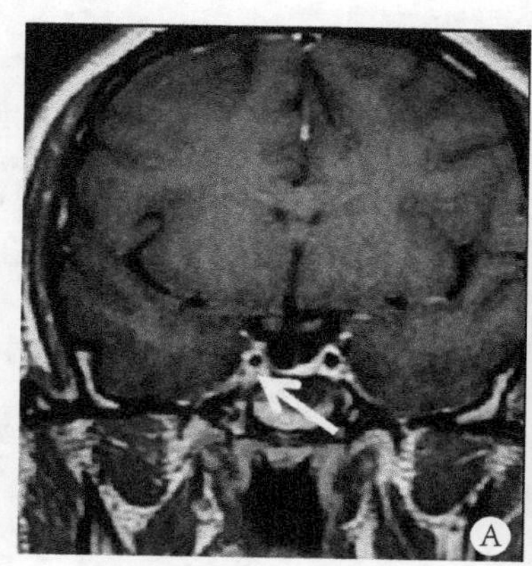

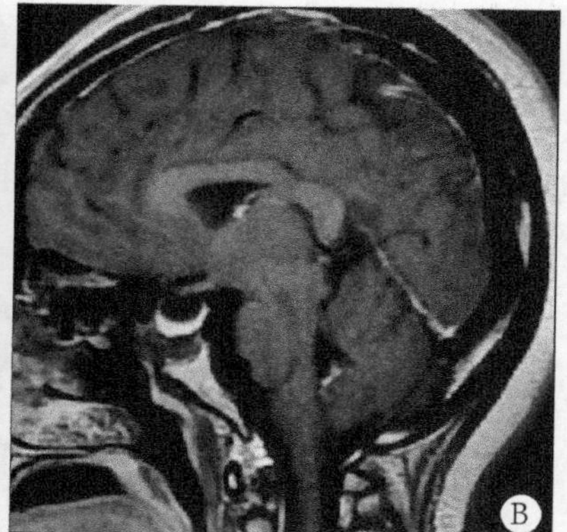

A：冠状位，B：矢状位；箭头所示为病灶。

图 2-3 术后 1 年鞍区 MRI

【相关知识点】

1. 垂体生长激素腺瘤概况

垂体生长激素瘤是肢端肥大症的最主要病因。流行病学报道显示肢端肥大症年发病率约 1/10 万，可发生于任何年龄，多见于 30 ～ 50 岁中青年，性别上无明显差异。该疾病总体上呈散发表现，家族遗传和聚集倾向少见。近年来观察到垂体腺瘤中遗传发病者所占比例不超过 5%，其中家族性单纯性垂体腺瘤（familial isolated pituitary adenomas，FIPA）有着低外显率、早期发病、侵袭生长的特点，腺瘤功能类型以生长激素型、泌乳素型为主。与多发性内分泌腺瘤病 1 型、Carney 综合征、McCune-Albright 综合征等其他遗传病因不同的是，FIPA 不伴有其他内分泌腺体的肿瘤。

笔记

2. 遗传性垂体生长激素腺瘤的病因

在过去的 20 年间，FIPA 易感基因成为垂体腺瘤病因研究的热点，而芳香烃基受体相互作用蛋白（aryl hydrocarbon receptor interacting protein，*AIP*）基因突变是其中的重要发现。国内外研究者对总计逾百例的 FIPA 患者家系进行观察测序，发现部分家系外周血检出 *AIP* 基因突变，与发病关联密切。

AIP 基因位于染色体 11q13.3，邻近 *MEN1* 基因，包含 6 个外显子。其编码的芳香烃基受体作用蛋白由 330 个氨基酸组成，分子量 37 kDa，主要存在于细胞质内，作为一类分子伴侣实现一定的蛋白聚集、细胞激活潜能和维护细胞核受体稳定等作用，其中蛋白 C 端的 3 个三角形四肽结构域（TPR）及 α 螺旋结构是维持上述功能的重要结构。

AIP 基因突变属于胚系突变，其突变形式涵盖缺失、重复、插入、无义、错义、剪切位点、启动子突变，以及大片段外显子或全部基因缺失。目前报道的突变位点有近百个，多位于编码蛋白 C 端，对上述 TPR 结构域和 α 螺旋结构有较大影响。其中位于第 304 位残基的突变最常见，除 FIPA 患者家系也见于散发患者。该病例检出的突变位点为 p.R304X，是无义突变，导致相应氨基酸序列密码子突变为终止密码子，从而影响蛋白功能。该患者基因突变来自父亲，而患者父亲无肢大表现可能与 *AIP* 基因外显率不高相关，既往文献报道外显率约 20% ～ 29%。其他报道的突变位点包括 c.241C ＞ T，p.R81X、c.721A ＞ G，p.K241E、c.721A ＞ T，p.K241X、c.811C ＞ T，p.R271W 等。垂体生长激素型腺瘤是 *AIP* 基因突变相关垂体腺瘤中的最常见类型。文献回顾显示散发的肢端肥大症患者中的 *AIP* 基因突变率波动为 2.5%～ 20.5%，垂体性巨人症中则接近 1/3。Daly 等开展的多中心回顾性研究发现，伴 *AIP* 突变的 GH 瘤患者普遍发病年龄更早、GH 水平更高、肿瘤体积更大、侵袭性更强。

3. 伴 *AIP* 基因突变对肢端肥大症患者临床诊疗策略的影响

AIP 基因突变与否对肢端肥大症患者的临床治疗策略有一定影响。既往研究建议主要根据年龄选择基因筛查的对象，因为考虑到肢端肥大症起病隐匿造成的确诊延迟，所以对就诊年龄＜ 40 岁的肢端肥大症患者进行基因检测有一定

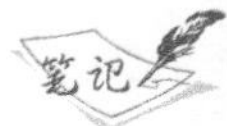

价值，同时生长抑素类似物治疗抵抗的表现可作为辅助指标。另一项前瞻性大样本研究提出，对于男性、高 GH 水平、发生垂体卒中、鞍上扩展及需要多模式治疗的临床特征的患者应予以关注。伴 *AIP* 突变的 GH 瘤患者手术治疗生化缓解率较低，多需要联合药物或放射治疗。我们前期的研究结果显示，与对照组相比，伴 *AIP* 突变的 GH 瘤患者海绵窦侵袭比例更高，病理免疫组化 SSTR2 表达比例更低，奥曲肽抑制试验抑制率较低；接受为期 3 个月的长效奥曲肽治疗结果显示，突变组生化耐药的发生率较高，治疗后随机 GH 下降率低于非突变的对照组（未发表结果）。这些结果提示，对于伴有 *AIP* 突变的肢端肥大症患者，一级亲属建议早期筛查，以便早期诊断与治疗。侵袭性肿瘤术后未能治愈的患者，如肿瘤对奥曲肽药物不敏感，术后残留肿瘤应更积极地进行放射治疗。

【病例点评】

早期识别和手术未能缓解患者的综合治疗是垂体生长激素型腺瘤临床诊疗核心。*AIP* 基因突变相关垂体 GH 型腺瘤发病年龄早，巨人症及肢端肥大症面容可不典型，识别困难；且肿瘤呈侵袭性生长，手术难以切除肿瘤，同时对 SSAs 治疗不敏感，更应积极进行放射治疗。而对 AIP 相关的基础研究也许可以发现药物治疗新靶点。

撰写：王熠　审校：张朝云　点评：叶红英

【参考文献】

1. MELMED S. Pituitary-tumor endocrinopathies. N Engl J Med，2020，382（10）：937-950.
2. TATSI C，STRATAKIS C A. The genetics of pituitary adenomas. J Clin Med，2019，9（1）：30.
3. BECKERS A PETROSSIANS P，HANSON J，et al. The causes and consequences of pituitary gigantism. Nat Rev Endocrinol，2018，14（12）：705-720.
4. DALY A F，VANBELLINGHEN J F，KHOO S K，et al.Aryl hydrocarbon receptor-interacting protein gene mutations in familial isolated pituitary adenomas：analysis in 73 families. J Clin Endocrinol Metab，2007，92（5）：1891-1896.

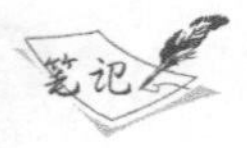

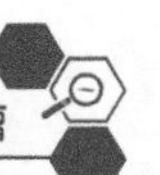

5. RAMÍREZ-RENTERÍA C，HERNÁNDEZ-RAMÍREZ L C，PORTOCARRERO-ORTIZ L，et al. AIP mutations in young patients with acromegaly and the Tampico Giant：the Mexican experience. Endocrine，2016，53（2）：402-411.

6. DALY A F，TICHOMIROWA M A，PETROSSIANS P，et al. Clinical characteristics and therapeutic responses in patients with germ-line AIP mutations and pituitary adenomas：an international collaborative study. J Clin Endocrinol Metab，2010，95（11）：E373-E383.

7. IACOVAZZO D，HERNÁNDEZ-RAMÍREZ L C，KORBONITS M. Sporadic pituitary adenomas：the role of germline mutations and recommendations for genetic screening. Expert Rev Endocrinol Metab，2017，12（2）：143-153.

8. MARQUES P，CAIMARI F，HERNÁNDEZ-RAMÍREZ L C，et al. Significant benefits of AIP testing and clinical screening in familial isolated and young-onset pituitary tumors. J Clin Endocrinol Metab，2020，105（6）：e2247-e2260.

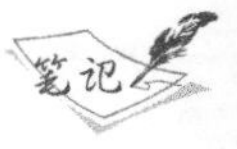

第3章
特发性低促性腺激素性性腺功能减退症

【病史摘要】

患者，男性，16岁，因“第二性征未发育，双侧乳房发育2年余”于2018年12月入院。

患者于2016年（14岁）时注意到阴茎未发育，睾丸较小，伴双侧乳房发育，约2 cm大小，无乳房疼痛，无变声，无胡须、阴毛、腋毛生长，无晨勃、无遗精，否认视力、嗅觉、听力异常，未重视、未诊治。2016—2018年双侧乳房逐渐增大至约半拳头大小，直径3～4 cm。2018年11月4日就诊于外院，查激素示β-hCG：< 1.20 IU/L，LH：1.09 IU/L ↓，FSH：2.10 IU/L，孕酮：0.84 nmol/L ↑，E_2：63.5 pmol/L，PRL：10 μg/L，睾酮：0.88 nmol/L ↓。生殖系统彩超示双侧睾丸及附睾未见异常占位，右侧睾丸大小为24 mm × 12 mm × 16mm，左侧睾丸大小为22 mm × 12 mm × 15mm。乳腺彩超示双侧乳房内低回声，考虑男性乳腺发育症。双侧腋下未见明显异常肿大淋巴结。垂体MR平扫示右侧垂体可疑小结节影。左腕骨X线片示骨龄14岁。染色体核型分析结果为46，XY。为进一步诊治拟“低促性腺激素性性腺功能减退症”收治入院。

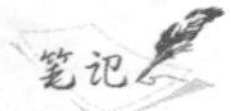

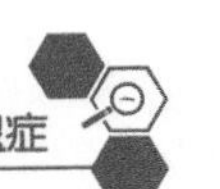

既往史无特殊。出生时为顺产，父母非近亲结婚。父亲生长发育史与同龄人相似。否认类似疾病及其他遗传性疾病家族史。

【体格检查】

T：36.2 ℃，P：80 次 / 分，R：18 次 / 分，BP：129/81 mmHg，身高：171 cm，体重：71.5 kg，BMI：24.5 kg/m^2。上部量：81 cm，下部量：90 cm，指间距：175 cm。面部皮肤细腻，无痤疮。无胡须、阴毛、腋毛，喉结不突出，无变声，肌肉不发达，皮下脂肪较多。可扪及两侧乳腺部分腺体组织，挤压乳头无溢乳。睾丸容积：右侧 3 mL，左侧 2.5 mL。阴茎呈幼稚状，Tanner 分期 1 期，嗅觉检查正常。

【实验室检查】

（1）血尿常规、肝肾功能、电解质、血脂、血糖和糖化血红蛋白均正常。

（2）睾酮：0.46 nmol/L ↓，LH：4.58 IU/L，FSH：2.41 IU/L，脱氢异雄酮：4.91 μmol/L，E_2：< 18.4 pmol/L，孕酮：1.6 nmol/L，β hCG：< 0.10 mIU/mL。

（3）hCG 兴奋试验：hCG：2000 IU（肌内注射），肌内注射前及肌内注射后 24、48 和 72 小时抽血查睾酮分别为 0.61 nmol/L、2.46 nmol/L、5.93 nmol/L、9.25 nmol/L。

（4）戈那瑞林兴奋试验（戈那瑞林 100 μg 静脉注射，静脉注射前及静脉注射后 15、30、60、90 和 120 分钟抽血查 LH）：5.81 IU/L、11.82 IU/L、12.4 IU/L、12.19 IU/L、17.77 IU/L、8.72 IU/L。

（5）皮质醇昼夜节律（8am—4pm—0am）：14.67 μg/dL—6.33 μg/dL—1.21 μg/dL，均正常。

（6）ACTH 昼夜节律（8am—4pm—0am）：27.8 pg/mL—29.4 pg/mL—8.3 pg/mL，均正常。

（7）甲状腺激素、生长激素、IGF-1、泌乳素均正常。

【辅助检查】

（1）心电图：正常。

（2）垂体增强 MRI（图 3-1）：垂体左侧见可疑微腺瘤，大小约 2.8 mm × 4.6 mm。

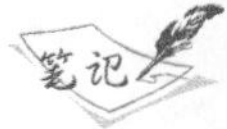

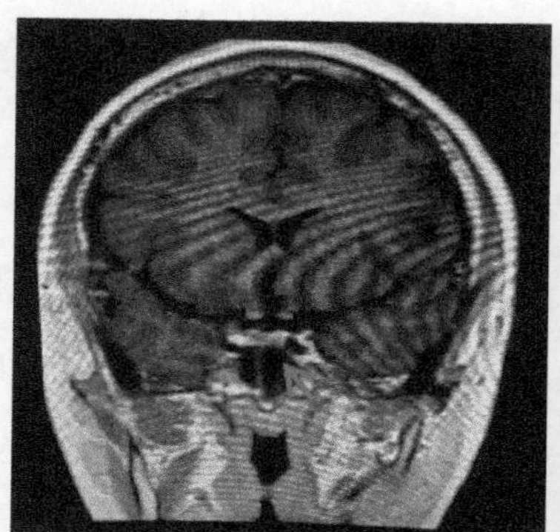
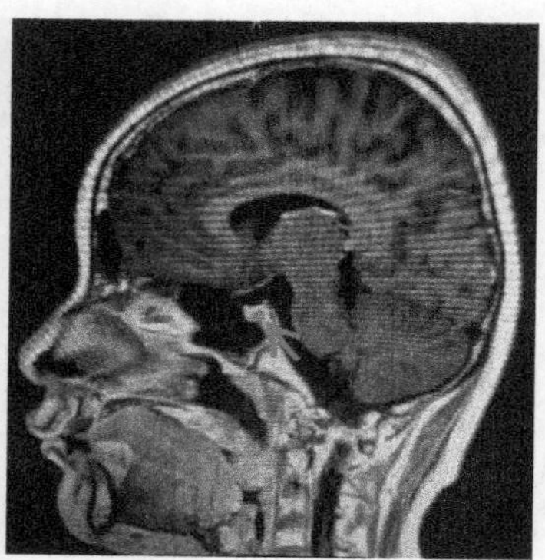

红色箭头所示为肿瘤所在位置。

图 3-1　垂体增强 MRI

（3）甲状腺 B 超：右叶滤泡小结节，TI-RADS 2 类。

（4）骨龄 X 线片：约 14 岁。

【基因检测】

PROKR2 基因杂合突变：*PROKR2*：NM_144773：c.533G > C（p.Trp178Ser），*PROKR2* 基因第 533 位核苷酸由鸟嘌呤脱氧核苷酸变为胞嘧啶脱氧核苷酸，导致其编码的蛋白第 178 位氨基酸由色氨酸变为丝氨酸。患者父母检测显示这个变异遗传自送检者的父亲（杂合突变）。ACMG 变异分类为 2 类（可能致病）。

【诊断与诊断依据】

1. 临床诊断

（1）嗅觉正常的特发性低促性腺激素性性腺功能减退症。

（2）垂体微腺瘤（无功能瘤可能性大）。

（3）甲状腺右叶滤泡结节。

2. 诊断依据

（1）嗅觉正常的特发性低促性腺激素性性腺功能减退症诊断依据：①男性骨龄 > 12 岁尚无第二性征发育和睾丸体积增大；②睾酮水平≤ 3.47 nmol/L，且促性腺激素（LH 及 FSH）正常；③戈那瑞林兴奋试验及 hCG 兴奋试验可兴奋；④垂体增强 MRI 显示垂体微腺瘤；⑤除性腺轴外的其他垂体功能评估正常；⑥无营养不良、极度肥胖，无慢性系统性疾病，无 Prader-Willi 综合征、

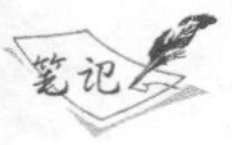

Laurence-Moon-Biedl 综合征等遗传综合征的临床表现；⑦基因检测提示 *PROKR2* 杂合突变；⑧嗅觉正常。

（2）垂体微腺瘤诊断依据：①垂体增强 MRI 提示左侧微腺瘤；②垂体各轴功能未见激素高分泌。

（3）甲状腺右叶结节：甲状腺 B 超提示右叶滤泡小结节，TI-RADS 2 类，诊断明确。

【诊疗经过】

1. 诊断分析经过

患者为年轻男性，因第二性征未发育入院。激素检查提示低促性腺激素性性腺功能减退。LHRH 兴奋试验可兴奋、hCG 兴奋试验可兴奋。垂体增强 MRI 未发现下丘脑垂体显著损伤或病变，评估垂体其他各轴功能未见明显异常，基因检测提示 *PROKR2* 杂合突变，考虑为特发性低促性腺功能减退症（idiopathic hypogonadotropic hypogonadism，IHH）。患者嗅觉正常，诊断考虑为嗅觉正常的 IHH。

鉴别诊断：根据患者 LH、FSH 和睾酮水平，排除高促性腺激素性性腺功能减退症、结合 LHRH 兴奋试验、垂体各轴功能和鞍区 MRI 检查，排除垂体性性腺功能减退，主要与体质性青春期发育延迟相鉴别。体质性青春期发育延迟为暂时性，可能与家族史遗传或体型偏瘦有关。骨龄达到 12 岁时戈那瑞林兴奋试验 60 min LH：≥ 8 IU/L 可提示为体质性青春期发育延迟，但非确诊标准。本例患者无营养不良和慢性疾病，BMI：24.5 kg/m^2，骨龄 14 岁，GnRH 兴奋试验提示 60 min LH：12.19 IU/L；基因检测提示 *PROKR2* 杂合突变，ACMG 分类为 2 类（可能致病），因此不考虑体质性青春期发育延迟诊断。

2. 治疗

（1）低促性腺激素性性腺功能减退：采用 GnRH 皮下脉冲泵替代治疗。戈那瑞林 10 μg q 90min 泵入；嘱患者出院后复查睾酮水平，每 3 个月门诊随访。

（2）垂体无功能瘤：定期随访。

（3）甲状腺右叶滤泡结节：定期随访。

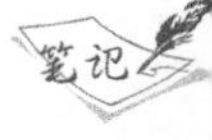

【相关知识点】

1. 特发性低促性腺功能减退症概况

IHH 是一种罕见的由促性腺激素释放激素分泌不足引起的性腺发育障碍疾病，根据患者是否合并嗅觉障碍分为两类：伴有嗅觉受损者称为卡尔曼综合征（Kallmann syndrome）；嗅觉正常者称为嗅觉正常的 IHH（normosmic IHH，nIHH）。国外的数据显示 IHH 的发病率为（1 ～ 10）/100 000，男女比例约为 5 ∶ 1，男性多见。

2. IHH 的临床表现和临床诊断

IHH 的临床表现主要包括：①第二性征不发育：男性表现为童声、小阴茎、无阴毛生长、睾丸小或隐睾、无精子生成；女性表现为乳腺不发育、幼稚外阴和原发性闭经。②骨骺闭合延迟：上部量 / 下部量 < 1，指尖距 > 身高；③嗅觉障碍：40%～ 60% 的 IHH 患者合并嗅觉减退或丧失，与嗅球和嗅束发育异常有关；④其他表现：包括面中线发育缺陷、孤立肾、短指（趾）、并指（趾）畸形、超重或肥胖等。

IHH 的诊断需综合考虑病史、年龄、第二性征、性腺体积、激素水平和骨龄等多方面因素，还应排除其他疾病（必须进行内分泌和鞍区影像学检查以排除垂体、垂体柄或下丘脑等部位病变所导致的中枢性性发育障碍，如泌乳素瘤、各种原因导致的垂体功能减退、垂体柄病变等）。有以下情况时可考虑 IHH 可能：男性骨龄 > 12 岁或生物年龄 ≥ 18 岁尚无第二性征出现和睾丸体积增大，睾酮水平 ≤ 3.47 nmol/L（100 ng/dL）且促性腺激素（LH 及 FSH）水平低或正常；女性生物年龄 ≥ 14 岁尚无第二性征发育和月经来潮，雌二醇水平低且促性腺激素水平低或正常。对暂时难以确诊的患者应随访观察到 18 岁以后。

3. IHH 的发病机制

IHH 的发生与多种基因异常相关。目前虽有 2/3 的 IHH 患者未能检测到异常基因，但已知有 40 余种基因突变可导致 IHH，包括 *KAL1*、*FGFR1*、*FGF8*、*GnRH*、*GNRHR*、*PROK2*、*PROKR2*、*DAX1*、*SOX2*、*KISS1* 等。*PROKR2* 基因编码促蛋白激酶 Prokineticin 受体 2，是 IHH 的致病基因之一。

PROKR2 基因突变在中国汉族人群的发生率为 13%～15%，发生比例显著高于白种人。本例患者的 *PROKR2* c.533G > C（p.W178S）突变被认为可能是一种始祖突变，多来源于河南省，文献中记载该位点突变的比例占到 10/18。

PROKR2 基因突变患者临床表现可伴随纤维发育不良、睡眠障碍、超重或肥胖、癫痫等。*PROKR2* 为 G 蛋白偶联受体，可以调控昼夜节律、神经元存活及 GnRH 神经元的发育。突变后可能影响多种信号通路，包括 IP3/Ca^{2+}、MAPK 和 cAMP 途径等。动物模型中 *PROKR2* 敲除的小鼠表现为嗅球发育异常、低促性腺激素性腺功能减退、下丘脑 GnRH 神经元数量减少。只有纯合突变的小鼠表现为 IHH，杂合突变则无临床表现。携带 *PROKR2* 杂合突变的患者表型比较复杂，可表现为无症状、nIHH、嗅觉缺失或减弱，但青春期发育和性腺功能完全正常，还可表现为经典的 Kallman 综合征症状。如本例患者的父亲虽携带杂合突变，但临床无症状。在中国人群的研究中发现 *PROKR2* 突变患者有 50%（9/18）同时合并其他 IHH 相关的罕见基因突变。

4. IHH 的治疗

对男性 IHH 患者的治疗可采用睾酮替代、促性腺激素或脉冲式 GnRH 治疗。国内治疗发现脉冲式 GnRH 治疗效果优于 hCG、HMG 联合肌内注射，更符合患者的生理状态。该患者选用脉冲式 GnRH 泵治疗，第二性征逐步发育，效果良好。

【病例点评】

随着家长对孩子生长发育的重视，发育迟缓就诊率逐年提高，就诊年龄也在提前。临床上性发育迟缓病因的鉴别诊断首先要系统检查，明确有无垂体、垂体柄或下丘脑病变导致的继发性中枢性性腺功能减退，慎重诊断体质性青春期发育延迟。确诊的特发性低促性腺激素性性腺功能减退患者，规范治疗效果良好。

撰写：季立津　审校：鹿斌　点评：叶红英

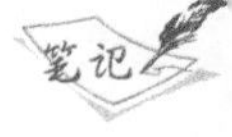

【参考文献】

1. 中华医学会内分泌学分会性腺学组．特发性低促性腺激素性性腺功能减退症诊治专家共识．中华内科杂志，2015，54（8）：739-744.

2. 刘儒雅，李小英．特发性低促性腺激素性性腺功能减退症的遗传学研究进展．中华内分泌代谢杂志，2012，28（3）：244-248.

3. BOEHM U，BOULOUX P M，DATTANI M T，et al. Expert consensus document：European Consensus Statement on congenital hypogonadotropic hypogonadism--pathogenesis，diagnosis and treatment. Nat Rev Endocrinol，2015，11（9）：547-564.

4. ZHAO Y，WU J，JIA H，et al. *PROKR2* mutations in idiopathic hypogonadotropic hypogonadism：selective disruption of the binding to a Gα-protein leads to biased signaling. FASEB J，2019，33（3）：4538-4546.

5. ZHOU C，NIU Y，XU H，et al. Mutation profiles and clinical characteristics of Chinese males with isolated hypogonadotropic hypogonadism. Fertil Steril，2018，110（3）：486-495，e5.

6. MARTIN C，BALASUBRAMANIAN R，DWYER A A，et al.The role of the prokineticin 2 pathway in human reproduction：evidence from the study of human and murine gene mutations. Endocrine Rev，2011，32（2）：225-246.

7. SBAI O，MONNIER C，DODÉ C，et al. Biased signaling through G-protein-coupled *PROKR2* receptors harboring missense mutations.FASEB J，2014，28（8）：3734-3744.

8. MATSUMOTO S，YAMAZAKI C，MASUMOTO K H，et al. Abnormal development of the olfactory bulb and reproductive system in mice lacking prokineticin receptor PKR2. Proc Natl Acad Sci USA，2006，103（11）：4140-4145.

9. PITTELOUD N，ZHANG C，PIGNATELLI D，et al. Loss-of-function mutation in the prokineticin 2 gene causes Kallmann syndrome and normosmic idiopathic hypogonadotropic hypogonadism. Proc Nat1 Acad Sci USA，2007，104（44）：17447-17452.

10. 黄炳昆，茅江峰，徐洪丽，等．GnRH 脉冲输注与 hCG/HMG 联合肌注对男性 IHH 患者生精治疗效果比较．中华医学杂志，2015，95（20）：1568-1571.

第4章
甲状腺激素抵抗综合征两例

病例1　月经紊乱伴胎儿发育异常

【病史摘要】

患者，女性，23岁，因“月经紊乱2年，发现甲状腺激素异常2月余”于2017年8月入院。

患者2015年（21岁）起无明显诱因出现月经紊乱，表现为经期延长，量少，淋漓不尽，未予重视。2017年6月12日因“胎儿宫内发育异常”行人工流产术。流产后复查时发现甲状腺激素水平异常。于2017年7月29日至当地医院行甲状腺B超示左侧叶中上部见5 mm×3 mm的边界清、形态规则的低回声结节，左侧叶上极见4 mm×2 mm的囊性结节，右侧叶内未见明显结节。垂体MRI提示垂体内见大小约0.8 cm×0.6 cm的结节样等T_1和T_2信号影，增强扫描

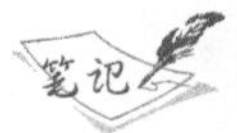

未见明显强化，与正常垂体强化不一致，垂体柄稍左偏，视交叉未见明显受压。2017 年 8 月 2 日就诊于我院，查 TSH：1.554 mIU/L，FT_3：7.41 pmol/L ↑，FT_4：24.60 pmol/L ↑，TPOAb：45.8 IU/mL，TRAb：＜ 1.20 IU/L，为进一步治疗收治入院。

患者自患病以来否认心悸、纳亢、体重下降、怕热多汗等不适。

父母非近亲结婚，有一弟弟，患者及其弟均足月顺产。发育正常，13 岁月经初潮。已婚未育，人工流产 1 次。有甲状腺激素指标异常家族史：父亲、弟弟甲状腺激素水平异常。2017 年 8 月 12 日外院：父亲 FT_3：6.7 pmol/L ↑，FT_4：27.7 pmol/L ↑，TSH：2.35 μIU/mL；弟弟 FT_3：7.2 pmol/L ↑，FT_4：25.6 pmol/L ↑，TSH：2.30 μIU/mL。母亲甲状腺激素水平正常。否认家族肿瘤史。

【体格检查】

T：36.5 ℃，P：78 次 / 分，R：18 次 / 分，BP：104/65 mmHg。身高：158 cm，体重：53 kg，BMI：23.23 kg/m^2。正常步态，神志清楚，对答切题。无特殊面容，全身皮肤黏膜无异常。无眼睑、结膜充血水肿，双侧瞳孔等大等圆，对光反射灵敏，视力粗测正常，眼球运动正常，视野粗测正常，眼睑能闭合，无突眼。甲状腺未及肿大和结节。四肢肌张力可，腱反射正常。双下肢无水肿。

【实验室检查】

（1）血、尿、粪常规 + 隐血、肝肾功能、电解质、血糖、血脂、血尿渗透压均未见明显异常。

（2）TSH：1.517 mIU/L，FT_3：7.41 pmol/ L ↑，FT_4：25.2 pmol/L ↑，T_3：2.9 nmol/L ↑，T_4：185.8 nmol/L ↑，TPOAb：＜ 28.0 IU/L，TGAb：＜ 15.0 IU/L，TRAb：＜ 1.20 IU/L。

（3）Cor：8.1 μg/dL，PRL：21.78 ng/mL ↑，脱氢异雄酮：4.55 μmol/L，hCG：＜ 0.132 mIU/mL，LH：2.53 IU/L，FSH：1.72 IU/L，E_2：465.3 pmol/L，孕酮：16.9 nmol/L，睾酮：0.8 nmol/L，GH：0.6 mU/L，IGF-1：220 μg/L。

（4）骨代谢：Ⅰ型胶原羧端肽：0.353 pg/mL，骨钙素：9.4 ng/mL，Ⅰ型前

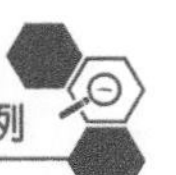

胶原氨基端肽：62.29 ng/mL，25 羟基维生素 D：54.8 ng/mL。

（5）奥曲肽抑制试验（8am 抽血后奥曲肽 0.1 mg q8h ih × 3 次）（表 4-1）：TSH 抑制率：72.8%。

表 4-1　奥曲肽抑制试验——甲状腺激素动态变化

时间	TSH（mIU/L）（0.55～4.78）	FT_3（pmol/L）（3.50～6.50）	FT_4（pmol/L）（11.50～22.70）	T_3（nmol/L）（0.92～2.79）	T_4（nmol/L）（58.10～140.60）
8:00	2.335	8.04 ↑	25.08 ↑	3.13 ↑	180.9 ↑
10:00	0.908	7.8 ↑	22.03	2.74	163.6 ↑
12:00	0.693	7.37 ↑	22.41	2.65	154 ↑
14:00	0.636	7.06 ↑	21.58	2.78	158.8 ↑
16:00	0.783	6.77 ↑	22.95 ↑	2.12	162.9 ↑
次日 8:00	1.374	6.1	23.12 ↑	2.13	170.8 ↑

【辅助检查】

（1）心电图：正常。

（2）骨密度：腰椎正位、左股骨和颈骨密度低于正常，T 值分别为 –2.0 及 –1.5，Z 值分别为 –1.8 及 –1.5。

（3）甲状腺 B 超：甲状腺腺叶切面形态大小正常，表面光滑，包膜完整，内部回声分布欠均匀，左叶内见数枚边界清低回声区，大者直径为 4 mm（TI-RADS 3 类），CDFI 及能量图血流成像显示甲状腺腺叶内未见明显异常血流，上动脉流速右侧 30 cm/s，左侧 50 cm/s。

（4）垂体增强 MRI（图 4-1）：垂体前叶中央可见一 T_1WI 低信号灶，局部垂体膨隆，大小约 0.9 cm × 0.6 cm，与正常垂体分界较清，增强扫描呈明显低强化。垂体柄轻度左偏，蝶鞍无明显扩大，视交叉形态、信号均未见明显异常。考虑 Rathke’s 囊肿。

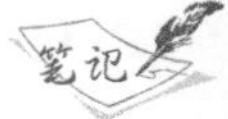

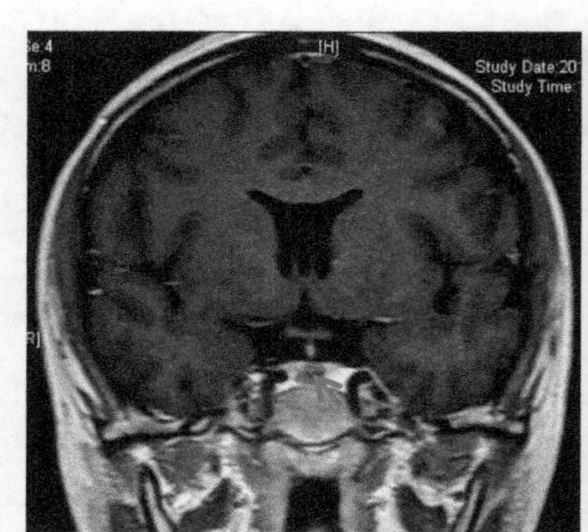
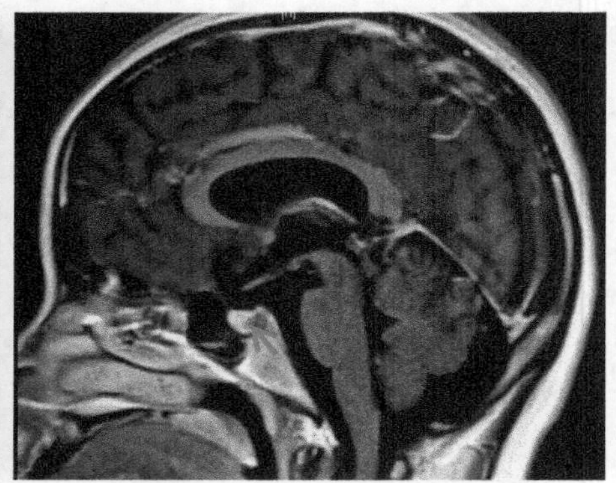

垂体前后叶间低信号灶，大小约 0.9 cm × 0.6 cm，与正常垂体分界清，增强扫描呈低强化。

图 4-1 垂体增强 MRI

【基因检测】

THRB（甲状腺激素 β 受体）基因杂合突变：NM_000461：c.959G > A：p.（Arg320His），*THRB* 基因第 959 位核苷酸由鸟嘌呤脱氧核苷酸变为腺嘌呤脱氧核苷酸，导致其编码的蛋白第 320 位氨基酸由精氨酸变为组氨酸。ACMG 分类为 2 类（可能致病）。父母基因未检测。

【诊断与诊断依据】

1. 临床诊断

（1）甲状腺激素抵抗综合征。

（2）Rathke's 囊肿。

（3）甲状腺左叶结节（TI-RADS 3 类）。

2. 诊断依据

（1）甲状腺激素抵抗综合征：①多次查 FT_3、FT_4 均偏高，但 TSH 在正常范围内，促甲状腺素受体抗体阴性；②患者无明显甲状腺毒症的症状；③有促甲状腺激素不适当分泌家族史；④基因检测到 *THRB* 基因杂合突变。

（2）Rathke's 囊肿：垂体增强 MRI 影像特点提示 Rathke's 囊肿，评估垂体功能除甲状腺轴外均正常。

（3）甲状腺左叶结节（TI-RADS 3 类）：住院期间甲状腺 B 超检查见左叶内数枚边界清低回声区，大者直径为 4 mm。超声分类 TI-RADS 3 类。诊断明确。

【诊疗经过】

1. 诊断分析经过

患者多次查甲状腺功能（简称甲功）提示 FT_3、FT_4 升高，而 TSH 在正常范围内，考虑为 TSH 不适当分泌综合征。患者垂体 MRI 提示垂体占位，奥曲肽抑制试验 TSH 抑制 72.8%，疑诊垂体 TSH 腺瘤，但无明显甲状腺功能亢进（简称甲亢）表现，有 TSH 不适当分泌综合征家族史（父亲及弟弟的甲状腺指标均同样显示 FT_3、FT_4 升高，TSH 处于正常范围内，且皆无甲亢临床表现），与 TSH 腺瘤症状不符，因此进一步行基因检测，结果发现存在 *THRB* 基因杂合变异，最终诊断为甲状腺激素抵抗综合征。垂体占位经功能评估，结合影像学特征诊断为 Rathke' s 囊肿可能性大。

患者既往有月经紊乱及胎儿发育异常史，查 PRL 仅轻度偏高，黄体生成素、卵泡刺激素、雌二醇及睾酮水平均未见明显异常，但未进一步行 GnRH 兴奋试验及妇科超声等其他检查鉴别月经紊乱和胎儿发育异常的病因。本例患者月经紊乱及胎儿发育异常是否与促甲状腺激素抵抗综合征相关尚不明确，需行进一步检查除外其他原因。

2. 治疗

（1）无明显甲状腺毒症或甲状腺功能减退表现，无特殊治疗。

（2）随访甲状腺功能、垂体增强 MRI。

笔记

病例2　甲状腺肿大、月经稀发——甲状腺激素抵抗综合征

【病史摘要】

患者，女性，26岁，因“甲状腺肿大13年，月经稀发2年”于2016年7月入院。

患者2003年（13岁）时因“甲状腺肿大”于当地医院就诊，发现甲状腺功能异常（具体不详），无明显怕热、多汗、手抖、心悸、怕冷、嗜睡、纳差、乏力等不适，予以口服药物治疗（具体不详），自诉治疗效果不佳，甲状腺肿大无改善。随即于A医院核医学科门诊就诊，予 ^{131}I（剂量不详）治疗，治疗后自觉甲状腺有所缩小，未再进一步复查。2014年起无明显诱因出现月经稀发，每次5～7天，2～5月一次，经量正常，无痛经。2015年就诊于B院妇科，予“达英-35”治疗有效，后因担心药物副作用而自行停药，停药后再次出现月经稀发。2016年4月29日就诊于C院，实验室检查：TSH：8.19 mIU/L ↑，FT_4：28.39 pmol/L ↑，FT_3：7.53 pmol/L ↑，TT_3：1.61 ng/mL，TT_4：131.2 nmol/L，TGAb（–），TPOAb（–），TRAb（–）。甲状腺B超：双侧甲状腺多发结节，双侧颈动脉旁淋巴结肿大。2016年6月8日进一步查垂体增强MRI：鞍区实性占位性病变，大小约0.7 cm×0.85 cm×1.6 cm，考虑垂体腺瘤。2016年6月17日至我院就诊，复查垂体增强MR：考虑垂体微腺瘤伴出血可能（垂体后部 T_1WI等高信号灶，垂体膨隆，大小约0.9 cm×0.6 cm，与正常垂体分界欠清，增强扫描后呈明显低强化），不除外Rathke’s囊肿。为进一步诊治收入我院。发病以来无明显怕热、多汗、手抖、心悸等不适。

患者既往有慢性乙型病毒性肝炎，2008年曾行药物治疗（具体不详），目前为慢性乙型肝炎（简称乙肝）携带状态。亲属未行甲状腺功能检查，无明显临床症状及体征异常。未婚未育。

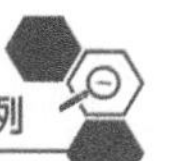

【体格检查】

T：36.3 ℃，P：68 次 / 分，R：20 次 / 分，BP：112/73 mmHg。身高：155 cm，体重：53 kg，BMI：22.06 kg/m^2。发育正常。无突眼。双侧甲状腺Ⅱ度肿大，质软，未触及明显结节。

【实验室检查】

（1）血、尿、粪常规 + 隐血、肝肾功能、电解质、血糖、血脂、血尿渗透压均未见明显异常。

（2）HBsAg:（+），HBsAb:（–），HBeAg:（+），HBeAb:（–），HBcAb(A):（+），HBcAb–IgM:（–），HCV–Ab:（–）。HBV-DNA ≥ 4.00 × 10^7 IU/mL。

（3）TSH：7.2530 mIU/L ↑，FT_3：7.27 pmol/ L ↑，FT_4：25.83 pmol/L ↑，T_3：2.21 nmol/L，T_4：151.7 nmol/L，TPOAb：37.7 IU/L，TGAb：52.80 IU/L。

（4）Cor：16.33 μg/dL，PRL：13.4 ng/mL，脱氢异雄酮：8.45 μmol/L，hCG：0.1 mIU/mL，LH：25.51 IU/L，FSH：8.21 IU/L，E_2：183.2 pmol/L，孕酮：2.16 nmol/L，睾酮：1.76 nmol/L，GH：0.1 mU/L，IGF-1：151 μg/L。

（5）奥曲肽抑制试验（8am 抽血后奥曲肽 0.1 mg q8h ih × 3 次）（表 4-2）：TSH 抑制率 69.8%。

表 4-2 奥曲肽抑制试验——甲状腺激素动态变化

时间	TSH（mIU/L）（0.55 ～ 4.78）	FT_3（pmol/L）（3.50 ～ 6.50）	FT_4（pmol/L）（11.50 ～ 22.70）	T_3（nmol/L）（1.23 ～ 3.39）	T_4（nmol/L）（54.0 ～ 174.0）
8:00	7.25 ↑	7.27 ↑	25.83 ↑	2.21	151.7
9:00	4.37	7.39 ↑	27.57 ↑	2.99	150.6
10:00	2.96	7.26 ↑	24.55 ↑	2.7	134.6
11:00	2.81	6.85 ↑	22.26	2.25	133
12:00	2.61	6.85 ↑	21.53	2.1	128.7
13:00	2.29	6.85 ↑	21.72	1.99	120.5
14:00	2.3	6.5	21.56	2.03	130.6
15:00	2.305	6.52 ↑	20.75	2.09	130.3
16:00	2.19	6.24	23.07 ↑	2.03	141.8
20:00	2.76	5.88	25.09 ↑	1.92	147.7
次日 8:00	2.56	6.29	21.68	2.07	134.2

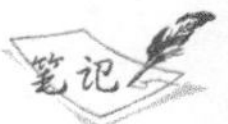

【辅助检查】

（1）心电图：正常。

（2）甲状腺 B 超：甲状腺弥漫性病变伴结节（右侧 7 mm × 6 mm，左侧 4 mm × 3 mm），TI-RADS 3 类。

（3）垂体增强 MRI（图 4-2）：垂体后部 T_1WI 等高信号灶，垂体膨隆，大小约 0.9 cm × 0.6 cm，与正常垂体分界尚清，增强扫描后呈明显低强化，首先考虑 Rathke' s 囊肿。

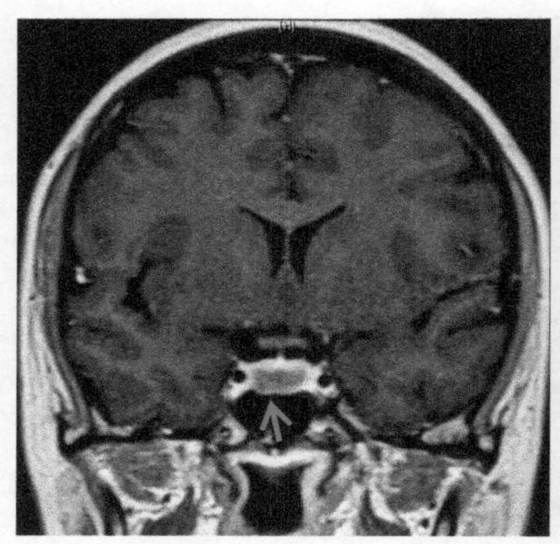
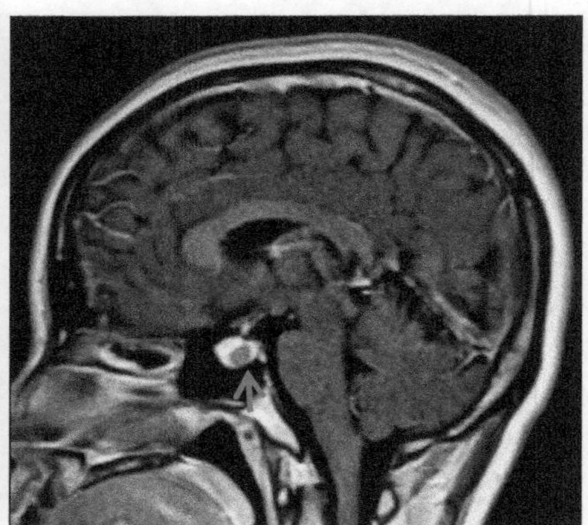

图 4-2 垂体增强 MRI

【基因检测】

THRB 基因杂合突变：NM_000461：c.1312C ＞ T：p.（Arg438Cys），*THRB* 基因第 1312 位核苷酸由胞嘧啶脱氧核苷酸变为胸腺嘧啶脱氧核苷酸，导致其编码的蛋白第 438 位氨基酸由精氨酸变为半胱氨酸。ACMG 分类为 2 类（可能致病）。父母基因未检测。

【诊断与诊断依据】

1. 临床诊断

（1）甲状腺激素抵抗综合征。

（2）慢性乙型病毒性肝炎携带者。

（3）Rathke' s 囊肿。

（4）甲状腺结节（TI-RADS 3 类）。

2. 诊断依据

（1）甲状腺激素抵抗综合征：①多次查 TSH、FT_3、FT_4 均偏高，TRAb 阴性，而无明显甲状腺毒症的症状；②有促甲状腺激素不适当升高家族史（具体结果见诊断分析经过）；③基因检测到 *THRB* 基因杂合变异。

（2）慢性乙型病毒性肝炎携带者：①慢性乙型病毒性肝炎病史；②实验室检查：肝功能正常，HBV-DNA ≥ 4.00×10^7 IU/mL ↑。

（3）Rathke's 囊肿：垂体 MRI 提示垂体低强化病灶，2018 年随访复查垂体 MRI 示鞍区占位较 2016 年缩小，考虑 Rathke's 囊肿可能性大。

（4）甲状腺结节：甲状腺 B 超提示甲状腺两叶结节，右侧 7 mm × 6 mm，左侧 4 mm × 3 mm，诊断明确。

【诊疗经过】

1. 诊断分析经过

患者 2016 年住院诊断考虑促甲状腺激素不适当分泌综合征：垂体促甲状腺激素瘤可能性大，甲状腺激素抵抗综合征待排。建议家系成员完善甲状腺激素检查和基因检测，患者因经济原因未行基因检测。

2018 年 3 月于我院门诊复查垂体 MRI：垂体膨隆，大小约 10.8 mm × 2.6 mm × 5.7 mm，垂体后部低强化，对比 2016 年 6 月 17 日垂体 MRI 缩小。考虑 Rathke's 囊肿可能。月经自行恢复正常。病程中无明显甲状腺毒症及甲状腺功能减退症状。

2018 年 5 月再次来我院住院，期间多次查 TSH、FT_3、FT_4 仍偏高，TRAb 阴性。

完善家系成员甲状腺功能检查：父亲 TSH：3.6 mIU/L，FT_4：36.42 pmol/L ↑，FT_3：10.17 pmol/L ↑；弟弟 TSH：3.22 mIU/L，FT_4：14.22 pmol/L ↑，FT_3：5.39 pmol/L ↑；母亲甲状腺功能正常。父亲及弟弟均无明显甲状腺毒症或甲状腺功能减退临床表现。诊断考虑：促甲状腺激素不适当分泌综合征；甲状腺激素抵抗综合征。

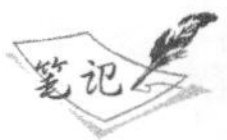

患者多次查 FT_3、FT_4 升高，TSH 升高，考虑为 TSH 不适当分泌综合征。

主要鉴别垂体 TSH 腺瘤和甲状腺激素抵抗综合征。患者奥曲肽抑制试验 TSH 可被抑制 69.8%，垂体增强 MRI 提示垂体占位，初诊拟诊为垂体 TSH 腺瘤。但患者临床表现除了月经稀发外，无其他甲亢相关症状。因此仍建议完善家系成员甲状腺激素检查及基因检查，以除外甲状腺激素抵抗综合征。后续其父及弟弟检查均发现 FT_3、FT_4 升高，TSH 在正常范围内，母亲检查正常；基因检测发现 *THRB* 基因杂合变异，最终诊断为甲状腺激素抵抗综合征。垂体占位在随访过程中变小，结合功能检查及影像学特征，诊断为 Rathke’s 囊肿。但患者月经紊乱在随访过程中自行恢复正常，考虑与甲状腺激素抵抗综合征无关。

2. 治疗

（1）无甲状腺毒血症或甲状腺功能减退表现，无特殊治疗。

（2）随访甲状腺功能、血皮质醇等垂体各轴激素水平，随访甲状腺 B 超、垂体增强 MRI。

【相关知识点】

1．甲状腺激素抵抗综合征的识别和 TSH 腺瘤鉴别

T_3、T_4 水平的升高及不被抑制的 TSH 水平，被称为促甲状腺激素不适当分泌综合征。在甲状腺功能检查未广泛开展之前，甲状腺肿大、心动过速是患者被诊断为促甲状腺激素不适当分泌综合征最常见的症状。促甲状腺激素不适当分泌综合征最常见于两种情况，即垂体 TSH 腺瘤及甲状腺激素抵抗综合征（resistance to thyroid hormone，RTH）。RTH 最早于 1967 年由美国学者 Refetoff 报道，也被称为 Refetoff 综合征，特点为垂体和 / 或外周靶腺组织对甲状腺激素的敏感性降低。RTH 患病率为 1/（40 000 ～ 50 000）。约 90% 的 RTH 患者具有家族史，大多呈常染色体显性遗传，极少数呈常染色体隐性遗传。

RTH 与垂体 TSH 腺瘤有相同的甲状腺激素谱变化，即 T_3/FT_3、T_4/FT_4 升高，同时 TSH 正常或升高，临床都可表现为常见的甲状腺肿大或甲状腺结节、无或轻度甲状腺功能亢进表现，鉴别诊断非常重要，尤其是存在垂体小病灶的患者，鉴别颇具挑战性。图 4-3 为鉴别诊断流程。

本文报道的 2 例患者均存在鞍区占位，需与垂体 TSH 腺瘤相鉴别。促甲状

腺激素释放激素（thyrotropin-releasing hormone，TRH）兴奋试验 TSH 不被兴奋和 T_3 抑制试验 TSH 不被抑制有助于 TSH 腺瘤的诊断，但因国内 TRH 和 T_3 不能获取而无法在临床中广泛开展。垂体 TSH 腺瘤患者的血 TSH-α 亚单位水平显著升高，对鉴别诊断有一定意义，但国内鲜有单位开展此项检查。奥曲肽抑制试验时 TSH 被明显抑制对鉴别垂体 TSH 腺瘤与 RTH 有一定价值，但试验方法及判断切点目前仍未统一。本文中 2 例患者均为基因诊断明确的 RTH，但奥曲肽抑制试验均提示 TSH 可被显著抑制，可见其鉴别诊断价值有限。

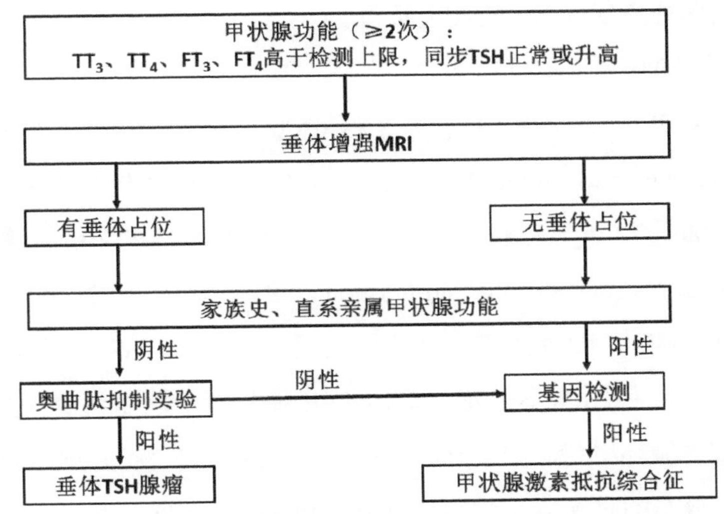

图 4-3　促甲状腺激素不适当分泌鉴别诊断流程

由于奥曲肽抑制试验方法及判断标准仍无共识可供参考，且 TRH 兴奋试验和 T_3 抑制试验国内开展困难，基因检测反而可及，因此建议 TSH 不适当分泌综合征患者均行 RTH 相关基因检测以明确诊断。

2. RTH 发病的分子机制

RTH 的主要缺陷在于甲状腺激素受体（thyroid hormone receptor，TR）。TR 有 TR-α 和 TR-β 两种亚型。85% 的 RTH 由 *THRB* 基因突变所致，少数由 *THRA* 基因突变所致，另有极少数 RTH 未发现 *THRB* 和 *THRA* 基因的突变，可能由尚未发现的分子机制异常导致。突变的 TR-β 与 T_3 的亲和力降低，失去 T_3 诱导的转录调节作用，但仍能结合 DNA 干扰正常受体的结合及转录调节作用。

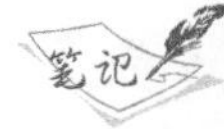

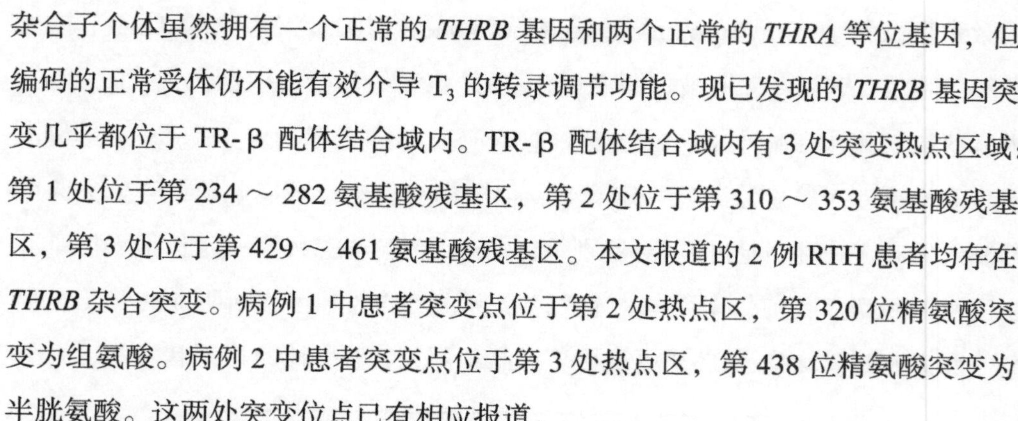

杂合子个体虽然拥有一个正常的 *THRB* 基因和两个正常的 *THRA* 等位基因，但编码的正常受体仍不能有效介导 T_3 的转录调节功能。现已发现的 *THRB* 基因突变几乎都位于 TR-β 配体结合域内。TR-β 配体结合域内有 3 处突变热点区域：第 1 处位于第 234 ～ 282 氨基酸残基区，第 2 处位于第 310 ～ 353 氨基酸残基区，第 3 处位于第 429 ～ 461 氨基酸残基区。本文报道的 2 例 RTH 患者均存在 *THRB* 杂合突变。病例 1 中患者突变点位于第 2 处热点区，第 320 位精氨酸突变为组氨酸。病例 2 中患者突变点位于第 3 处热点区，第 438 位精氨酸突变为半胱氨酸。这两处突变位点已有相应报道。

3．RTH 的分型

根据临床表现常把 RTH 分为 3 种类型：全身性甲状腺激素抵抗（generalized resistance to thyroid hormone，GRTH）、垂体性甲状腺激素抵抗（pituitary resistance to thyroid hormone，PRTH）和外周组织性甲状腺激素抵抗（peripheral tissue resistance to thyroid hormone，PTRTH），其中 GRTH 最常见。Refetoff 报道的 347 例 RTH 患者中 296 例表现为 GRTH。GRTH 患者的垂体和外周组织均对甲状腺激素不敏感，垂体 TSH 细胞对甲状腺激素敏感性降低，TSH 分泌增多，循环甲状腺激素升高，在一定程度上代偿了外周组织对甲状腺激素的抵抗，故 GRTH 患者大部分无症状。PRTH 不常见，仅垂体对甲状腺激素不敏感，是由 TSH 过度分泌进而引起甲状腺激素水平升高，此型患者外周组织对甲状腺激素反应正常，表现为轻度或中度甲亢。PTRTH 极为罕见，仅表现为外周组织对甲状腺激素不敏感，垂体对甲状腺激素反应正常，大多表现为甲状腺功能减退（简称甲减）。

随着对 RTH 病例的研究逐步深入，有学者发现 RTH 患者的临床表现具有高度的异质性；而 GRTH 患者可无症状，也可表现为甲亢或甲减，甚至甲亢、甲减共存；PRTH 患者甲亢多见，一般无甲减；而 PTRTH 极为罕见，病例表现为机体可耐受超生理剂量的甲状腺激素而不发生甲亢。GRTH 患者临床表现的高度异质性与各组织对甲状腺激素的敏感性不同有关，因不同组织表达的 TR 亚型存在差异。TR-α_1 主要表达于大脑、棕色脂肪组织、骨骼肌、胃肠道、肺

和心脏；TR-β$_1$ 表达于所有组织，特别在肝脏和肾脏高表达；TR-β$_2$ 主要表达于下丘脑和垂体，对调控甲状腺轴具有重要作用，TR-β$_2$ 还表达在耳蜗和视网膜。此外，组织中野生型受体和突变型受体表达量的差异也可造成表型的多样性。目前发现 PTRTH 患者并没有家族史，也未检出 TR 突变，推测可能属于获得性的受体失敏或受体下降。RTH 患者的临床表现与突变类型并无绝对相关性，同一家系相同突变的个体临床表现可有相当大的差异，甚至同一患者在不同阶段也可有不同的临床表现，这提示存在其他调控机制，仍有待研究。

与 *THRB* 突变相比，*THRA* 突变的患者甲状腺激素的变化很轻微，在主要表达 TR-α 的组织表现为甲减。由于 TSH 主要由 TR-β 调控，*THRA* 突变的患者通常 TSH 水平正常，T_4/T_3 比值下降，血清反 T_3 水平下降，患者表现为生长迟缓、发育延迟、便秘和骨成熟延迟。

本文报道的 2 例患者除了月经紊乱外，无明显甲亢或甲减的相关表现。根据 Protein atlas 网站数据，可知是因卵巢同时表达 TR-α 和 TR-β，以 TR-α 为主，子宫内膜仅表达 TR-α。2 例患者都存在 *THRB* 突变致甲状腺激素轻度分泌增多，因此不排除其月经紊乱可能与卵巢和子宫内膜甲状腺激素作用增强相关。

4. RTH 的治疗

RTH 的治疗因人而异。对无明显甲亢或甲减表现的全身性甲状腺激素抵抗患者，生化指标的异常和轻度的甲状腺肿，可不予处理。高甲状腺激素血症系代偿性增高，不建议抗甲状腺治疗（抗甲状腺药物、放射性碘或手术）。对于有甲减表现的患者，可给予左甲状腺素钠治疗，根据其反应逐步加量，避免治疗过度。对于有甲亢表现的患者，尚无特效的治疗方法，多以对症治疗为主，如予以 β 受体阻滞剂；抗甲状腺药物、放射性碘或手术不作为首选治疗方式，尤其是抗甲状腺药物治疗后可因 TSH 升高加重甲状腺肿大。对于表现为甲亢的 RTH 患者，理想的治疗方案是抑制 TSH 的分泌，短期应用多巴胺能药物（如溴隐亭）和生长抑素类似物（如奥曲肽）可抑制 TSH 分泌，但长期效果不佳。甲状腺激素类似物在垂体和肝脏中有拟甲状腺激素的作用，可抑制 TSH 分泌，但对心脏等组织影响小，对 RTH 的疗效尚有待研究。

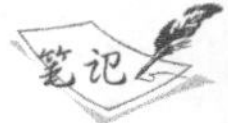

5. RTH 围孕产期处理和优生优育

研究发现，RTH 孕妇中无 RTH 相关基因突变胎儿的流产风险较携带 RTH 相关基因突变胎儿的流产风险增加 3 ～ 4 倍。为避免暴露于过多甲状腺激素引起的胎儿发育不良，降低胎儿流产的风险，对于 RTH 的孕妇，可在孕期对胎儿 DNA 进行测序，明确胎儿是否存在 RTH，以指导治疗。Pappa 等建议若胎儿携带 RTH 相关基因突变，可不对孕妇进行治疗；若胎儿未携带 RTH 相关基因突变，为避免胎儿过多 T_4 暴露，可对孕妇进行抗甲状腺治疗，治疗目标参考妊娠甲状腺疾病相应指标控制范围。

【病例点评】

随着体检的普及和甲状腺化验检查被纳入体检，因体检而发现的甲状腺异常者为临床常见主诉。T_3、T_4 升高而 TSH 无相应降低者属于 TSH 不当分泌综合征，主要包括垂体 TSH 腺瘤和 RTH。临床应仔细评估患者是否有甲亢相关的临床表现，询问家族史并对患者家系成员进行甲状腺指标筛查、垂体 MRI 检查，必要时行基因检测，以帮助深入的鉴别诊断。无任何临床表现、无家族史的患者尚需警惕实验室检查是否受特别物质干扰（可换用不同平台或特别处理血样后复查）。由于垂体 MRI 检查发现异常率可高达 20%，TSH 不当分泌的甲状腺激素谱加上垂体病灶并不等同于垂体 TSH 腺瘤。通过这 2 个病例也再次说明全面采集信息、严谨思考和鉴别的重要性。

撰写：曾芳芳　审校：龚伟　点评：叶红英

【参考文献】

1. PAPPA T，REFETOFF S. Human genetics of thyroid hormone receptor beta：resistance to thyroid hormone beta（RTH β）. Methods Mol Biol，2018，1801：225-240.

2. REFETOFF S，DEWIND L T，DEGROOT L J. Familial syndrome combining deaf-mutism，stuppled epiphyses，goiter and abnormally high PBI：possible target organ refractoriness to thyroid hormone. J Clin Endocrinol Metab，1967，27（2）：279-294.

3. REFETOFF S. Resistance to thyroid hormone：one of several defects causing reduced sensitivity to

thyroid hormone. Nat Clin Pract Endocrinol Metab，2008，4（1）：1.

4. ZAVACKI A M，LARSEN P R. RTHα，a newly recognized phenotype of the resistance to thyroid hormone （RTH） syndrome in patients with THRA gene mutations. J Clin Endocrinol Metab，2013，98（7）：2684-2686.

5. VAN GUCHT A L M，MORAN C，MEIMA M E，et al. Resistance to thyroid hormone due to heterozygous mutations in thyroid hormone receptor alpha. Curr Top Dev Biol，2017，125：125337-125355.

6. LE MAIRE A，BOUHOURS-NOUET N，SOAMALALA J，et al. Two novel cases of resistance to thyroid hormone due to THRA mutation. Thyroid，2020，30（8）：1217-1221.

7. ESQUIAVETO-AUN A M，ZANTUT-WITTMANN D E，PETROLI R J，et al. Two novel mutations in the thyroid hormone receptor β in patients with resistance to thyroid hormone（RTH β）：clinical，biochemical，and molecular data. Horm Metab Res，2015，47（12）：889-894.

8. PAPPA T，ANSELMO J，MAMANASIRI S，et al. Prenatal diagnosis of resistance to thyroid hormone and its clinical implications. J Clin Endocrinol Metab，2017，102（10）：3775-3782.

9. 陈家伦，宁光，潘长玉，等 . 临床内分泌学 . 上海：上海科学技术出版社，2011.

10. MELMED S，AUCHUS R，GOLDFINE A，et al. Williams textbook of endocrinology，14th ed. Amsterdam：Elsevier，2020.

11. GROENEWEG S，PEETERS R P，VISSER T J，et al.Therapeutic applications of thyroid hormone analogues in resistance to thyroid hormone （RTH） syndromes. Mol Cell Endocrinol，2017，458：82-90.

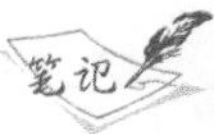

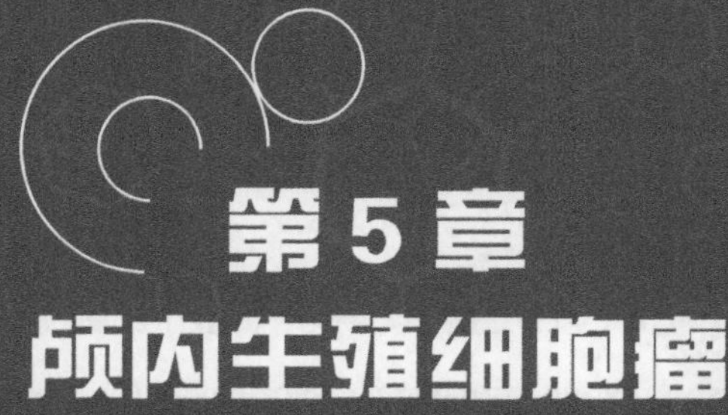

第 5 章 颅内生殖细胞瘤

【病史摘要】

患者，男性，27 岁，因“勃起障碍、口干多饮半年，发现垂体占位 20 天”于 2021 年 6 月入院。

患者半年前无明显诱因出现勃起障碍，胡须生长缓慢，阴毛、腋毛脱落，伴口干、多饮、多尿，无多食、体重下降，无头痛、呕吐，无视力下降、视野缺损。20 天前患者就诊于当地医院，查雄烯二酮：< 0.3 ng/mL，Cor（8am）：1.47 μg/dL↓，24 小时尿游离皮质醇：< 1.5 μg，阴囊 B 超示双侧睾丸大小正常，垂体 MRI 提示垂体占位，腺瘤可能，垂体柄来源其他肿瘤待排。予口服氢化可的松早 20 mg、下午 10 mg 治疗，患者乏力稍好转。1 周前就诊于我院门诊，查口服氢化可的松后 2 小时 Cor（10am）48.72 μg/dL，TSH：0.54 mIU/L，FT_4：6.99 pmol/L↓，FT_3：3.04 pmol/L↓。予氢化可的松减量至早 10 mg、下午 10 mg，加用左甲状腺素钠片 50 μg qd 治疗，并收入我科进一步明确诊断。患者自患病以来有乏力感，胃纳可，睡眠好，大便正常，小便如上述，体重无变化。

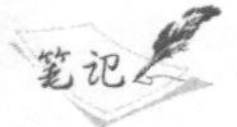

既往史、个人史、家族史：无特殊。婚育史：已婚已育。

【体格检查】

T：36.6 ℃，P：80 次 / 分，R：18 次 / 分，BP：118/64 mmHg，身高：168 cm，体重：48 kg，BMI：17.0 kg/m^2。神志清楚，发育正常，消瘦体型，回答切题，自动体位，阴毛、腋毛稀少，余全身体格检查无阳性体征。

【实验室检查】

（1）粪常规 + 隐血、肝肾功能、电解质、凝血功能、血糖、血脂、尿酸、血醛固酮、肾素、血管紧张素转换酶、结核感染 T 细胞检测、血轻链、尿轻链、血清补体、抗核抗体、双链 DNA 抗体、ENA 抗体谱、IgG4、叶酸、维生素 B_{12}、促红细胞生成素均未见异常。

（2）血常规：血红蛋白：116 g/L ↓，平均红细胞体积：91.8 fL，平均红细胞血红蛋白量：29.9 pg，白细胞计数：5.33 × 10^9/L，血小板计数：133 × 10^9/L。

（3）尿常规：尿比重 1.002 ↓，余正常。24 小时尿量 3 ～ 4 L。

（4）血清肿瘤标志物：细胞角蛋白 19 片段：3.59 ng/mL ↑，AFP：11.2 ng/mL ↑，余正常。

（5）脑脊液常规：无色、清亮，潘氏试验阴性，红细胞：36 × 10^6/L，白细胞：7 × 10^6/L。脑脊液生化：糖：3.2 mmol/L，氯：121 mmol/L，蛋白：416 mg/L，乳酸：1.03 mmol/L ↓，乳酸脱氢酶：55 U/L。脑脊液：hCG：0.87 IU/L ↑，AFP：< 0.908 ng/mL。脑脊液脱落细胞检查：阴性。

（6）Cor（8am）：1.47 μg/dL ↓，ACTH：3.4 pg/mL。24 小时尿游离皮质醇：70.2 μg，尿量：3.9 L（氢化可的松 20 mg/d 治疗中）。

（7）甲状腺功能：TSH：0.54 mIU/L，FT_4：6.99 pmol/L ↓，FT_3：3.04 pmol/L ↓。

（8）睾酮：< 0.09 nmol/L ↓，脱氢异雄酮：0.01 μmol/L ↓，LH：< 0.1 IU/L ↓，FSH：0.29 IU/L ↓，性激素结合球蛋白：79.28 nmol/L ↑，hCG：< 0.10 mIU/mL，PRL：89.08 ng/mL ↑，GH：0.96 ng/mL，IGF-1：245.0 μg/L。

（9）血渗透压：289 mOsm/（kg · H_2O），尿渗透压：118 mOsm/（kg · H_2O）。

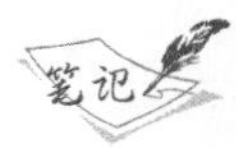

【辅助检查】

（1）垂体增强 MRI（图 5-1）：垂体及垂体柄异常信号占位，累及垂体后叶，T_1WI 呈低信号，增强扫描呈明显不均匀强化，视交叉受压显示欠清；松果体区见囊实性结节伴强化。

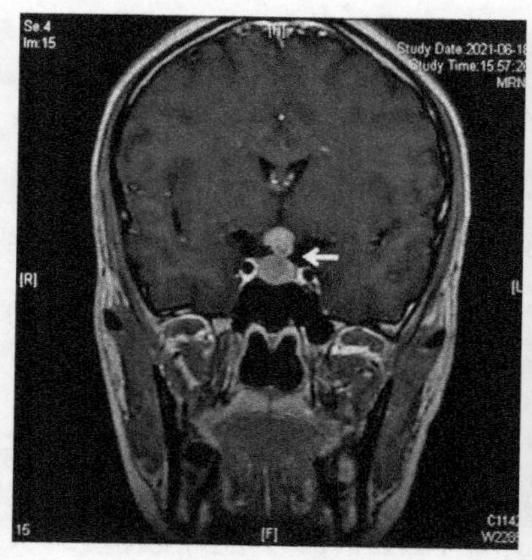
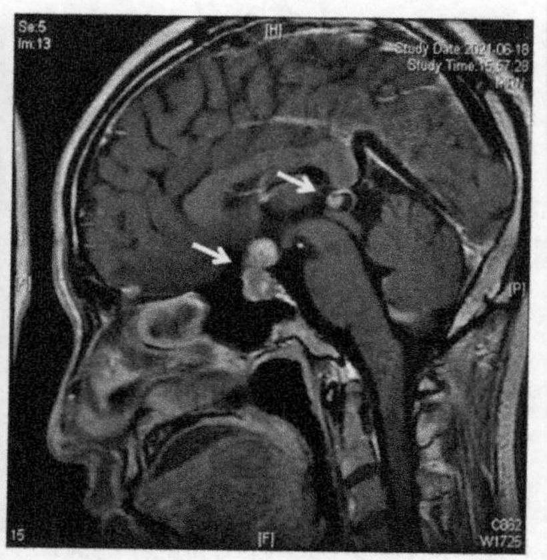

箭头所指鞍内鞍上和松果体区病灶。

图 5-1　垂体增强 MRI

（2）甲状腺 B 超：左侧甲状腺结节，TI-RADS 3 类。

（3）PET-CT：①鞍区至鞍上区不规则混杂略高密度影伴 FDG 代谢异常增高，SUV 最大值 6.4，考虑肿瘤性病变可能大，建议结合临床；松果体区不规则钙化，未见 FDG 代谢异常增高，建议随诊；②甲状腺密度不均匀，FDG 代谢未见异常增高，考虑为良性可能性大；③右侧肾小结石；④结肠炎。

【诊断与诊断依据】

1. 临床诊断

（1）鞍区及松果体区占位（生殖细胞肿瘤可能性大）。

（2）垂体前叶功能减退症（肾上腺轴、甲状腺轴、性腺轴）。

（3）高泌乳素血症（垂体柄效应）。

（4）中枢性尿崩症可能。

2. 主要诊断依据

（1）鞍区及松果体区占位（生殖细胞肿瘤可能性大）：①年轻患者；②存

在垂体前叶功能减退症症状和尿崩症症状；③垂体增强 MRI 示鞍内及鞍上占位，增强后明显不均匀强化，松果体区见结节状明显强化影；④血清 AFP：11.2 ng/mL ↑，脑脊液 hCG：0.87 IU/L ↑。占位性质分析在诊断分析经过部分进一步详述。

（2）垂体前叶功能减退症（肾上腺轴、甲状腺轴、性腺轴）：①肾上腺轴：患者有乏力症状，晨 8 点血皮质醇 < 3.0 μg/dL；②甲状腺轴：患者有乏力症状，游离甲状腺素、游离三碘甲状腺原氨酸低于正常值，促甲状腺激素水平未升高；③性腺轴：患者有性功能障碍、阴毛及腋毛脱落，睾酮、黄体生成素、卵泡刺激素均低于正常值。

（3）高泌乳素血症：患者有性功能障碍、阴毛及腋毛脱落，泌乳素高于正常值。

（4）中枢性尿崩症可能：患者有口干及多饮、多尿症状，24 小时尿量 2 ～ 4 L，血渗透压 289 mOsm/（kg · H_2O），尿渗透压 118 mOsm/（kg · H_2O），鞍区可见明确病灶，可行禁水加压试验明确诊断。

【诊疗经过】

1. 诊断分析经过

（1）功能诊断：患者为青年男性，以性功能减退起病，垂体功能评估示垂体 - 肾上腺轴、甲状腺轴、性腺轴功能均减退，IGF-1 在正常范围内，暂未行兴奋试验进一步明确生长激素轴功能。伴多尿、低比重尿，尿渗透压明显降低，考虑中枢性尿崩症可能，因 24 h 尿量在 3 L 左右，暂未行禁水加压试验，未予抗利尿激素治疗。患者入院前已进行可的松、左甲状腺素钠片的替代治疗，入院后继续予该方案治疗。

（2）病因分析：患者为青年男性，垂体功能减退，垂体增强 MRI 发现病灶在鞍区并向鞍上发展，伴松果体区见结节状明显强化影，血清 AFP 及脑脊液 hCG 轻微升高，首先考虑原发颅内生殖细胞肿瘤的诊断。患者无发热、头痛，血白细胞及结核感染 T 细胞检测正常，脑脊液常规和生化基本正常，暂不考虑感染性疾病可能；患者自身抗体及 IgG4 均正常，无免疫检查点抑制剂应用史，

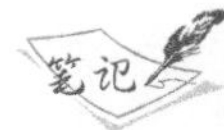

自身免疫性垂体炎依据不足；患者血钙、血管紧张素转换酶均正常，全身评估未见其他部位受累，结节病依据不足；患者较年轻，PET-CT 未见外周 FDG 代谢增高灶，暂不考虑外周恶性肿瘤颅内转移。有待病理活检明确诊断和具体分型。

2021 年 6 月 30 日患者在全麻下行经鼻鞍区占位活检术，术后病理示圆核瘤细胞呈片巢状或散在分布，核仁明显，胞浆透亮，核分裂象可见，伴淋巴细胞浸润；免疫组化结果：OCT–4(+/–)，PLAP(–/+)，D2–40(+)，CD117(+)，CK(–)，AFP (–)，hCG (–)，Ki67 (瘤细胞 60% +)，CD30 (–)，S–100 (少 +)，Syn (–)，SALL4 （+），CD68（散 +），CD1a （–）。病理诊断为生殖细胞瘤，诊断明确。

2. 治疗经过

（1）垂体功能减退：激素替代治疗，予醋酸可的松早 10 mg、下午 5 mg；左甲状腺素钠片 50 μg qd 替代治疗，内分泌科随访，根据病情调整药物剂量。

（2）颅内生殖细胞瘤：患者完善脊髓增强 MRI 检查未见明显异常，2021 年 8 月 3 日开始行全脑全脊髓放疗，DT 21.6 Gy/12 Fx，颅内局部加量 DT 16 Gy/8 Fx，放疗过程中曾出现Ⅱ级骨髓抑制，予人粒细胞刺激因子、重组人血小板生成素对症处理后好转。2021 年 10 月复查头颅增强 MRI（图 5-2）：鞍区及松果体区未见明显异常强化。

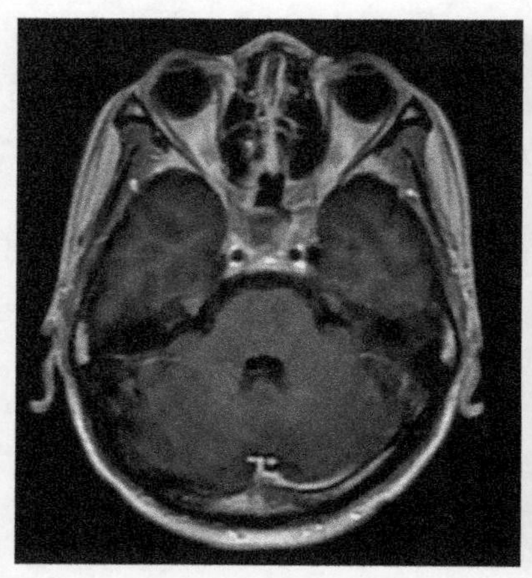
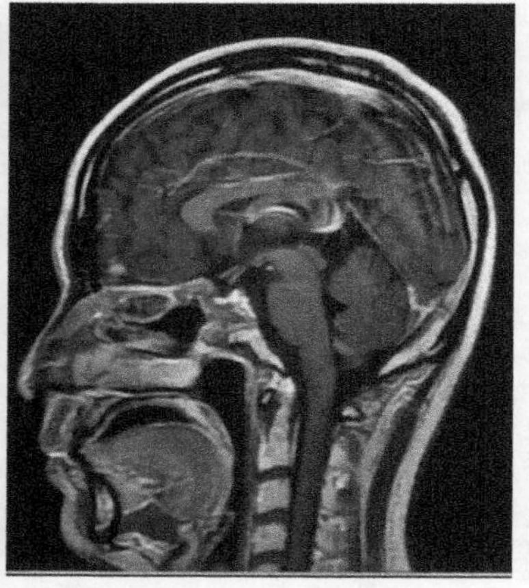

图 5-2　头颅增强 MRI：生殖细胞瘤治疗后改变，鞍区及松果体区未见明显异常强化

【相关知识点】

1. 原发中枢神经系统生殖细胞肿瘤概况

原发中枢神经系统生殖细胞肿瘤（germ cell tumors，GCTs）是一组起源于原始生殖细胞的罕见肿瘤，占所有颅内肿瘤的 2%～3%。主要见于儿童和年轻人，诊断年龄高峰通常在 10～14 岁，仅 10% 的中枢神经系统 GCTs 发生于 30～49 岁。在北美和欧洲，中枢神经系统 GCTs 占儿童中枢神经系统肿瘤的 0.5%～3%，在亚洲地区占儿童中枢神经系统肿瘤的 11%。男性发病率高于女性 [（2～3）：1]，其中松果体区域 GCTs 男女比例高达（13～15）：1，而其他部位 GCTs 的性别差异较小。

根据 2021 年世界卫生组织中枢神经系统肿瘤分类概述，中枢神经系统 GCTs 在组织病理学上分为生殖细胞瘤、成熟型畸胎瘤、未成熟型畸胎瘤、畸胎瘤伴体细胞恶变、胚胎性癌、卵黄囊瘤、绒毛膜癌和混合性生殖细胞肿瘤（由两种或两种以上不同的生殖细胞肿瘤成分构成）8 大类。除生殖细胞瘤外，其他 7 种类型又统称为非生殖细胞瘤性生殖细胞肿瘤（non-germinomatous germ cell tumor，NGGCT）。

中枢神经系统 GCTs 可发生在脑内各个部位，通常位于脑的中线结构附近，好发部位依次为松果体区（约 45%）、鞍区（约 30%）、基底节区、第三脑室及侧脑室侧壁、第四脑室、小脑蚓部等，可为单发或多发病灶，5%～25% 的患者可同时存在鞍上区和松果体区病灶，称为双灶性颅内 GCTs，多见于生殖细胞瘤。除成熟畸胎瘤以外，其他颅内 GCTs 均易通过脑脊液转移至脑室系统、脑脊髓蛛网膜下腔和脑膜。

2. 原发中枢神经系统生殖细胞肿瘤的临床表现

中枢神经系统 GCTs 的临床表现主要与肿瘤部位有关，分泌 hCG 的儿童患者可表现为性早熟。鞍区 GCTs 多以内分泌异常起病，常见临床表现为尿崩症、生长发育停滞、闭经或性功能障碍等，病情进展可出现乏力纳差、体重下降、视力减退、视野缺损等。松果体区 GCTs 常见颅内压升高症状，表现为头痛、呕吐、视盘水肿和意识状态改变等。肿瘤较大压迫邻近脑组织可引起耳鸣、

复视、听力障碍、眼球水平震颤等表现。基底节区 GCTs 多表现为进行性偏侧肢体无力，肿瘤进展相对缓慢，晚期可出现头痛、呕吐等颅内压升高症状。双灶性颅内 GCTs 则可同时出现松果体区和鞍区 GCTs 的症状。

3. 原发中枢神经系统生殖细胞肿瘤的影像特点

颅内 GCTs 在 CT 上多表现为均匀的等、高密度或略高密度病灶，增强扫描后均匀强化，部分肿瘤有囊变。畸胎瘤有牙齿或骨组织，多表现为低、等、高混合密度灶，增强扫描后肿瘤实质部分明显强化。

MRI 检查能更清楚地显示病灶位置及与周围组织的关系，对发现远处播散病灶较 CT 更敏感。颅内生殖细胞瘤在 T_1 加权上为等或稍低信号，在 T_2 加权上呈高信号，增强时均匀强化。如 T_1 加权出现高信号，说明病变内有出血、脂肪或囊性成分，提示 NGGCT。畸胎瘤多为混杂信号，T_1 加权上实质部分稍低信号，囊变区低信号，骨组织、牙齿为低或无信号，脂肪为高信号；T_2 加权上实质部分、脂肪及囊性变区均为高信号，牙齿与骨组织为低信号，增强扫描后实质部分有强化。部分 GCTs 患者早期仅表现为垂体柄增粗，平均 1.3 年后会出现肿瘤进展，后期可出现下丘脑、松果体区占位，肿瘤亦可沿脑脊液播散。10%～15%的患者会有肿瘤沿脑膜播散，因此脊髓 MRI 检查对于中枢神经系统 GCTs 是必不可少的。

^{18}F-FDG PET/CT 主要用于发现或排除脑室内转移灶及颅外病灶。除成熟型畸胎瘤外，大多数 GCTs 组织对 ^{18}F-FDG 摄取增加。文献报道颅内生殖细胞瘤 FDG-PET 的 SUV 最大值为 5.8（±2.2）。此外，^{11}碳甲硫氨酸（^{11}C-MET）PET/CT 检查中肿瘤病灶与正常脑组织具有更高的对比度，亦可用于中枢神经系统 GCTs 的辅助诊断。

4. 原发中枢神经系统生殖细胞肿瘤的筛查和诊断方法

怀疑颅内 GCTs 的患者，应检测血清和脑脊液 AFP 和 hCG，脑脊液检测阳性率高于血清。绒毛膜癌分泌 hCG，卵黄囊瘤分泌 AFP，胚胎性癌和未成熟畸胎瘤可分泌 AFP 和 hCG，生殖细胞瘤和成熟畸胎瘤患者这两种肿瘤标志物通常为阴性，但部分生殖细胞瘤存在合体滋养细胞，可分泌少量 hCG

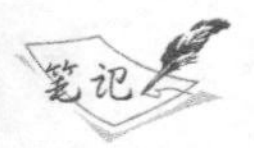

（< 50 mIU/mL）。不同 GCTs 亚型血清和 / 或脑脊液肿瘤标志物水平见表 5-1。

表 5-1　中枢神经系统 GCTs 亚型的血清 / 脑脊液肿瘤标志物

组织学亚型	AFP	hCG
生殖细胞瘤	−	−
生殖细胞瘤（含合体滋养细胞）	−	+
成熟畸胎瘤	−	−
未成熟畸胎瘤	+/−	+/−
绒毛膜癌	−	+
卵黄囊瘤	+	−
胚胎性癌	+/−	+/−
混合性生殖细胞肿瘤	+/−	+/−

中枢神经系统 GCTs 的诊断需结合临床表现、CT 及 MRI 的影像学特点，以及血清和（或）脑脊液肿瘤标志物综合判断。如果具有典型临床表现、松果体区或鞍区原发肿瘤影像学特点、血清和（或）脑脊液 AFP 正常、hCG 3 ～ 50 mIU/mL，可临床诊断为生殖细胞瘤。如具有典型临床表现及影像学特点，血清和（或）脑脊液 AFP 高于正常，血清和（或）脑脊液 hCG > 50 mIU/mL，可临床诊断为 NGGCTs。但血清 / 脑脊液 AFP 及 hCG 正常并不能排除 GCTs。对于生殖细胞瘤、成熟畸胎瘤、部分非成熟畸胎瘤及怀疑混合性生殖细胞肿瘤者，推荐行手术活检，明确病理诊断，进而与下丘脑胶质瘤、颅咽管瘤、朗格汉斯细胞组织细胞增生症等相鉴别。脑脊液脱落细胞组织病理学检查亦具有一定的辅助诊断价值。

该患者为年轻男性，以垂体功能障碍起病，MRI 发现鞍区鞍上占位伴松果体区小病灶，结合影像学特点，首先考虑颅内生殖细胞肿瘤，确诊及分型依赖于病理诊断。

5. 原发中枢神经系统生殖细胞肿瘤的治疗和随访

中枢神经系统 GCTs 的治疗需要手术、放疗和化疗相结合，具体方案需多学科团队根据患者症状、脑积水的严重程度、肿瘤部位、大小、肿瘤标志物水平和病理类型来综合制定。

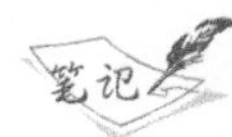

（1）手术治疗：

手术切除程度取决于术中冰冻病理结果。若冰冻病理提示纯生殖细胞瘤，则停止手术，术后行放疗；若肿瘤含有畸胎瘤成分，则尽量全切肿瘤，成熟畸胎瘤可通过手术完全切除而治愈，无须进一步干预，未成熟畸胎瘤术后需放、化疗。其他 NGGCTs 首次手术全切除肿瘤的获益尚不明确，因此并不推荐。在经过首次治疗（包括化疗、放疗和 / 或手术治疗）瘤体缩小后，行后继探查手术切除残留或复发的肿瘤可能更安全可行。

对于有颅内高压症状的阻塞性脑积水患者，应行脑脊液分流术（脑室外引流术、三脑室造瘘术或脑室 – 腹腔 / 心房分流术）降低颅内压，为进一步治疗创造条件。

（2）放射治疗：

1）颅内单纯生殖细胞瘤的放疗：一般采用单纯的减低剂量全脑全脊髓放疗（craniospinal irradiation，CSI）联合局部病灶推量，也可采用先以铂类为基础的联合化疗之后行低剂量全脑室放疗（whole-ventricle irradiation，WVI）或全脑放疗（whole-brain irradiation，WBI）的综合治疗方案，目前后者临床应用较多。这两种方案均能获得较好的疗效，5 年总生存率（overall survival，OS）可达 90% 以上。但如果脊髓不做预防性放疗，脊髓的播散率会增加。对于播散性生殖细胞瘤，推荐采用以全脑全脊髓放疗 + 局部播散灶补量为主，根据情况加或不加化疗。常用放疗剂量为：WVI/WBI/CSI 预防照射剂量 DT 20 ～ 24 Gy，局部总剂量 DT 30 ～ 36 Gy。

2）颅内 NGGCTs 的放疗：目前仍存在争议，不同病理类型的治疗方案也有所不同。除成熟畸胎瘤外，其他 NGGCTs 的标准治疗方案多推荐以铂类为基础的联合化疗后再进行放疗。据 ACNS0122 试验报道，对于 NGGCTs 在化疗后首先评估是否有后继探查手术指征，放疗一般在化疗和后继探查手术之后进行，如化疗效果好，则无须做后继探查手术，可直接放疗。放疗技术一般采用全脑全脊髓放疗，照射剂量 DT 27 ～ 36 Gy，局部病灶推量至 DT 54 Gy 左右，脊髓转移灶推量至 DT 45 ～ 50 Gy。

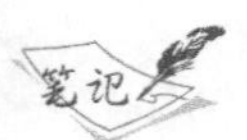

（3）化疗：

1）颅内单纯生殖细胞瘤的化疗：初治的单纯生殖细胞瘤在放疗基础上加用化疗不能延长生存期，但可以降低放疗的剂量和范围，以进一步减少潜在的放疗不良反应。对于复发的单纯生殖细胞瘤，化疗可能延长生存，常用的化疗方案为依托泊苷 + 顺铂 / 卡铂组成的 EP 方案。

2）颅内 NGGCTs 的化疗：化疗是目前颅内 NGGCTs 治疗方案的重要组成之一，可采用依托泊苷 + 顺铂 / 卡铂组成的 EP 方案或依托泊苷 + 异环磷酰胺组成的 IE 方案。

颅内单纯生殖细胞瘤和成熟畸胎瘤预后良好，10 年生存率高于 90%，而其他 NGGCTs 生存率仅有 40%～70%。经综合治疗后的颅内 GCTs 患者仍应规律随访头颅及脊髓增强 MRI、肿瘤标志物及内分泌激素水平，并监测放疗后遗症。

该患者病理明确为单纯生殖细胞瘤，针对肿瘤进行全脑全脊髓放疗联合局部病灶推量放射治疗后病灶消失。预后良好。

6. 鞍区生殖细胞肿瘤的内分泌功能评估、替代治疗及全程照护

鞍区生殖细胞肿瘤患者常合并多种垂体功能减退及代谢紊乱，由于针对肿瘤的治疗，如手术、放疗、化疗，可能进一步加重垂体功能减退，且病灶累及下丘脑者还可出现下丘脑功能障碍，因此患者应在初诊时、治疗前后及长期随访过程中定期、全面评估内分泌及代谢功能，并根据患者不同年龄阶段及生理需求给予相应治疗。

垂体前叶功能评估包括：记录身高体重、第二性征发育情况，查垂体前叶激素水平，必要时行兴奋试验进一步明确垂体各轴功能。垂体后叶功能评估包括：记录 24 小时尿量，查尿比重、血和尿渗透压、血钠，必要时行禁水加压试验以明确诊断。病灶累及下丘脑时可出现内分泌以外的症状如渴感缺失、睡眠障碍、体温调节障碍等。

多种垂体前叶激素缺乏时，应首先补充肾上腺糖皮质激素。首选氢化可的松或醋酸可的松，次选泼尼松或甲强龙，根据临床症状及体征，如食欲、体力、精神状态、体重、血压、血糖、血钠等调整药量，在剧烈运动、发热、

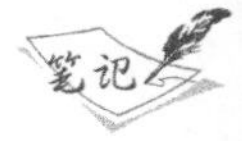

创伤等应激情况下适当加量。糖皮质激素替代后可开始甲状腺激素替代。首选左甲状腺素钠片，以维持 TT_4、FT_4 在正常参考范围中上水平为目标。生长激素缺乏且身高尚未达到或接近预期身高的儿童或青少年，在治疗结束至少随访 1 ～ 2 年无肿瘤复发证据后，可开始行生长激素治疗。通常以常规推荐剂量的半量或更小剂量开始，维持 IGF-1 在正常范围的低值，每 3 ～ 6 个月随访身高、MRI 及肿瘤标志物。成人生长激素缺乏症患者亦可考虑生长激素替代治疗，目标为临床症状改善、无不良反应及血清 IGF-1 水平位于正常参考值范围内。性腺轴功能减退替代用药需根据年龄、生育需求选择，无生育需求者可使用靶腺激素替代治疗，有生育需求者需使用促性腺激素治疗，病变主要累及下丘脑、垂体功能正常者，可使用促性腺激素释放激素（gonadotrophin releasing hormone，GnRH）脉冲治疗。中枢性尿崩症常使用去氨加压素片治疗，根据尿量调整剂量。

颅内生殖细胞肿瘤的综合治疗需要放疗科、肿瘤科、神经外科、内分泌科等多学科的通力合作，制定全面的治疗方案，治疗后患者需要每半年到一年定期随访，观察肿瘤是否复发、评估内分泌代谢功能及监测放化疗后不良反应，特别强调多学科全程照护，根据患者的年龄及生理需求制定个体化的治疗策略。

【病例点评】

鞍区占位除了垂体瘤，可以是多种肿瘤性病变或炎症性病变。垂体功能减退特别是以尿崩症起病者，多数提示非垂体瘤病变，需要结合临床基本信息、实验室检查和影像学特点鉴别，病理诊断是金标准。罕见的颅内生殖细胞肿瘤可分为两大类，其治疗和预后有所不同，病理诊断更为重要。所有鞍区的病变在原发病的治疗过程中或原发病治疗缓解后，内分泌的全程管理和治疗是安全有效治疗和促进健康的根本。

撰写：吴蔚　审校：何敏　点评：叶红英

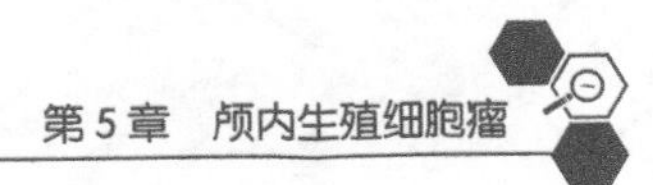

【参考文献】

1. 中国抗癌协会小儿肿瘤专业委员会 . 儿童原发中枢神经系统生殖细胞肿瘤多学科诊疗专家共识 . 中国小儿血液与肿瘤杂志，2018，23（6）：281-286.
2. GITTLEMAN H，CIOFFI G，VECCHIONE-KOVAL T，et al. Descriptive epidemiology of germ cell tumors of the central nervous system diagnosed in the United States from 2006 to 2015.J Neurooncol，2019，143（2）：251-260.
3. 中华人民共和国国家卫生健康委员会 . 儿童中枢神经系统生殖细胞肿瘤诊疗规范（2021 年版）. 全科医学临床与教育，2021，19（12）：1060-1063.
4. BOWZYK AL-NAEEB A，MURRAY M，HORAN G，et al. Current management of intracranial germ cell tumors. Clin Oncol （R Coll Radiol），2018，30（4）：204-214.
5. OKOCHI Y，NIHASHI T，FUJII M，et al. Clinical use of 11C-methionine and ^{18}F-FDG-PET for germinoma in central nervous system. Ann Nucl Med，2014，28（2）：94-102.
6. MURRAY M J，BARTELS U，NISHIKAWA R，et al. Consensus on the management of intracranial germ-cell tumours. Lancet Oncol，2015，16（9）：e470-e477.
7. GOLDMAN S，BOUFFET E，FISHER PG，et al. Phase Ⅱ trial assessing the ability of neoadjuvant chemotherapy with or without second-look surgery to eliminate measurable disease for nongerminomatous germ cell tumors：a children's oncology group study. J Clin Oncol，2015，33（22）：2464-2471.
8. CALAMINUS G，KORTMANN R，WORCH J，et al. SIOP CNS GCT 96：final report of outcome of a prospective，multinational nonrandomized trial for children and adults with intracranial germinoma，comparing craniospinal irradiation alone with chemotherapy followed by focal primary site irradiation for patients with localized disease. Neuro Oncol，2013，15（6）：788-796.
9. DENYER S，BHIMANI A D，PATIL S N，et al. Treatment and survival of primary intracranial germ cell tumors：a population-based study using SEER database. J Cancer Res Clin Oncol，2020，146（3）：671-685.
10. FETCKO K，DEY M. Primary central nervous system germ cell tumors：a review and update. Med Res Arch，2018，6（3）：1719.

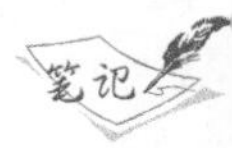

第 6 章
合并肾上腺腺瘤和部分空蝶鞍的 MRI 阴性库欣病

【病史摘要】

患者，女性，56 岁，因“向心性肥胖近 4 年伴腰痛半年”于 2016 年 12 月入院。

患者 2013 年起逐渐出现面部、颈后部、腹部脂肪沉积，四肢纤细。无紫纹、双下肢瘀斑，未予重视。2016 年 8 月患者理疗时感背部疼痛，X 线检查示腰椎压缩性骨折，行保守治疗。2016 年 11 月患者摔倒后出现腰痛，腰椎磁共振相同位置仍示腰椎压缩性骨折，在当地医院行骨水泥填充治疗。其后患者因“体重增加”于 2016 年 12 月 23 日于当地医院就诊，查肾上腺 MRI 发现双侧肾上腺外形增粗，右侧肾上腺占位（19 mm × 17 mm），考虑腺瘤；测晨血 ACTH：55.67 ng/L ↑，Cor 33.85 μg/dL ↑，24 h 尿皮质醇 1160.31 μg ↑。2016 年 12 月 27 日于我院门诊查垂体增强 MRI 示垂体扁平，其内未见异常信号灶，考虑部分空蝶鞍（图 6-1）。为进一步诊治收入院。

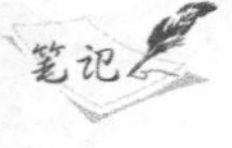

患者患病以来精神好，胃纳可，睡眠好，大小便正常，无体重明显下降。

患者于 2007 年诊断为高血压，最高 180/100 mmHg，平日服用缬沙坦胶囊、

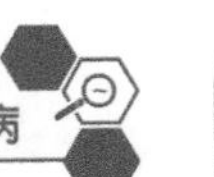

吲达帕胺降压，近几年血压逐渐增高，控制欠佳。

14 岁月经初潮，4 ～ 5 天 /7 天，50 岁绝经。否认家族肿瘤史。父亲有高血压、脑梗死病史。

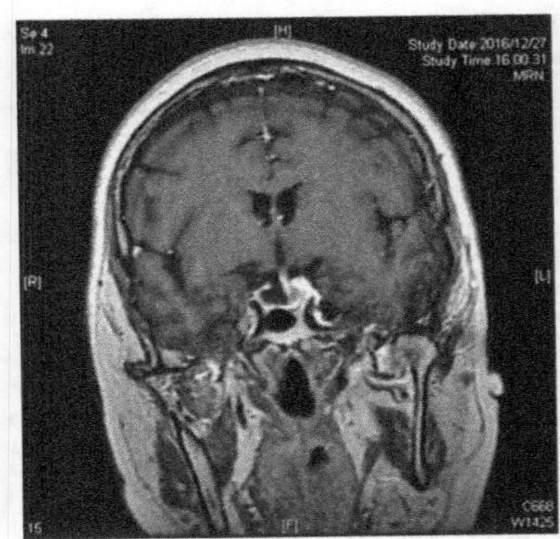

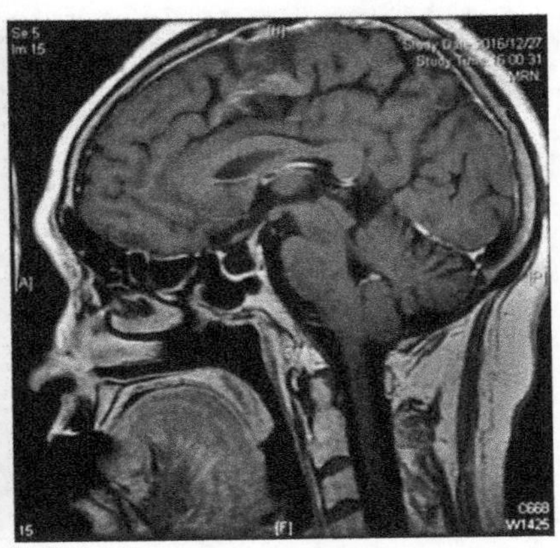

图 6-1　垂体增强 MRI（2016-12-27）

【体格检查】

T：36 ℃，P：97 次 / 分，R：20 次 / 分，BP：140/90 mmHg，身高：167 cm，体重：71 kg。神志清楚，发育正常。心率 97 次 / 分，律齐；腹平坦，腹壁软，全腹无压痛，无肌紧张及反跳痛，肝脾肋下未触及，肝肾脏无叩击痛，双下肢无水肿。肌力正常，肌张力正常，生理反射正常，病理反射未引出。专科检查：满月脸，多血质面容，颈部脂肪垫，腹部脂肪堆积，四肢偏细，腹部、大腿内外侧、臀部未见紫纹。

【实验室检查】

（1）尿常规、粪常规 + 隐血均未见明显异常。

（2）血常规：血红蛋白：160 g/L ↑，红细胞压积：50% ↑，余未见异常。

（3）肝肾功能、血脂、电解质：尿酸：0.447 mmol/L ↑，甘油三酯：3.5 mmol/L ↑，非高密度脂蛋白胆固醇：4.51 mmol/L ↑，余未见明显异常。

（4）OGTT：0 min：6.1 mmol/L ↑，2 h：8.9 mmol/L ↑；糖化血红蛋白：6.4% ↑。

（5）肝炎标志物、风湿免疫指标、肿瘤标志物、心肌标志物、ProBNP 均未见明显异常。

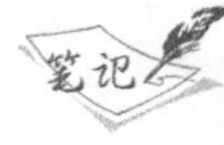

（6）皮质醇昼夜节律（8am—4pm—0am）：39 μg/dL—27 μg/dL—18 μg/dL。ACTH 昼夜节律（8am—4pm—0am）：45.3 pg/mL—34.7 pg/mL—44.7 pg/mL。

（7）24 h 尿游离皮质醇（24 h UFC）：302.38 μg ↑（尿量 1300 mL）。48 h 小剂量地塞米松抑制试验（地塞米松 0.75 mg q8h × 48 h）后 Cor 4.96 μg/dL。48 h 大剂量地塞米松抑制试验（地塞米松 2 mg q6h × 48 h）：24 h UFC 从 302.38 μg 降至 20.16 μg。

（8）双侧岩下窦静脉采血（BIPSS）联合 DDAVP 兴奋试验（表 6-1）：提示中枢优势分泌。

表 6-1　BIPSS 联合 DDAVP 兴奋试验结果

ACTH（pg/mL）	时间		
	0 min	5 min	10 min
外周	16.5	68.6	149
左侧岩下窦	541	＞ 1250	＞ 1250
右侧岩下窦	283	＞ 1250	＞ 1250

（9）IGF-1：288 μg/L，随机 GH：0.3 mU/L。E_2：＜ 42.6 pmol/L，孕酮：3.00 nmol/L，LH：40.89 IU/L，FSH：69.98 IU/L，PRL：26.56 ng/mL，脱氢异雄酮：9.66 μmol/L，睾酮：1.9 nmol/L。

（10）TSH：0.465 mIU/L ↓，T_3：1.68 nmol/L，T_4：124.8 nmol/L，FT_3：4.3 pmol/L，FT_4：14.97 pmol/L，TPOAb：31.5 IU/mL，TGAb：＜ 15.0 IU/mL。

（11）非卧位醛固酮：227.9 pg/mL，肾素活性（AI）：＞ 12 ng/(mL · h) ↑。变肾上腺素和去甲变肾上腺素、甲状旁腺素均正常。

（12）骨代谢：Ⅰ型胶原 C 端肽降解产物（CTX-Ⅰ）：0.545 ng/mL，Ⅰ型前胶原氨基端肽（P1NP）：31.99 ng/mL，骨钙素（BGP）：6 ng/mL，降钙素（CT）：6 pg/mL，25- 羟基维生素 D（25-OH-D）：54.6 nmol/L。

【辅助检查】

（1）心电图：正常。

（2）腹部 B 超：胆囊、胰腺、脾脏、双肾均未见明显异常 。

（3）血管超声：双侧颈动脉分叉处后壁斑块形成，管腔未见明显狭窄。

（4）甲状（旁）腺 B 超：甲状腺右叶结节，TI-RADS 3 类，双侧甲状旁腺未显示。

（5）骨密度：腰椎 T 值 –2.5，股骨颈 T 值 –1.6。

【诊断与诊断依据】

1. 临床诊断

（1）库欣病伴部分空蝶鞍。

（2）继发性骨质疏松。

（3）高血压病（继发加重）。

（4）糖耐量异常 。

（5）右肾上腺腺瘤（无功能性）。

2. 诊断依据

（1）库欣病：①多血质面貌，满月脸，水牛背，向心性肥胖；腰椎脆性骨折；②血尿皮质醇升高，小剂量地塞米松抑制试验不能被抑制；③血 ACTH 正常偏高，为 ACTH 依赖性皮质醇增多症；④大剂量地塞米松抑制试验可被抑制；⑤ BIPSS 联合 DDAVP 兴奋试验结果提示 ACTH 中枢来源。

（2）继发性骨质疏松：根据腰椎压缩性骨折病史和骨密度检查结果诊断明确。患者虽为绝经后女性，但绝经时间不长，无消瘦、长期卧床等危险因素，已出现腰椎骨折，考虑继发于库欣病可能性大。

（3）高血压病（继发加重）：患者本次发病以前有高血压病史多年，有高血压家族史，近年来才出现血压控制变差，考虑原发性高血压（继发加重）。库欣病治疗后可随访血压情况进一步判断高血压病因。

（4）糖耐量异常：根据糖耐量试验明确诊断。

（5）右侧肾上腺腺瘤（无功能性）：MRI 提示右侧肾上腺占位（1.9 cm × 1.7 cm），评估醛固酮 / 肾素、变 / 去甲变肾上腺素正常，考虑为无功能腺瘤。

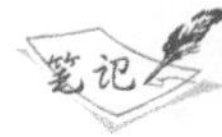

患者同时存在库欣病和肾上腺腺瘤，虽无内分泌腺瘤家族史，仍需警惕多

发内分泌腺瘤病可能。行甲状旁腺、胰腺肿瘤筛查未见明显异常。建议行基因检测，患者未接受。

【诊疗经过和随访】

患者功能诊断为库欣综合征，遵循病因诊断基本思路，肾上腺可见明确占位病灶，查 ACTH 不低，考虑为 ACTH 依赖性库欣综合征，肾上腺腺瘤并非病因所在。垂体 MRI 提示部分空泡蝶鞍，经 BIPSS 检查确认库欣病诊断。虽影像学提示空蝶鞍，但未见病灶，仍须行内镜下垂体探查。

术中先探查右侧垂体，未见明显瘤灶；然后探查左侧垂体，直至暴露海绵窦内侧壁，术中探及垂体后叶，撑起鞍膈，在深部偏左侧处发现肿瘤组织，灰红色，质软，分块搔刮切除，最后达内镜下全切除，大小约 0.5 cm × 0.5 cm × 0.5 cm，鞍膈塌陷明显，无脑脊液漏。病理结果：垂体 ACTH 型腺瘤。

术后第 2 天血皮质醇 2.73 μg/dL，予醋酸可的松早 2 片、晚 1 片补充治疗。术后 2 周改醋酸可的松早 1 片、下午 0.5 片口服。术后半年复查晨血皮质醇 2.65 μg/dL，小剂量 ACTH 兴奋试验峰值 13.25 μg/dL，提示库欣病术后缓解但皮质功能未恢复，改醋酸可的松早 2/3 片、下午 1/3 口服。术后 1 年复查晨血皮质醇 13.1 μg/dL，提示肾上腺皮质功能恢复正常，故停药。

患者高血压病史 9 年，近年来血压控制欠佳。术后 1 周血压明显改善，改缬沙坦氢氯噻嗪片治疗。术后 1 个月血压 135/82 mmHg。术后 1 年复查血压 119/81 mmHg，停用降压药。术后 3 年（2020 年）血压再次升高，当地评估皮质醇分泌正常，考虑高血压病，再次开始降压治疗，口服氨氯地平，血压控制可。

患者术前空腹血糖 6.1 mmol/L、糖耐量试验 2 h 血糖 8.9 mmol/L、糖化血红蛋白：6.4%。术后 1 年复查空腹血糖 4.9 mmol/L、糖耐量试验 2 h 血糖 8.2 mmol/L、糖化血红蛋白：6.0%，提示仍有糖耐量异常，嘱其进行生活方式的干预，随访血糖。

患者有腰椎压缩性骨折病史，住院期间行骨密度检测提示低于同龄正常人，骨质疏松诊断明确；给予补钙及阿仑膦酸钠维 D_3 片治疗。术后 1 年复查骨

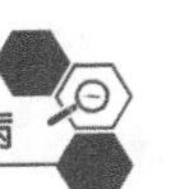

密度示腰椎 T 值：–2.5，股骨颈 T 值：–1.6，继续碳酸钙 D_3、阿法骨化醇、唑来膦酸治疗。

多次检查钙、磷和 PTH 均在正常范围。外院复查肾上腺 MR 提示右侧肾上腺占位，随访未见增大。随访醛固酮 / 肾素、尿儿茶酚胺、尿 VMA、血变肾上腺素、血去甲变肾上腺素正常。

【相关知识点】

1. 库欣综合征的病因诊断

本例患者临床表现以向心性肥胖、高血压加重和腰椎压缩性骨折为特征，血尿皮质醇和小剂量地塞米松抑制试验结果确认定性诊断为库欣综合征。影像学检查垂体 MRI 发现垂体空蝶鞍，未见明确肿瘤病灶；而肾上腺检查发现右侧肾上腺腺瘤。这种临床情况，极易被诊断为肾上腺肿瘤所致的库欣综合征而行肾上腺手术治疗。值得注意的是，在内分泌疾病特别是库欣综合征的鉴别诊断中，不能简单地将影像学检查结果与定位和病因画等号。本例患者入院后严格按照库欣综合征的病因诊断流程进行检查，发现 ACTH 水平较高，提示 ACTH 依赖性皮质醇增多症，故明确了肾上腺腺瘤并非病因；大剂量地塞米松抑制试验结果提示可以被抑制，BIPSS 联合 DDAVP 兴奋试验结果明确 ACTH 为中枢来源，从而明确定位到垂体，由此诊断为库欣病。虽鞍区增强 MRI 显示空泡蝶鞍，但未见明确占位性病变，故仍须行经鼻蝶内镜手术进行探查，术中顺利找到微腺瘤并成功切除，病理证实为垂体 ACTH 腺瘤。患者术后高皮质醇血症缓解，血压和血糖下降好转。肾上腺腺瘤经功能评估为无功能性，因直径为 2 cm 左右，建议随访。因此，在临床诊疗中严格遵循定性、定位和定因诊断的流程，对避免误诊、误治十分重要。

2. MRI 阴性库欣病的诊治

垂体增强 MRI 检查未能显示病灶的库欣病，即 MRI 阴性的库欣病并不少见。Yamada 等报道的 183 例经蝶手术库欣病患者中，垂体大腺瘤 59 例，垂体微腺瘤 106 例，影像学阴性有 18 例，占 10%。Manavela 等报道的 68 例库欣病患者，术前 MRI 提示 11 例（16.2%）存在空泡蝶鞍，其中 9 例为部分性空

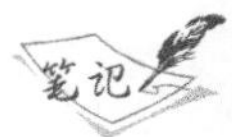

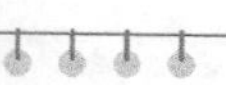
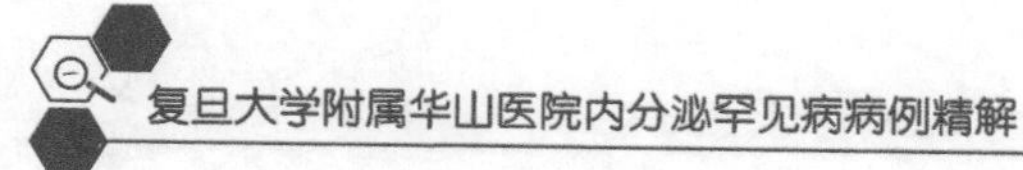

泡蝶鞍，2 例为完全性空泡蝶鞍。Mayo Clinic 回顾分析 2000—2017 年确诊的 197 例库欣病患者，其中 40 例（20％）为 MRI 阴性，空蝶鞍综合征 49 例（25％）。合并空泡蝶鞍的库欣病患者中 MRI 阴性的比例更高。对于空泡蝶鞍或 MRI 阴性库欣病，术前通过精确的生化、功能试验和 BIPSS 检查来明确定位，对于患者的诊治十分关键。明确定位于垂体的患者，可由经验丰富的神经外科医生行手术探查。

合并空泡蝶鞍的患者，术中探查肿瘤的难度增加，术后并发脑脊液鼻漏和垂体前叶功能减退的风险增加，因此外科医生的经验是否丰富十分重要。

该例患者同时存在垂体瘤、肾上腺瘤，虽无内分泌肿瘤家族史，且目前胰腺、甲状旁腺等筛查未见明显肿瘤依据，但仍不能完全排除多发性内分泌腺瘤病的可能，建议患者密切随访，必要时行基因检测。

【病例点评】

库欣综合征患者临床表现多样，常常就诊于非内分泌专科，因此诊断识别颇具挑战。该库欣综合征患者体重增加未重视，进行了高血压常规降压治疗、腰椎压缩性骨折对症处理，直至内分泌就诊才被识别。库欣综合征病因包括库欣病、肾上腺腺瘤 / 癌、异位 ACTH 分泌综合征，其病因诊断是成功治疗的前提。特别提醒，影像学病灶所在不一定是病因所在，临床上应遵循内分泌检查和功能试验、影像学检查和必要时的 BIPSS 检查来逐步定位。对于 MRI 阴性的库欣病患者手术治疗是个难题，建议由有丰富垂体瘤特别是库欣病手术经验的神经外科医生进行，以提高手术成功率。

撰写：朱小明　审校：叶红英　点评：叶红英

【参考文献】

1. LACHKHEM A，NOUZHA H，YAHI A，et al. Cushing’s disease on macroadenoma developed in an empty sella turcica：about a case.J Clin Case Stu，2020，5：1-3.

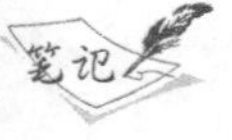

2. GAUTAM U MEHTA，KAMRAN D BAKHTIAN，EDWARD H OLDFIELD. Effect of primary

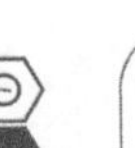

empty sella syndrome on pituitary surgery for Cushing's disease.J Neurosurg，2014，121（3）：518-526.

3. 韩峻峰，徐明喜，刘芳，等 . 空泡蝶鞍合并肾上腺腺瘤的临诊应对 . 中华内分泌代谢杂志，2013，29（8）：711-713.

4. 李娟，卫红艳，朱铁虹，等 . 原发性空蝶鞍 123 例临床分析 . 中华内科杂志，2017，56（4）：268-272.

5. CALVO-ROMERO J M，MORALES-PÉREZ F，DÍAZ-PÉREZ J.Cyclic Cushing's disease associated with primary empty sella. Eur J Intern Med，2000，11（3）：168-170.

6. YAMADA S，FUKUHARA N，NISHIOKA H，et al. Surgical management and outcomes in patients with Cushing disease with negative pituitary magnetic resonance imaging.World Neurosurg，2012，77（3/4）：525-532.

7. MANAVELA M P，GOODALL C M，KATZ S B，et al. The association of Cushing's disease and primary empty sella turcica.Pituitary，2001，4（3）：145-151.

8. HIMES B T，BHARGAV A G，BROWN D A，et al. Does pituitary compression/empty sella syndrome contribute to MRI-negative Cushing's disease? A single-institution experience. Neurosurg Focus，2020，48（6）：E3.

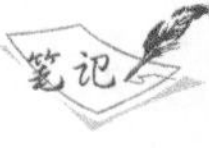

第 7 章
淋巴细胞性垂体炎

【病史摘要】

患者，女性，31 岁，因“头痛 4 个月，发现垂体占位 1 个月”于 2016 年 6 月 8 日入院。

患者于 2016 年 2 月（孕 32 周）无明显诱因出现持续性头痛伴纳差、烦渴、多饮及多尿（24 h 尿量约 5 L），无发热，查视力、视野、眼压未见明显异常，予吲哚美辛按需对症治疗。2016 年 4 月行剖宫产，术后头颅 MRI 检查发现鞍区占位，查晨血皮质醇：1.33 μg/dL ↓；TSH：4.7 mIU/L，TT_3：0.68 nmol/L ↓，TT_4：45.50 nmol/L ↓，FT_3：2.46 pmol/L ↓，FT_4：7.38 pmol/L ↓；E_2：149.7 pmol/L，孕酮：1.06 nmol/L，LH：0.1 IU/L ↓，FSH：1.32 IU/L ↓；尿渗透压：246 mOsm/（kg · H_2O）。于 2016 年 6 月 1 日行垂体增强 MRI 示鞍区异常占位，大小约 1.8 cm × 2.5 cm，可见明显的“腰身”征；肿块向上压迫视交叉，鞍上池闭塞；向两侧紧贴海绵窦；增强扫描肿块呈明显强化（图 7-1A、图 7-1B）。于 2016 年 6 月 3 日全麻下行经鼻蝶内镜活检术。术中切开鞍底硬膜见病灶呈橘黄色、质地韧，取部分组织送冰冻病理检查，病理提示垂体炎，略减

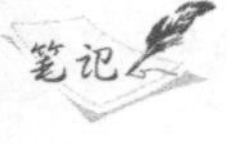

压后填塞止血、重建鞍底。病理见淋巴、浆细胞浸润（图 7-2），诊断淋巴细胞性垂体炎。术后予甲强龙 40 mg ivgtt qd，为进一步治疗收入我科。患者自患病以来精神好，胃纳差，睡眠尚可，大便正常，尿量多，2 个月内体重下降 3 kg；现为产后 1 月余，未哺乳。

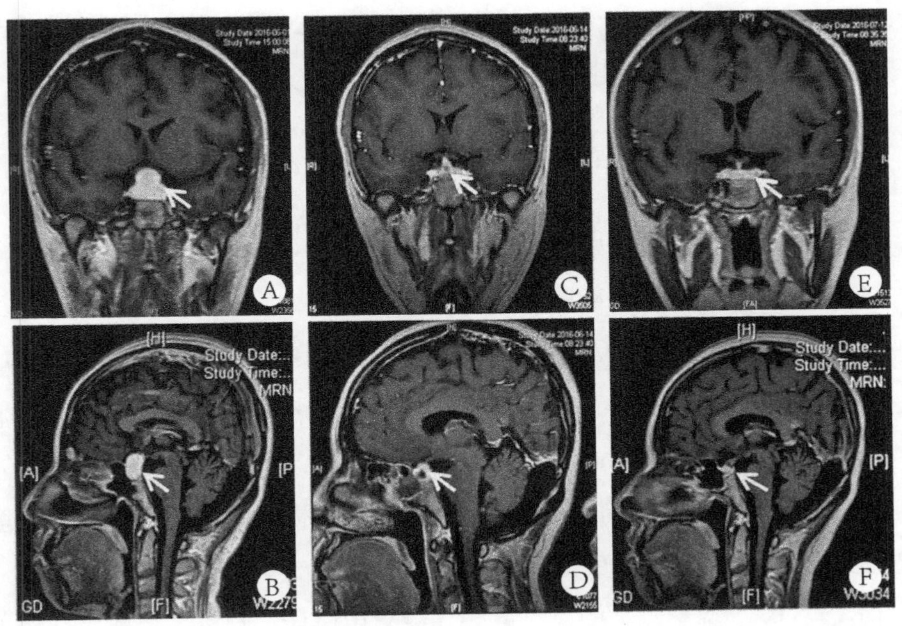

A、B 图：治疗前（2016-06-01）；C、D 图：甲强龙治疗 10 天（2016-06-14）；E、F 图：甲强龙治疗 1 月（2016-07-12）。箭头所示为病灶所在位置。

图 7-1　治疗前后垂体 MRI 冠状位、矢状位图像

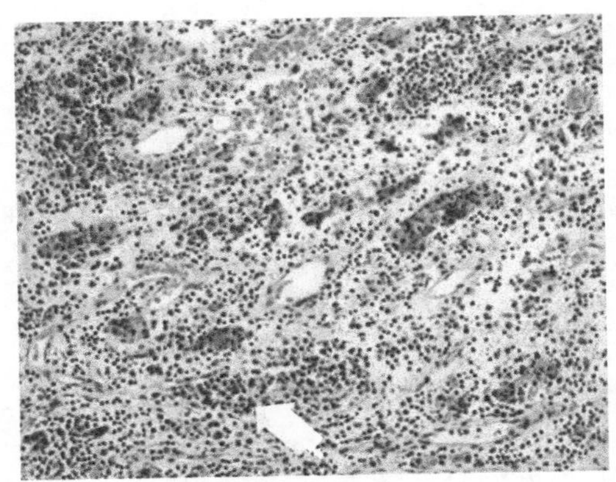

箭头所示为垂体组织内淋巴细胞、浆细胞浸润。

图 7-2　垂体病理 HE 染色

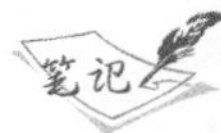

患者妊娠前月经规律：12岁初潮，周期28天，经期3～5天，月经量中等。否认其他自身免疫性疾病病史。否认家族类似疾病史。无特殊用药史。

【体格检查】

T：36.5 ℃，P：72次/分，R：18次/分，BP：113/69 mmHg。身高：169 cm，体重：58 kg，BMI：20.3 kg/m^2。全身皮肤黏膜未见明显色素减退或异常色素沉着，浅表淋巴结无肿大，双腮腺区无肿大，甲状腺无肿大。乳房及乳头发育正常。下腹部剖宫产瘢痕。

【实验室检查】

（1）TSH：1.394 mIU/L，TT_3：0.74 nmol/L ↓，TT_4：51.20 nmol/L ↓，FT_3：2.02 pmol/L ↓，FT_4：8.56 pmol/L ↓。

（2）E_2：18.40 pmol/L，孕酮：0.10 nmol/L，LH：0.14 IU/L ↓，FSH：1.60 IU/L ↓，脱氢异雄酮：0.07 μmol/L ↓。随机GH：< 0.04 μg/L，IGF-1：76.1 μg/L。PRL：18.45 ng/mL。hCG：0.84 mIU/mL，AFP：4.12 μg/L。

（3）血渗透压：283 mOsm/（kg · H_2O），尿比重：1.003，尿渗透压：246 mOsm/（kg · H_2O），24 h尿量：4～6 L。

（4）血、尿、粪常规+隐血、肝肾功能、电解质、血糖、血沉、CRP均未见明显异常。

（5）胆固醇：7.92 mmol/L ↑，甘油三酯：2.26 mmol/L ↑，高密度脂蛋白胆固醇：1.79 mmol/L，低密度脂蛋白胆固醇：5.62 mmol/L ↑。

（6）IgG4：0.31 g/L。

【辅助检查】

（1）B超（2016-06-14）：双侧颈内动脉峰值流速偏低，双侧颈总动脉及椎动脉（显示段）、颈内静脉未见明显异常。肝内光点粗糙，胆、胰、脾、肾、输尿管及膀胱检查未见明显异常。

（2）垂体增强MRI（2016-06-14）（图7-1C、图7-1D）：垂体增厚，中央膨隆，见片状异常信号，T_1W呈低信号，增强扫描病灶呈明显低强化，垂体柄居中，蝶鞍无明显扩大，视交叉形态、信号未见明显异常。符合垂体炎伴坏死表现。

【诊断与诊断依据】

临床诊断：①淋巴细胞性垂体炎；垂体前叶功能减退（肾上腺轴、甲状腺轴、性腺轴）；中枢性尿崩症。②混合型高脂血症（继发性）。

诊断依据：①患者为青年女性；②孕后期起病；③内分泌激素测定提示垂体前叶功能减退（患者 IGF-1 在正常范围内，未行兴奋试验，暂不能明确是否存在生长激素轴功能减退）；有多饮多尿，24 h 尿量达 4 ～ 6 L，尿比重 1.003，尿渗透压 246 mOsm/（kg · H_2O），因有明确垂体病变，未行禁水加压试验，去氨加压素（DDAVP）治疗后尿量显著减少，临床诊断为中枢性尿崩症；④垂体增强 MRI 表现为垂体弥漫性增大，增强病灶呈明显均匀强化；⑤病理示垂体大量淋巴、浆细胞浸润，符合淋巴细胞性垂体炎。

【诊疗经过】

（1）糖皮质激素治疗过程：甲强龙 40 mg ivgtt × 10 天→ 40 mg po qd × 4 天→ 36 mg po qd × 2 周→ 32 mg po qd × 2 周→ 24 mg po qd × 2 周→ 16 mg po qd × 2 周→ 8 mg po qd × 2 周→ 4 mg po qd × 2 周→醋酸可的松 12.5 mg po qd。

（2）替代治疗：左甲状腺素钠片 50 μg qd、醋酸去氨加压素片 50 μg bid。

【疗效随访】

1. 垂体功能变化情况

（1）肾上腺轴：减量为醋酸可的松 12.5 mg po qd 后，密切随访血皮质醇水平（图 7-3），2017 年 4 月晨服药前血皮质醇 9.1 μg/dL，停用醋酸可的松。

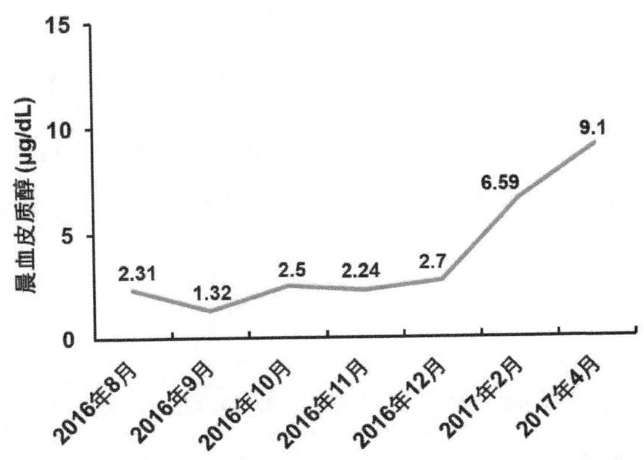

图 7-3　醋酸可的松（12.5 mg qd）治疗期间服药前空腹血皮质醇监测

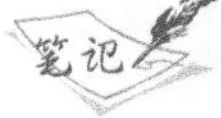

（2）甲状腺轴：甲强龙治疗 2 周开始左甲状腺素钠片 50 μg qd 替代治疗，治疗 1 个月复查 TSH：5.033 mIU/L，FT：3.18 pmol/L，FT_4：18.01 pmol/L，予停左甲状腺素钠片 6 周后复查甲状腺功能正常。

（3）性腺轴：甲强龙治疗 2.5 个月，患者月经恢复正常。

（4）垂体后叶：甲强龙治疗 1 个月，停用醋酸去氨加压素片，监测患者 24 h 尿量约 2 L，尿崩症缓解。

2. 影像学特征变化情况

垂体增强 MRI 示甲强龙治疗 10 天病灶明显缩小，1 月后垂体形态基本正常（图 7-1E、图 7-1F）。

【相关知识点】

1. 概述

淋巴细胞性垂体炎（lymphocytic hypophysitis，LYH）是一种相对罕见的自身免疫性内分泌疾病，以垂体内大量淋巴细胞、浆细胞浸润为病理特征。早期病理特点表现为大量淋巴细胞、浆细胞及散在的嗜酸性粒细胞浸润，淋巴细胞以 $CD4^{+}T$ 细胞为主，但也有以 $CD8^{+}T$ 细胞、B 细胞为主的报道；晚期则表现为间质纤维化、垂体萎缩。根据炎症累及部位分为淋巴细胞性腺垂体炎、淋巴细胞性漏斗神经垂体炎及淋巴细胞性全垂体炎。LYH 发病机制尚不清楚，较普遍的观点认为是一种器官特异性自身免疫性疾病。本病好发于女性，特别是孕后期及产后女性。近年来，LYH 在儿童、绝经后妇女和男性患者中也有报道。临床表现为头痛、视力下降视野缺损、中枢性尿崩症（烦渴、多饮、多尿）及垂体前叶功能减退的相关症状。影像学表现为垂体柄 / 垂体的弥漫性增大伴强化。约 50% 患者可合并其他自身免疫性疾病，如桥本甲状腺炎、自身免疫性肝病、系统性红斑狼疮、慢性萎缩性胃炎等。LYH 有一定自限性，但也可反复发作。

2. 识别、诊断及鉴别

根据与鞍区占位大小不一致的头痛、垂体功能减退及垂体 MRI 相对特异的表现（垂体弥漫性增大，T_1W 为低信号或等信号，T_2W 为高信号，增强扫

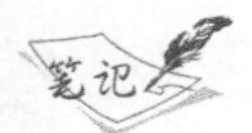

描示病灶均匀且明显强化，垂体柄增粗但多无偏移），提示垂体炎可能，结合典型的孕后期及产后女性，可行临床诊断。目前尚无明确的血清学标志物可协助 LYH 的诊断。部分患者体内可检测到抗垂体前叶自身抗体（anti-anterior pituitary autoantibodies，APA），但该抗体的特异性和敏感性不高，正常的产后女性体内亦可出现，且临床无法检测，因此价值有限。但诊断 LYH 的金标准依旧是病理组织学检查。临床诊断后治疗反应异常仍可进行活检以明确诊断从而精准治疗。

LYH 与垂体瘤的鉴别：垂体瘤是鞍区最常见的病变，需与 LYH 仔细鉴别。① LYH 好发于妊娠晚期和产后早期女性。②垂体功能：LYH 多数有腺垂体功能减退，可伴尿崩症；而垂体瘤较少出现腺垂体功能减退（巨腺瘤例外），且不伴尿崩症（除非垂体卒中）；垂体瘤导致垂体功能减退顺序往往为 GH ＞ LH/FSH ＞ TSH ＞ ACTH；而 LYH 中 ACTH 缺乏最常见，其次是 LH/FSH、TSH，而 GH 和催乳素缺乏较少出现。③ MRI：LYH 表现为钆的相对均匀摄取及增强后更明显的强化、垂体后叶高信号缺失及垂体柄增粗。而垂体瘤则表现为非对称性占位性病灶、垂体柄对侧倾斜、增强为明显低信号，可见正常强化的垂体组织。该患者的临床表现和影像学结果为典型的垂体炎表现。

LYH 与其他垂体炎的鉴别：各类型垂体炎主要从组织学上进行识别：①肉芽肿性垂体炎：组织学特征是组织细胞和巨细胞浸润，有时会伴随已知的全身性肉芽肿性疾病，如 Wegener 肉芽肿、结核等。其临床和激素表现类似于淋巴细胞性垂体炎，但更常累及视交叉。②黄瘤样垂体炎：组织学特征为泡沫样组织细胞浸润。与 LYH 及肉芽肿性垂体炎不同，黄瘤样垂体炎只局限于垂体前叶，往往不累及视交叉。③ IgG4 相关性垂体炎：组织学特征为产生 IgG4 的浆细胞浸润。垂体的浸润常常伴有其他器官（如胰腺、唾液腺、腹膜后、胆管、肾、肺等）的浸润。

3. 治疗

目前尚无公认的标准治疗方案。治疗的选择需综合考虑病情急缓及严重程度、垂体功能减退程度、自发缓解的可能性、对糖皮质激素的反应性等多种因

素。若无明显占位效应且未出现垂体功能减退时可随访观察。针对患者存在的垂体激素缺乏，需对相应靶激素进行替代治疗。免疫抑制治疗已被证明可有效缩小垂体体积，并恢复垂体功能，其中糖皮质激素是治疗 LYH 的一线药物，但具体剂量及疗程尚存在争议。据文献报道，口服大剂量糖皮质激素（泼尼松 50 mg/d，3 个月后可减少垂体体积 50%，随后每 2 个月减少 50%，共约 13 个月）治疗，2/3 的患者在平均随访 2 年后其实验室和影像学检查有改善或逆转。而另一项研究显示，大剂量糖皮质激素冲击后改为小剂量维持至减量［甲强龙静脉滴注 1 g/d 连续 3 天，随后改为口服泼尼松龙 1 mg/（kg · d）×4 周，接着以 5 mg 每周的速度减量］，经过约 8 个月的随访，75% 的患者垂体各轴功能恢复。我院常用治疗方法为：甲强龙 40 mg/d 静脉滴注，连续 10 日，后改为甲强龙 40 mg/d 口服，连续 4 天，后每 2 周减 4 mg 至停药。后续对本例患者进行随访，发现其肾上腺皮质轴、性腺轴、甲状腺轴、垂体后叶的功能均恢复。然而，糖皮质激素停药后有复发可能，仍需随访。

其他免疫抑制剂如硫唑嘌呤、甲氨蝶呤和环孢素 A 可用于复发或糖皮质激素治疗无反应或不耐受的患者。据 Papanastasiou 等报道，1 例经甲强龙（起始剂量 16 mg bid）口服治疗 1 个月后出现自发性 L_2 ～ L_4 椎体骨折的 LYH 患者，在氢化可的松、左甲状腺素钠片替代治疗基础上，予硫唑嘌呤（100 mg/d）免疫抑制治疗 2 个月后随访，发现垂体 MRI 示肿块显著缩小；头痛缓解，月经恢复；激素评估示肾上腺皮质轴、甲状腺轴、性腺轴功能正常化。停用氢化可的松和左甲状腺素钠片，继续硫唑嘌呤 100 mg/d 治疗 6 个月，随后硫唑嘌呤减量至 50 mg/d（继续治疗 6 个月）停药，1 年后随访未见到病灶残留的临床或影像学证据。此外，利妥昔单抗也可能具有潜在的治疗价值，尤其对于活检证实为 B 淋巴细胞为主且激素难治性的患者。对于那些诊断困难、病变迅速增大致颅内占位症状明显的患者，可考虑手术治疗，既可明确组织病理学诊断，还能够快速有效缩小病灶。但手术为有创操作，可造成不可逆的垂体功能低下，且手术不是针对病因的治疗手段，术后存在一定复发率。临床上仍应慎重选择手术治疗。

【病例点评】

针对垂体炎这一罕见病，临床识别和药物治疗是要点。典型者，根据临床特征可做出垂体炎症性疾病的初步判断，但较难与其他鞍区浸润性病变如朗格汉斯细胞组织细胞增生症、转移性垂体肿瘤等鉴别；而且不同的垂体炎鉴别也依赖病理。因而活检仍有必要。

垂体炎的治疗因罕见而无法获得大样本数据，更缺乏 RCT 临床研究结果以提供循证依据。虽然公认糖皮质激素是一线治疗用药，但具体剂量及疗程未达成共识。本文是我们对该患者的完整诊治经过及疗效的展示，供大家参考。

撰写：李璐　审校：叶红英　点评：叶红英

【参考文献】

1. TAKAGI H，IWAMA S，SUGIMURA Y，et al. Diagnosis and treatment of autoimmune and IgG4-related hypophysitis：clinical guidelines of the Japan Endocrine Society. Endocr J，2020，67（4）：373-378.
2. IMBER B S，LEE H S，KUNWAR S，et al. Hypophysitis：a single-center case series. Pituitary，2015，18（5）：630-641.
3. GUBBI S，HANNAH-SHMOUNI F，VERBALIS J G，et al. Hypophysitis：an update on the novel forms，diagnosis and management of disorders of pituitary inflammation. Best Pract Res Clin Endocrinol Metab，2019，33（6）：101371.
4. GUBBI S，HANNAH-SHMOUNI F，STRATAKIS C A，et al. Primary hypophysitis and other autoimmune disorders of the sellar and suprasellar regions. Rev Endocr Metab Disord，2018，19（4）：335-347.
5. MIROCHA S，ELAGIN R B，SALAMAT S，et al. T regulatory cells distinguish two types of primary hypophysitis. Clin Exp Immunol，2009，155（3）：403-411.
6. FLESERIU M，HASHIM I A，KARAVITAKI N，et al. Hormonal replacement in hypopituitarism in adults：an endocrine society clinical practice guideline. J Clin Endocrinol Metab，2016，101（11）：3888-3921.
7. GUTENBERG A，HANS V，PUCHNER M J，et al. Primary hypophysitis：clinical-pathological correlations. Eur J Endocrinol，2006，155（1）：101-107.

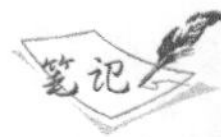

8. STONE J H，ZEN Y，DESHPANDE V. IgG4-related disease. N Engl J Med，2012，366（6）：539-551.
9. CHILOIRO S，TARTAGLIONE T，CAPOLUONGO E D，et al. Hypophysitis outcome and factors predicting responsiveness to glucocorticoid therapy：a prospective and double-arm study. J Clin Endocrinol Metab，2018，103（10）：3877-3889.
10. KHARE S，JAGTAP V S，BUDYAL S R，et al. Primary （autoimmune） hypophysitis：a single centre experience. Pituitary，2015，18（1）：16-22.
11. HONEGGER J，BUCHFELDER M，SCHLAFFER S，et al. Treatment of primary hypophysitis in Germany. J Clin Endocrinol Metab，2015，100（9）：3460-3469.
12. WANG S，WANG L，YAO Y，et al. Primary lymphocytic hypophysitis：clinical characteristics and treatment of 50 cases in a single centre in China over 18 years. Clin Endocrinol （Oxf），2017，87（2）：177-184.
13. PAPANASTASIOU L，PAPPA T，TSIAVOS V，et al. Azathioprine as an alternative treatment in primary hypophysitis. Pituitary，2011，14（1）：16-22.

第8章 原发性肥大性骨关节病

病例1　经典原发性肥大性骨关节病

【病史摘要】

患者，男性，31岁，因发现“四肢关节粗大，前额皮肤增厚20余年”于2016年5月入院。

患者于20多年前开始无明显诱因下出现四肢关节粗大，主要表现在双侧踝关节、膝关节、腕关节肿大，伴杵状指（趾），前额、面部皮肤增厚，手足多汗，身高较同龄人偏低，当时未诊治。以上症状逐渐加重，曾用中药治疗无效。1个月前在当地医院就诊，查随机生长激素1.09 ng/mL；垂体增强MRI示垂体微腺瘤可能，为进一步诊治来我院。

患者自患病以来精神好，胃纳可，睡眠好，大小便正常，体重无明显变化。

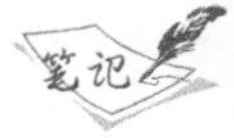

患者1个弟弟出生时手足明显大于正常新生儿，手指、足趾末端粗大，出生数日后死亡。其余家族成员均未见类似症状。

【体格检查】

T：36.3 ℃，HR：80次/分，R：18次/分，BP：128/80 mmHg，身高：155 cm，体重：60 kg，BMI：25 kg/m^2。患者为青年男性，神志清，精神好，步入病房，步态正常。前额、眼睑处皮肤增厚，额纹呈横向深沟状，鼻唇沟加深，无回状头皮。双肺及心音听诊未闻及异常。杵状指（趾）、膝关节和踝关节肿大（图8-1）。足及掌部多汗潮湿。

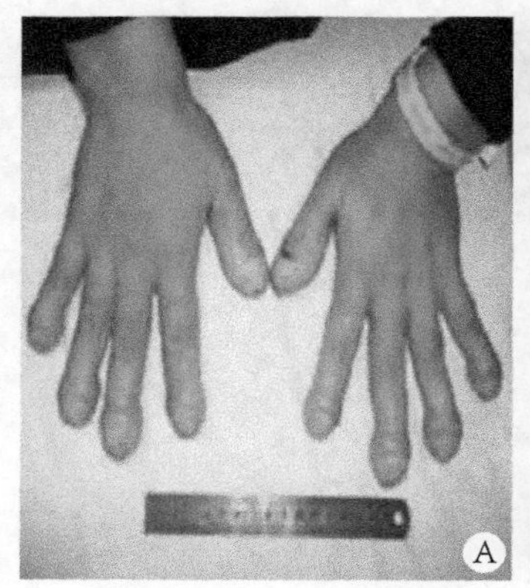
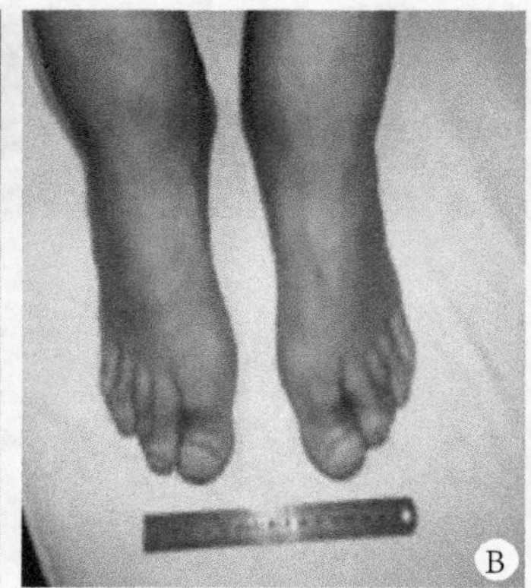
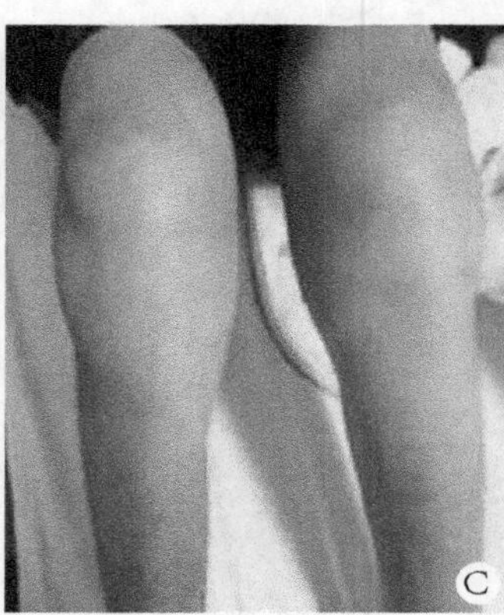

A：杵状指；B：杵状趾和肿大踝关节；C：肿大膝关节。

图8-1 患者体征

【实验室检查】

（1）GH：0.75 ng/mL，IGF-1：126 μg/L。

（2）血沉：16 mm/h。

（3）血常规、肝肾功能、肿瘤标志物均在正常范围内。

（4）快速血浆反应素试验阴性，自身免疫抗体均为阴性。

【辅助检查】

（1）手足X线检查（图8-2）：双手末节指骨及双足末节趾骨较细小，形态欠规则；双膝关节骨质密度减低伴硬化；双膝、双踝、双足骨性关节面硬化改变，边缘可见骨质增生。

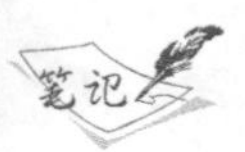

（2）心电图、心脏 B 超、肺部 CT、肺功能、垂体增强 MRI 检查均未见明显异常。

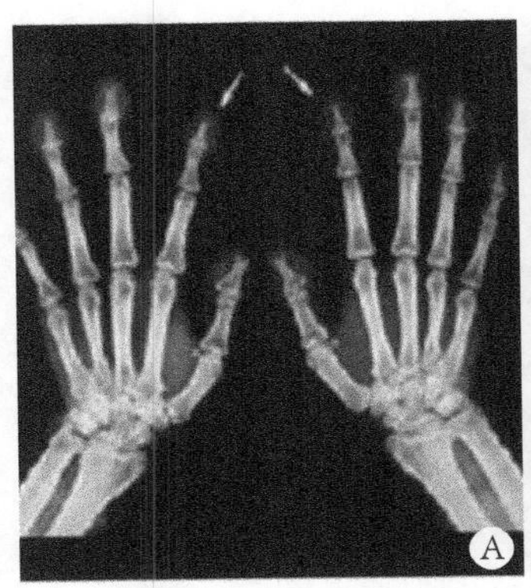

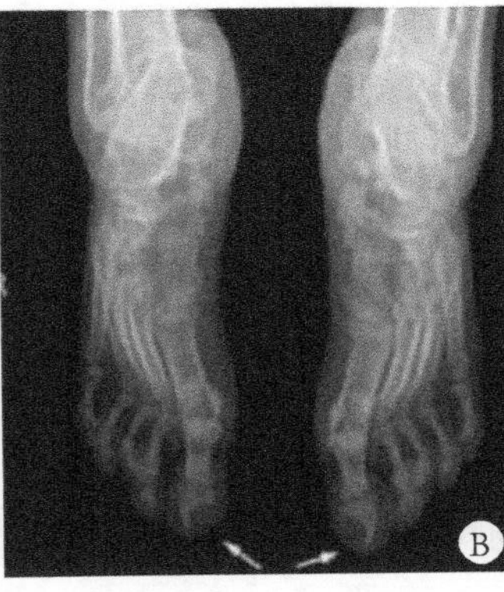

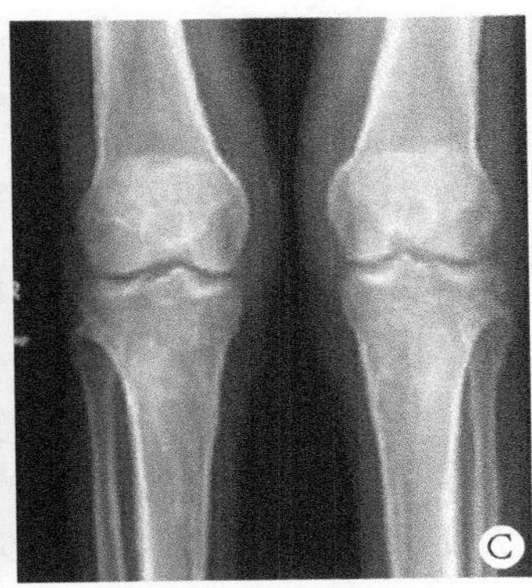

A：双手末节指骨较细小，形态欠规则；B：双足末节趾骨较细小，欠规则，骨性关节面硬化伴骨质增生；C：双膝关节骨质密度减低伴硬化。

图 8-2　患者手足 X 线片

【基因检测】

HPGD 纯合突变：NM_000860.5：c.310_311delCT（p.Leu104Glafs*3），*HPGD* 基因第 310 ～ 311 位缺失 1 个胞嘧啶脱氧核苷酸和 1 个胸腺嘧啶脱氧核苷酸，导致其编码的蛋白第 104 位氨基酸由亮氨酸变为甘氨酸，并在其后第 2 位提前终止密码子。家系监测显示其祖母、父母、子女均为本突变的杂合携带者，患者的变异遗传来自父母，为纯合突变。该突变既往已有报道。ACMG 变异分类为 1 类（致病）。

【诊断及诊断依据】

1. 临床诊断

原发性肥大性骨关节病（1 型）。

2. 诊断依据

（1）患者有杵状指（趾）、皮肤增厚及骨膜增生表现，合并多汗。

（2）生长激素 0.75 ng/mL，IGF-1 126 μg/L，均正常。

（3）影像学检查发现双膝关节骨质密度减低伴硬化，双膝、双踝、双足骨性关节面硬化改变，边缘可见骨质增生。

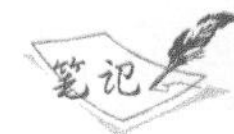

（4）基因检测发现患者 *HPGD* 基因第 3 外显子存在 c.310_311delCT 纯合移码突变（p. L104AfsX3）。其祖母、父母、子女均为本突变的携带者。

【诊治经过】

1. 诊断分析经过

患者四肢关节增粗，前额皮肤增厚 20 余年，且呈现进行性加重，查体见患者杵状指（趾）、膝关节肿大、踝关节肿大、足及掌部多汗潮湿。影像学检查发现患者双手末节指骨及双足末节趾骨较细小，形态欠规则；双膝关节骨质密度减低伴硬化；双膝、双踝、双足骨性关节面硬化改变，边缘可见骨质增生。从临床表现到影像学检查均符合肥大性骨关节病表现，该疾病多继发于肺部肿瘤，而该患者目前无肺部肿瘤证据。患者生长激素及 IGF-1 结果正常，不支持肢端肥大症诊断。患者起病年龄较小，进展缓慢，考虑为原发性肥大性骨关节病。进一步基因检测发现 *HPGD* 基因第 3 外显子存在 c. 310_311delCT 纯合移码突变（p. L104AfsX3）。其祖母、父母、子女均为本突变的携带者，经临床检查均未发现杵状指（趾）、关节肿大、手足多汗等表现，符合常染色体隐性遗传模式。

补充检查尿前列腺素 E_2（PGE_2），发现该患者尿 PGE_2 远高于其健康家系成员，PGE_2 代谢产物（PGEM）则显著低于健康家系成员，表明 *HPGD* 基因纯合突变发病与前列腺素脱氢酶活性缺失相关。既往有报道与本例患者突变位点相同的原发性肥大性骨关节病患者（具体见讨论），因此原发性肥大性骨关节病诊断成立。

2. 治疗

（1）予以塞来昔布 0.2 g qd 治疗。

（2）复查胃肠镜、血常规。

（3）随诊。

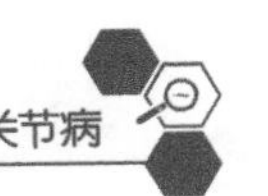

病例 2　伴有低钾、腹泻、贫血的原发性肥大性骨关节病

【病史摘要】

患者，男性，45 岁，因“间歇性四肢乏力伴肌肉酸痛 2 年余”于 2019 年 8 月 22 日入院。

患者自 2017 年 7 月开始出现四肢乏力、软瘫，伴四肢肌肉酸痛，近 2 ～ 3 天内出现进行性加重至卧床不起，至当地医院就诊查血钾 1.61 mmol/L ↓，CK 1660 U/L ↑，CK-MB 47 U/L，血钙 1.92 mmol/L ↓，诊断为低钾血症，予补钾治疗后患者症状好转，复测 CK 4225 U/L，CK-MB 68 U/L，血钾 3.25 mmol/L ↓。出院后患者未规律补钾，2018 年 3 月再次出现类似症状，至当地医院查血钾 1.59 mmol/L ↓，CK 2140 U/L ↑，CK-MB 56 U/L，血气分析 pH 7.48，HCO_3^- 26.8 mmol/L，尿钾 11.97 mmol/L，予补钾治疗后患者症状好转，肌酶水平未见下降。2018 年 4 月复诊查血钾 2.7 mmol/L ↓，血钙 2.0 mmol/L ↓，血磷 0.71 mmol/L，尿钾 12.1 ～ 14.9 mmol/24 h，血皮质醇、ACTH、尿常规、尿皮质醇、醛固酮立卧位试验均无异常，查 ANA 1 ： 100 阳性；胃肠镜检查示胃底体黏膜皱襞肥大。全腹部 CT 未见明显异常，予补钾治疗。出院后患者未规律补钾。2019 年 3 月患者复查血钾 3.1 mmol/L ↓（当时无症状）。入院前 3 天患者再次出现四肢乏力伴肌肉酸痛，至我院急诊查血钾 1.9 mmol/L ↓，血磷 0.76 mmol/L，余电解质无异常，肌红蛋白 122 ng/mL ↑，CK 102 U/L，LDH 114 U/L，血糖 7.6 mmol/L，予补钾治疗，血钾上升至 2.8 mmol/L。现为进一步明确诊断收入院。

患者自 2017 年发病以来，胃纳可，饮食以淀粉类主食为主，菜肉较少，体重尚稳定。

既往史：患者有中重度贫血病史近 30 年，原因不明，自述曾于外院行两次骨髓穿刺均为干抽，曾予输血治疗。

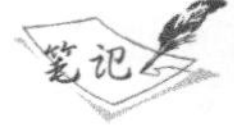

26 年前（1993 年）开始出现散在面部皮疹，为黄豆大小，颜色同皮肤颜色，可有化脓，后逐渐出现面部皮肤及头皮皱褶；同期开始出现四肢肢端肥大，四肢远端关节增大，偶有踝关节疼痛。2010 年至我院皮肤科就诊，皮肤活检示真皮皮脂腺增生，诊断“骨膜增生厚皮症”。

近 20 余年每日大便 2 ～ 3 次，多可达 6 ～ 7 次，大便均不成形，色黄，若进食辛辣食物或冷食时大便次数较多，未诊治，未明显加重或减轻；白天小便量少，500 mL 左右，夜尿 2 ～ 3 次，尿量可达 1000 mL 左右。

家族史：父亲有肾结石病史，80 岁左右因尿毒症去世，曾于 80 岁左右住院时检查发现低钾血症；母亲患高血压，仍健在；大哥有四肢肢端肥大及慢性腹泻症状，因尿毒症于 30 岁左右去世；二哥也有四肢肢端肥大及慢性腹泻症状，健在；患者四位姐姐无相关症状，健在；患者未生育；哥哥姐姐的后代目前无阳性症状。

【体格检查】

T：37.4 ℃，HR：68 次 / 分，R：16 次 / 分，BP：88/61 mmHg，身高：161 cm，体重：54 kg，BMI：20.83 kg/m^2。头部皮肤增厚，有褶皱，呈回状头皮，前额皮肤增厚，有褶皱和沟纹，双眼睑肥厚，面颊可见肤色丘疹部分融合；前胸部可见数粒肤色丘疹，丘疹中心呈点状褐色，指（趾）骨增粗，有杵状指（趾）（图 8-3）；上肢肌力 5 级，双下肢近端肌力 4 级，远端肌力 5 级。

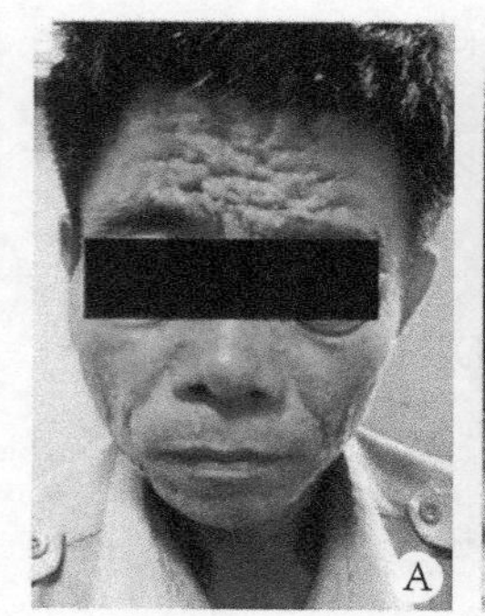

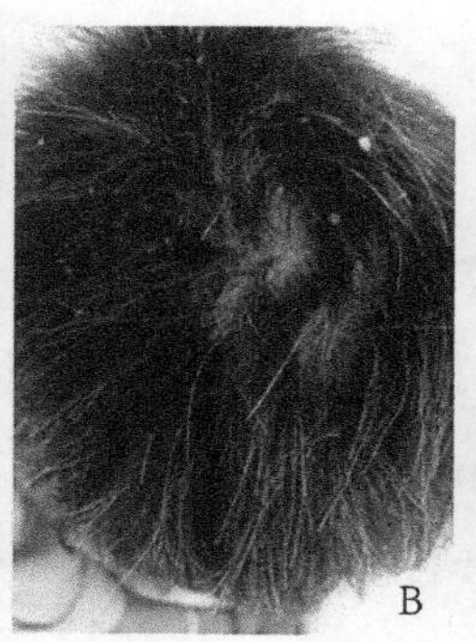

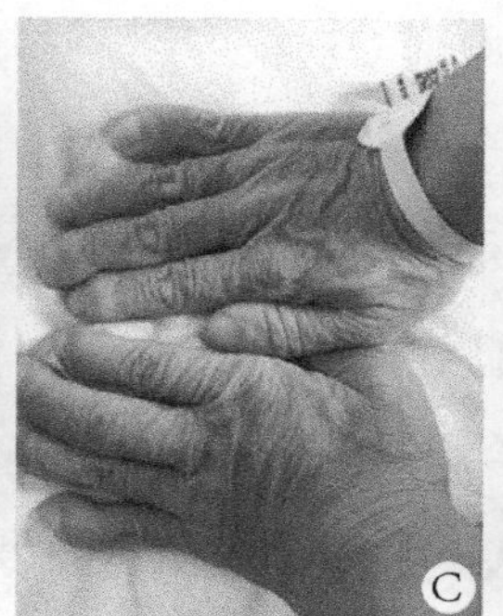

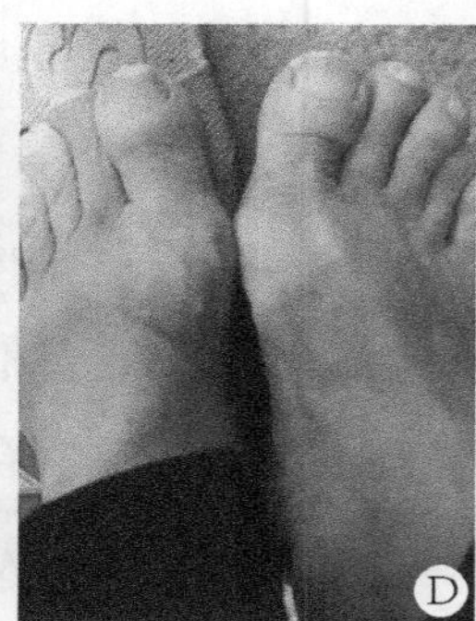

A：额部皮肤增厚呈深沟状；B：回状头皮；C：杵状指；D：杵状趾。

图 8-3　患者头面部及手足照片

【实验室检查】

（1）血电解质：血钾：2.7 mmol/L ↓，血钠：140 mmol/L，血钙：1.98 mmol/L ↓，血磷：0.52 mmol/L ↓。予以补充氯化钾缓释片 3 g q8h 后血钾升至 3.2 mmol/L，加用螺内酯 20 mg bid 后逐步上升至 4 mmol/L。

（2）尿电解质（血钾：3.0 mmol/L 时）：32.9 mmol/L。

（3）肝功能：ALT：5 U/L ↓，AST：10 U/L ↓，球蛋白：39 g/L，白蛋白：35 g/L ↓，前白蛋白：166 mg/L ↓，矫正后血钙：2.06 ～ 2.25 mmol/L（正常略偏低）。

（4）抗核抗体分型：阳性，补体 C3 片段：0.861 g/L ↓，其他 ANA 抗体谱及补体 C4 均正常。

（5）醛固酮：535.2 pg/mL ↑，肾素：19.77 ng/（mL · h），GH：0.89 ng/mL，IGF-1：106 μg/L，脱氢异雄酮：0.93 μmol/L ↓，其他垂体激素、血皮质醇、尿皮质醇、甲状腺功能、甲状旁腺素正常。

（6）血常规及贫血指标：RBC：3.21×10^{12}/L ↓，Hb：74 g/L ↓，红细胞压积：25.7% ↓，平均红细胞血红蛋白量：23.1 pg ↓，平均红细胞体积：80.1 fL ↓，平均红细胞血红蛋白浓度：288 g/L ↓。

（7）网织红细胞：百分比：2.48% ↑，绝对值：0.0856×10^{12}/L，未成熟网织红细胞指数：30.5% ↑，弱荧光比率：69.5% ↓，中荧光比率：16.5% ↑，强荧光比率：14.0% ↑。

（8）铁代谢：血清铁：9.4 μmol/L ↓，总铁结合力：33.3 μmol/L ↓，未饱和转铁蛋白结合力：23.9 μmol/L，铁饱和度：28%，转铁蛋白：1.47 g/L ↓，铁蛋白：88.8 ng/mL。

（9）促红细胞生成素：303.0 IU/L ↑，叶酸：1.70 ng/mL ↓，维生素 B_{12}：632.0 pg/mL。

（10）外周血涂片：嗜中性粒细胞：59%，淋巴细胞：39%，单核细胞：0%，嗜酸性粒细胞：1%，异形淋巴细胞：1%，破碎红细胞：4% ↑。

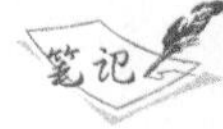

（11）直接抗球蛋白：阴性；粪隐血：阴性。

（12）感染相关指标：巨细胞及 EB 病毒 DNA 定性检测、结核感染特异性 T 细胞检测（T-SPOT TB）：阴性。

【辅助检查】

（1）上下肢 X 线片：双手及双足管状骨不规则增粗，双手、双侧膝关节、双侧踝关节及双足广泛骨膜不规则增厚。双上肢及双下肢各骨骨质毛糙，以远端骨为著，考虑代谢性骨病的可能（图 8-4）。

（2）长时程肌电图：被检肌未见明显肌源性或神经源性损害肌电改变；运动和感觉神经传导速度和波幅在正常范围，运动神经 F 波潜伏期在正常范围；长时间运动后右小指展肌 CMAP 波幅未见明显降低。

（3）胃肠镜：胃窦炎（充血渗出型，中度）胃底、胃体黏膜肥厚伴炎症；回肠淋巴管扩张，结肠炎症，乙状结肠下隆起。病理（胃窦）：轻度慢性非萎缩性胃炎。

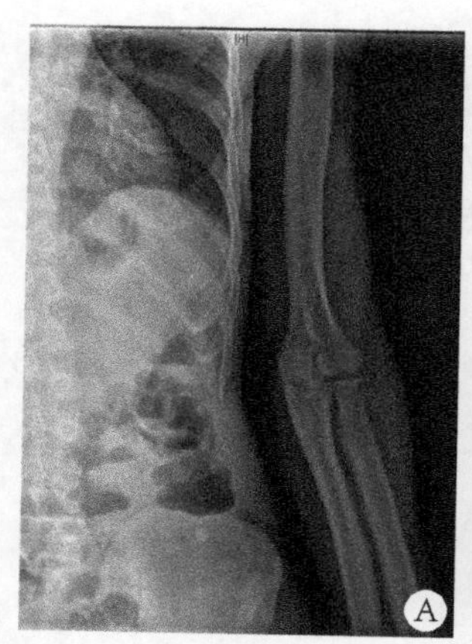

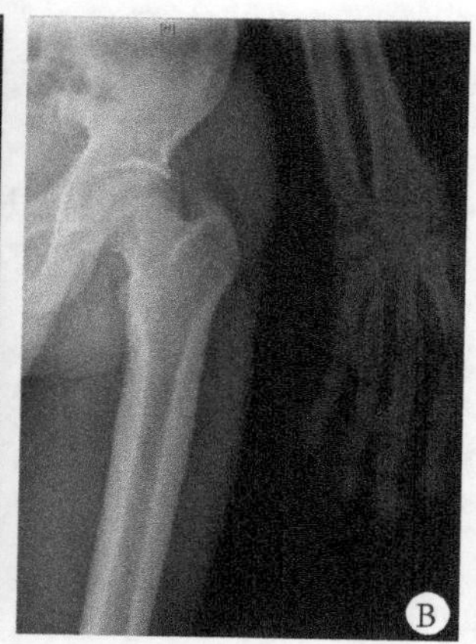

A：肱骨及尺桡骨骨质增生及骨赘形成，骨皮质增厚；B：股骨骨质增生及骨赘形成，骨皮质增厚。

图 8-4　上下肢 X 线片

【基因检测】

SLCO2A1 基因复合杂合突变。*SLCO2A1*：NM_005630.2：c.1602C > A（p.Asn534Lys），*SLCO2A1* 基因的第 1602 位核苷酸由胞嘧啶脱氧核苷酸变为腺嘌呤脱氧核苷酸，导致其编码的蛋白第 534 位氨基酸由天冬酰胺变为赖氨酸。该突变遗传来自受检者的父亲。ACMG 变异分类为 2 类（可能致病）。

SLCO2A1：NM_005630.2：c.940+1G > A，*SLCO2A1* 基因第 7 号内含子上第 1 位核苷酸由鸟嘌呤脱氧核苷酸变为腺嘌呤脱氧核苷酸，可能造成剪切异常。该突变遗传自受检者的母亲。ACMG 变异分类为 1 类（致病）。

【诊断及诊断依据】

1. 临床诊断

原发性肥大性骨关节病（2 型）、低钾血症、中度贫血、慢性胃炎、结肠炎、低钙血症。

2. 诊断依据

该患者有典型的肥大性骨关节病表现：杵状指（趾）、皮肤增厚和长骨骨膜增生，同时伴有低钾血症、低钙血症、继发性醛固酮增多等类 Bartter 样症状，中度贫血。未发现肺部肿瘤等继发性肥大性骨关节炎证据，基因检测提示受检者在 *SLCO2A1* 基因的第 7 号内含子上（位置：chr3：133667736）发生了 1 个剪接变异（splicing variant），c.940+1G > A，即第 7 号内含子的第 1 个碱基由鸟嘌呤（G 碱基）变异为腺嘌呤（A 碱基），可能造成剪切异常。既往曾在多名患者中检测到此变异，依据 ACMG 指南，判定该变异为致病基因。该基因的异常可以出现皮肤增厚、骨膜增生、杵状指（趾）等典型肥大性骨关节病表现，部分患者还合并腹泻、贫血等其他异常。

【诊治经过及随访】

1. 诊治经过分析

该患者为中年男性，因反复四肢乏力、肌肉酸痛 2 年余，多次发现低钾血症，为进一步明确低钾血症原因收入我院内分泌科。入院查体发现患者存在肥大性骨关节病典型表现：①杵状指（趾）；②皮肤增厚；③长骨骨膜增厚，同时伴有手（足）掌心多汗、踝关节及腕关节疼痛。该患者的生长激素及 IGF-1 的水平不支持肢端肥大症的诊断，考虑肥大性骨关节病。患者入院后完善检查基本除外肺癌、肺部感染、心血管疾病等继发性肥大性骨关节病的致病原因，结合患者慢性长期的病程和家族史，考虑为原发性肥大性骨关节炎。

全外显子组检测发现受检者的 *SLCO2A1* 基因的第 7 号内含子上（位置：chr3：133667736）发生了 1 个剪接变异，c.940+1G ＞ A，即第 7 号内含子的第 1 个碱基由鸟嘌呤（G 碱基）变异为腺嘌呤（A 碱基），可能造成剪切异常，有多篇文献报道该位点突变患者存在杵状指（趾）、膝关节肿胀、骨膜增生、面部皮肤增厚、回状头皮等表现。此外，受检者 *SLCO2A1* 基因的第 11 号外显子上（位置：chr3：133661472）也发生了 1 个错义突变（missense variant），即在编码区第 1602 号位置上胞嘧啶（C 碱基）变异为腺嘌呤（A 碱基），导致第 534 号氨基酸由天冬酰胺（Asn）变为赖氨酸（Lys）。章振林教授曾报道过在 1 名年轻的中国男性原发性肥大性骨关节病患者中检测到同样的变异，即 *SCO2A1* 基因外显子 11c. 及内含子 7c. 的复合杂合变异。

原发性肥大性骨关节炎与患者伴随的众多症状如贫血、腹泻、低钾血症关系如何，值得讨论和研究。查阅文献发现有研究报道 *SLCO2A1* 基因变异可伴有骨髓纤维化所致的贫血及腹泻等胃肠道病变，也有肾性失钾致低钾血症的报道。因此我们考虑患者的贫血、腹泻、反复低钾等症状均与 *SLCO2A1* 基因突变所致的 PGE 代谢异常相关。

该患者的低钾血症属于持续性伴发作性加重，低血钾时同步尿钾测定结果提示为经肾失钾，腹泻情况为低钾血症的加重因素。而从贫血相关指标来看，患者铁蛋白正常，转铁蛋白、血清铁、叶酸等均降低，曾于外院行两次骨髓穿刺均为干抽，曾予输血治疗，比较符合骨髓纤维化特点，但很遗憾患者拒绝再次行骨髓活检，未能直接确认是否存在骨髓纤维化。

2. 治疗

（1）给予选择性环氧化酶抑制剂依托考昔 30 mg qd。

（2）氯化钾缓释片 2 g tid 联合螺内酯 20 mg bid，维持血钾稳定。

（3）补充铁剂、叶酸纠正贫血。

（4）铝碳酸镁咀嚼片及奥美拉唑保护胃黏膜。

（5）嘱患者每周复查电解质，每月复查血常规及网织红细胞。根据电解质水平及时调整补钾用药。

3. 随访

患者出院后自行停用依托考昔、铁剂和叶酸，仅维持氯化钾缓释片，也未能监测电解质和血常规，腹泻症状无明显变化。

【相关知识点】

1. 原发性肥大性骨关节病概述

原发性肥大性骨关节病（primary hypertrophic osteoarthropathy，PHO）又名皮肤骨膜肥厚症，是一种罕见的常染色体隐性遗传性疾病，最早于1935年由Friedreich首次报道，主要表现为杵状指（趾）、长骨骨膜增生，同时会伴有关节肿大、皮肤增厚、多汗等临床特征。PHO发病呈现双峰分布，高峰年龄为1岁及青春期，男女发病率为9 ： 1，通常会被认为是一种自限性疾病，发病时长为5～20年，之后会进入稳定期。

2. 发病机制

在很长一段时间内，该疾病的发病机制是不明确的，直到2008年Uppal等在PHO家系中发现了编码15-羟前列腺素脱氢酶（15-hydroxyprostaglandin dehydrogenase，HPGD）的基因突变。该酶是前列腺素E的降解酶之一，该酶功能异常会引起前列腺素E_2的蓄积，从而引起一系列皮肤及骨骼的改变，该类型称为1型原发性肥大性骨关节病，属于常染色体隐性遗传。

2012年章振林教授团队发现了PHO的另一个突变基因：编码溶质阴离子转运蛋白家族成员2A1（solute carrier organic anion transporter family，member 2A1，SLCO2A1）基因。该基因编码细胞表面负责PGE_2摄取的前列腺素转运体（prostaglandin transporter，PGT），该类型为2型原发性肥大性骨关节病，为常染色体隐性遗传。

两种基因突变均会引起前列腺素的代谢障碍。前列腺素是一类有生理活性的物质，是由花生四烯酸经各种前列腺合成酶包括环氧化酶-1（COX-1）和环氧化酶-2（COX-2）等作用下生成的一系列活性的物质，其中前列腺素E_2（PGE_2）水平最高。PGE_2通常被认为是一种重要的炎性介质，在炎症区域通常会升高，在健康人体内循环中水平较低。PGE_2的降解主要包括两个步骤：先是

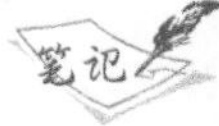

SLCO2A1、SLCO3A1、SLCO4A1 等溶质阴离子转运蛋白将其转运到细胞内，然后通过 HPGD 开始降解，最终转换成无活性的前列腺素 E 代谢物（PGE-M），因此 *HPGD* 或 *SLCO2A1* 的突变会引起前列腺素的代谢障碍。过高的 PGE_2 可刺激成骨细胞，导致骨膜增生，还可以刺激皮肤角质细胞增生，引起皮肤增厚。有研究发现长期接受 PGE_2 治疗的患者会出现典型的肥大性骨关节病表现，当停止治疗后，这些症状会消失，进一步证实了 PGE_2 在 PHO 中可能起到了关键作用。而研究机制的阐明有效地为该疾病的治疗指明了方向。

3. 临床表现及基因型 - 表型异同

早在 1991 年 Matucci-Cerinic M 提出 PHO 的临床诊断标准和分型标准：3 个主要临床表现为杵状指、骨膜增生和皮肤增厚。9 项次要临床表现为脂溢性皮炎、毛囊炎、多汗症、关节炎（关节痛）、指（趾）端骨质溶解、胃溃疡和 / 或胃炎、自主神经紊乱（如脸红）、肥厚性胃病、回状头皮。符合 3 条主要标准和数条次要标准为完全型，符合 2 条主要标准和数条次要标准为不完全型，符合 1 条主要标准和数条次要标准为轻型，临床上多见不完全型。此外还会合并贫血、动脉导管未闭、囟门和颅缝延迟闭合等临床表现。注意诊断时还需与肢端肥大症相鉴别。

随着对该病认识的增多、病因和发病机制的阐明，越来越多的患者得以被诊断和分析总结，分子分型取代了临床分型。这两种突变类型的表型有共性也有差异。1 型 PHO 发病无性别差异，而 2 型 PHO 目前仅在男性患者中被发现；1 型 PHO 患者大多幼年起病，而 2 型 PHO 患者的临床表现出现较晚，大多为青春期起病；*SLCO2A1* 纯合突变 2 型 PHO 患者的皮肤病变、骨骼和关节受累的程度更明显，常合并其他异常，如由骨髓纤维化引起的贫血、胃肠道出血、克罗恩病等。此外，腹泻也是 2 型 PHO 患者的常见表现，也有肾性失钾所致低钾血症的个案报道。

病例 1 为 *HPGD* 突变，先证者经测序证实存在 *HPGD* 基因 c.310_311delCT 纯合突变（p. L104AfsX3），存在典型的肥大性骨关节病表现。其祖母、父母、子女均为本突变的携带者，经仔细临床检查均未发现杵状指（趾）、关节肿大、

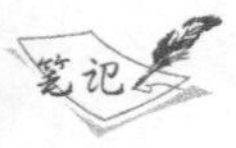

手足多汗等表现，符合常染色体隐性遗传模式。该突变位点，既往已有病例报道。*HPGD* 患者出现动脉导管未闭的概率较正常人明显增高，且动物实验的资料表明，*HPGD* 基因缺陷的新生小鼠将死于继发于动脉导管未闭引起的心力衰竭。患者弟弟出生后即有肥大性骨关节病的表现，出生数日后即死亡，高度怀疑其合并动脉导管未闭等情况。

病例 2 有明确的家族史，很遗憾未能行详细的家系调查和基因检测。患者的基因检测结果提示为 *SLCO2A1* 杂合突变，但存在复合杂合突变位点，既往也有同样突变位点报道。患者两位兄长有类似症状体征，但姐妹无症状，符合男性发病为主的临床特点。该患者同时有慢性腹泻的症状，伴低钾血症、低钙血症，既往已有相关类似报道，主要的机制可能是 *SLCO2A1* 基因编码前列腺素转运体（PGT），也称为溶质载体有机阴离子转运体家族成员 2A1（OATP2A1），介导细胞对 PGE_2 的摄取。在肾脏、集合管主细胞中富含 OATP2A1，OATP2A1 的缺陷导致 PGE_2 水平升高，PGE_2 可激活肾素–血管紧张素–醛固酮系统（RAAS）。此外，有研究提示在肾小管功能障碍的发病机制中，尤其是在 Bartter 综合征中，发现了 PGE_2 的形成增加，因此 Bartter 综合征样低钾血症可能是高水平 PGE_2 引起的 2 型 PHO 的一个并发症。

4. 实验室检查

检测 PGE_2 及其代谢产物 PGE-M 有助于诊断和分型鉴别。两种类型患者中尿 PGE_2 水平均升高，而 *SLAO2A1* 突变患者尿 PGE-M 升高，*HPGD* 纯合突变患者的 PGE-M 下降，因此可以采用 PGE-M 水平来预判是 *HPGD* 还是 *SLCOA1* 突变引起的 PHO。但目前尚无临床诊断级别的检测试剂盒，基因检测是目前最准确、最有效的明确分子诊断及分型的方法。

5. 治疗

非甾体类抗炎药物（non-steroidal antiinflammatory drugs，NSAIDs）和环氧酶 -2（cyclooxygenase-2，COX-2 ）抑制剂（如依托考昔 60 mg qd ）可有效抑制 PGE_2 合成，降低体内 PGE_2 水平，改善症状（如缓解关节肿痛、改善皮肤增厚、杵状指、多汗及关节积液等症状），且对 2 型 PHO 患者伴随腹泻和低钾血

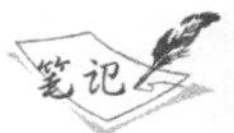

症也有作用。NSAIDs 类药物和 COX-2 抑制剂对脂溢、水样便、电解质紊乱等都有缓解作用。在使用药物 6 个月后患者皮肤可逐渐变薄、皱纹变浅，尤其是前额和脸颊。有病例报道患者使用药物后 2 周内血钾恢复正常，但长期服用也应警惕其相应副作用。

【病例点评】

记得 2003 年第一次遇到皮肤骨膜肥厚症的患者。患者因为特征性的外表疑似肢端肥大症来到我院，在内分泌科检查后排除了 GH 分泌过多。检索文献时“皮肤骨膜肥厚症”这个陌生的疾病引起了注意，患者的表现完全符合该病的描述，由此确认临床诊断。当时该病病因不明也无特殊治疗，对患者进行一番解释便让其回家。时隔 10 余年，再 1 例患者前来就诊时，当即便对其做出临床诊断。再次检索文献发现 2008 年和 2012 年国外和上海的专家团队已经发现了该病的发病机制，并根据机制有了相应的简单但有效的药物治疗方法。病例 1 和以往的多例患者相似；但病例 2 伴随症状多且复杂，我们再次查阅文献更新知识，以期可以帮助患者。

撰写：宋晓　审校：张烁　点评：叶红英

【参考文献】

1. ZHANG Z，HE J W，FU W Z，et al. A novel mutation in the $SLCO_2A_1$ gene in a Chinese family with primary hypertrophic osteoarthropathy.Gene，2013，521（1）：191-194.
2. GUYOT-DROUOT M H，SOLAU-GERVAIS E，CORTET B，et al. Rheumatologic manifestations of pachydermoperiostosis and preliminary experience with bisphosphonates.J Rheumatol，2000，27（10）：2418-2423.
3. UPPAL S，DIGGLE C P，CARR I M，et al. Mutations in 15-hydroxyprostaglandin dehydrogenase cause primary hypertrophic osteoarthropathy. Nat Genet，2008，40（6）：789-793.
4. ZHANG Z，XIA W，HE J，et al. Exome sequencing identifies $SLCO_2A_1$ mutations as a cause of primary hypertrophic osteoarthropathy. Am J Hum Genet，2012，90（1）：125-132.
5. NOMURA T，LU R，PUCCI M L，et al.The two-step model of prostaglandin signal termination：in vitro reconstitution with the prostaglandin transporter and prostaglandin 15 dehydrogenase.Mol

Pharmacol，2004，65（4）：973-978.

6. NAKANISHI T，TAMAI I. Roles of organic anion transporting polypeptide $_2A_1$（$OATP_2A_1$/$SLCO_2A_1$）in regulating the pathophysiological actions of prostaglandins. AAPS J，2017，20（1）：13.
7. CATTRAL M S，ALTRAIF I，GREIG P D，et al. Toxic effects of intravenous and oral prostaglandin E therapy in patients with liver disease. Am J Med，1994，97（4）：369-373.
8. MATUCCI-CERINIC M，LOTTI T，CALVIERI S，et al. The spectrum of dermatological symptoms of pachydermoperiostosis （primary hypertrophic osteoarthropathy）：a genetic，cytogenetic and ultrastructural study. Clin Exp Rheumatol，1992，10 Suppl 7：45-48.
9. ZHANG Z，HE J W，FU W Z，et al. Mutations in the $SLCO_2A_1$ gene and primary hypertrophic osteoarthropathy：a clinical and biochemical characterization. J Clin Endocrinol Metab，2013，98（5）：E923-E933.
10. HOU Y，LIN Y，QI X，et al. Identification of mutations in the prostaglandin transporter gene $SLCO_2A_1$ and phenotypic comparison between two subtypes of primary hypertrophic osteoarthropathy（PHO）：a single-center study.Bone，2018，106：96-102.
11. LI S S，HE J W，FU W Z，et al.Clinical，biochemical，and genetic features of 41 Han Chinese families with primary hypertrophic osteoarthropathy，and their therapeutic response to etoricoxib：results from a six-month prospective clinical intervention.J Bone Miner Res，2017，32（8）：1659-1666.
12. DIGGLE C P，PARRY D A，LOGAN C V，et al. Prostaglandin transporter mutations cause pachydermoperiostosis with myelofibrosis.Hum Mutat，2012，33（8）：1175-1181.
13. ASAN，XU Y，JIANG H，et al. Comprehensive comparison of three commercial human whole-exome capture platforms.Genome Biol，2011，28，12（9）：R95.
14. RHEE S M，PARK K J，HA Y C.Hypertrophic osteoarthropathy in patient with Crohn’s disease：a case report.J Bone Metab，2014，21（2）：151-154.
15. UMENO J，HISAMATSU T，ESAKI M，et al. A hereditary enteropathy caused by mutations in the $SLCO_2A_1$ gene，encoding a prostaglandin transporter. PLoS Genet，2015，11（11）：e1005581.
16. MARTÍNEZ-LAVÍN M，PINEDA C，NAVARRO C，et al. Primary hypertrophic osteoarthropathy：another heritable disorder associated with patent ductus arteriosus.Pediatr Cardiol，1993，14（3）：181-182.
17. CHANG H Y，LOCKER J，LU R，et al. Failure of postnatal ductus arteriosus closure in

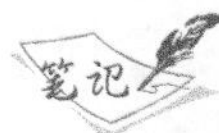

prostaglandin transporter-deficient mice. Circulation，2010，121（4）：529-536.

18. JIANG Y，DU J，SONG Y W，et al. Novel $SLCO_2A_1$compound heterozygous mutation causing primary hypertrophic osteoarthropathy with Bartter-like hypokalemia in a Chinese family.J Endocrinol Invest，2019，42（10）：1245-1252.

19. SUN F F，GUO L，YE S. Primary hypertrophic osteoarthropathy with SLCO2A1 mutation in a Chinese patient successfully treated with etoricoxib.J Clin Rheumatol，2018，24（3）：164-167.

20. YUAN L，LIAO R X，LIN Y Y，et al. Safety and efficacy of cyclooxygenase-2 inhibition for treatment of primary hypertrophic osteoarthropathy： a single-arm intervention trial. J Orthop Translat，2018，18：109-118.

第 9 章
鞍区原发中枢神经系统弥漫大 B 细胞淋巴瘤

【病史摘要】

患者，男性，52 岁，因“口干、多饮、多尿 3 个月，发现鞍上区占位 2 周”入院。

患者于 2019 年 8 月出现烦渴、多饮，伴多尿，每日尿量约 5000 mL，尿色浅，以夜尿增多为主，无其他不适，未予重视。2019 年 10 月症状加重，起夜频繁而影响睡眠，就诊于当地医院，查空腹血糖 4.93 mmol/L，尿渗透压：115 mOsm/L，Cor（8am）：2.2 μg/dL ↓，TSH：1.75 μIU/L，FT_3：4.46 pmol/L，FT_4：5.41 pmol/L ↓，肿瘤标志物 CEA：18.94 ng/mL ↑，SCC：3.07 ng/mL ↑。PET-CT 检查提示鞍上结节，代谢活性增高，双侧颈部、颌下及肺门结节样淋巴结，部分代谢活性增高，考虑反应性增生，余未见异常高摄取灶；鞍区 MRI（图 9-1）提示鞍上区见一大小约 1.2 cm × 1.3 cm × 1.4 cm 的类圆形结节，T_1WI 呈等信号影，T_2WI 呈等信号影，内见斑点状高信号影，边界欠清，增强后明显强化，与垂体柄相连，与视交叉关系密切，垂体柄稍向左侧移位，鞍膈未见明显膨隆，鞍底未见明显下陷。为进一步明确诊断，拟“尿崩症，垂体功能减退，鞍区占位性质待查”收入我院。

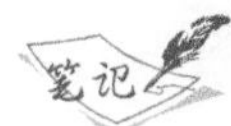

患者自患病以来无发热，精神可，胃纳欠佳，睡眠欠佳，大便正常，小便增多，体重无明显下降。

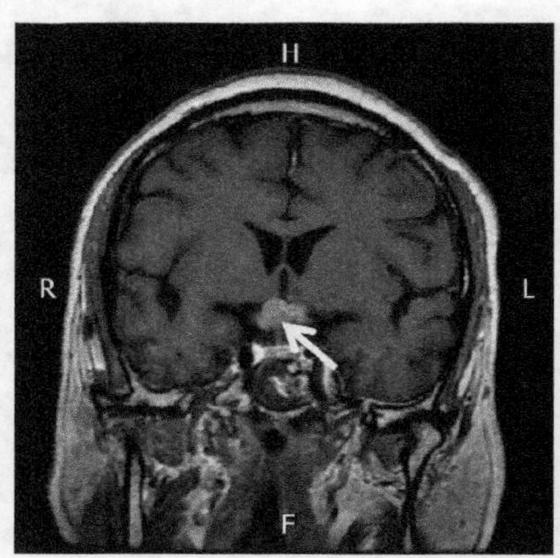

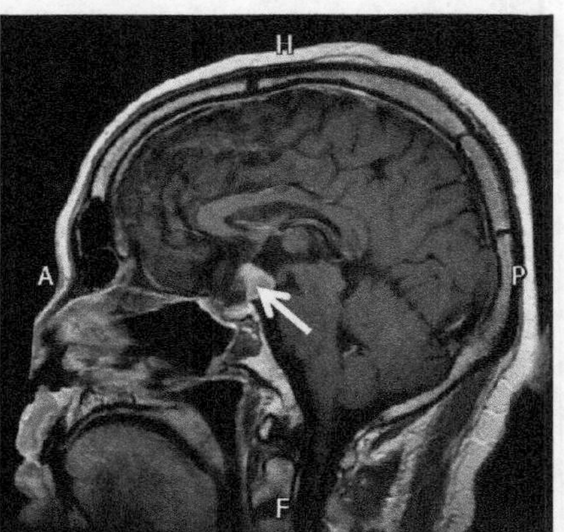

图 9-1 垂体增强 MRI（2019-10-30）

【体格检查】

T：36.7 ℃，P：78 次 / 分，R：18 次 / 分，BP：121/78 mmHg。身高：175 cm，体重：65 kg，BMI：21.2 kg/m^2。余无特殊阳性体征。

【实验室检查】

（1）血、尿、粪常规 + 隐血、肝肾功能、血糖、血脂均未见明显异常。

（2）Cor（8am）：1.06 μg/dL ↓，ACTH：25.7 pg/mL。TSH：3.29 mIU/L，FT_3：3.39 pmol/L，FT_4：5.58 pmol/L ↓。LH：< 0.1 mIU/mL，FSH：0.15 IU/L，PRL：90.65 ng/mL ↑，hCG：< 0.10 mIU/mL，E_2：< 18.4 pmol/L，睾酮：< 0.09 nmol/L ↓。GH：0.27 ng/mL，IGF-1：67.6 μg/L ↓。尿渗透压：115 mOsm/（kg · H_2O）。

【辅助检查】

视力、视野检查：Vod：0.4，Vos：0.5，Tod：22 mmHg，Tos：19 mmHg。双眼结膜浅层充血，角膜明，瞳孔光反应正常，晶体明，双眼视网膜平伏，视乳头边界清，色可，未见明显出血、水肿、渗出征象；视野：右眼颞侧、左眼下方部分视野缺损。

【诊断与诊断依据】

临床诊断：垂体前叶功能减退症（HPA、HPT、HPG、GH 轴）；中枢性尿

崩症；鞍上占位（性质待查）。

诊断依据：内分泌激素测定结果提示全垂体前叶功能减退，中枢性尿崩症；PET-CT 和 MRI 显示鞍上占位，代谢活性增高，余未见异常高摄取灶，性质待活检进一步明确。

【诊疗经过】

入院后予以可的松、左甲状腺素和去氨加压素替代治疗。因患者鞍上可见病灶，全身 PET-CT 未提示身体其余部位病灶，病灶性质考虑炎症性或肿瘤性可能，有待病理明确。

2019 年 11 月 21 日行经鼻内镜下手术活检。术中见病灶呈实质性，灰红色，质地中等，血供中等。肿瘤位于垂体柄上端，压迫视交叉神经。切除部分病灶送冰冻病理检查，提示炎性细胞、巨核细胞，再取部分病灶送病理，并行部分切除。病理报告：（鞍区）弥漫大 B 细胞淋巴瘤，如病变局限于中枢神经，则可符合原发性中枢神经系统弥漫大 B 细胞淋巴瘤。免疫组化结果：肿瘤细胞 CD20（+），CD79a（+），CD10（–），Bcl-6［+（20%～30%）］，MUM1（+），MYC［+（约 20%）］，EBER（–），CD3（–），CD5（–），Ki67（约 70%）。

转血液科行骨髓细胞学检查：未见异常细胞；增生性骨髓象，以红系、巨核系为主，粒系左移，部分伴退行性病变。红系部分有轻度血红蛋白充盈不足，铁染色示铁利用障碍表现。片上可见少量不典型淋巴细胞及核分裂象，单核组织巨噬细胞较易见，可见噬血现象。血液科评估未见外周累及，结合病理结果符合原发性中枢神经系统弥漫大 B 细胞淋巴瘤。

制定化疗方案为美罗华 700 mg d1+ 环磷酰胺 1400 mg d2+ 长春地辛 4 mg d2+ 脂质体阿霉素 56 mg d2+ 地塞米松 15 mg d1-5。首次化疗后复查垂体 MRI 显示病灶较治疗前显著缩小（图 9-2）。随后每 3 周一个疗程，完成 5 次化疗后，2020 年 3 月 31 日复查 PET-CT 提示病灶消失。血液科评估为完全缓解。

化疗期间使用地塞米松时暂停可的松替代治疗，化疗间期予可的松早 25 mg、下午 12.5 mg 替代治疗，持续左甲状腺素钠片 50 μg qd 替代治疗，去氨加压素片 0.1 mg q8h 控制尿崩。

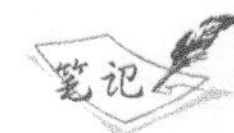

化疗后随访内分泌功能提示垂体功能减退和尿崩症依旧，继续醋酸可的松（早上 2/3 片，下午 1/3 片）、左甲状腺素钠片 50 μg qd 和去氨加压素（早 0.1 mg，下午 0.05 mg，睡前 0.1 mg）替代治疗。

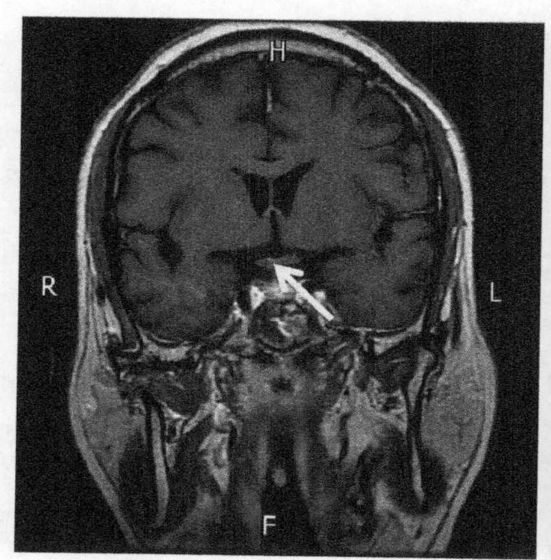

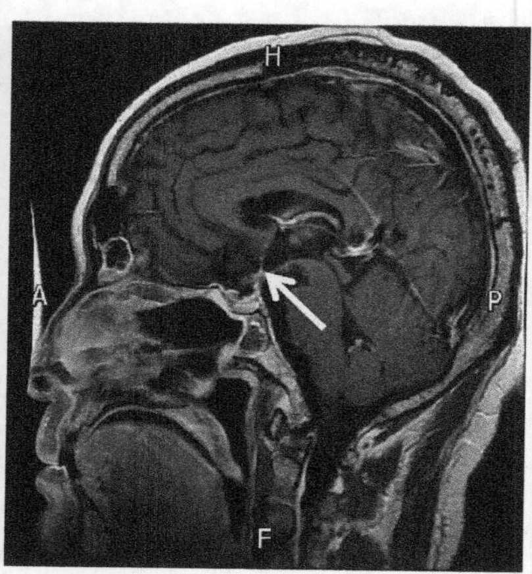

图 9-2　化疗后垂体增强 MRI（2020-01-20）

【相关知识点】

鞍区占位包括垂体腺瘤和非垂体瘤性肿瘤性病变及非肿瘤性病变。其中，垂体腺瘤较少发生垂体前叶功能减退，除垂体腺瘤卒中外极少出现尿崩症，而炎症性和浸润性病变极易表现为垂体前叶功能减退和 / 或尿崩症。以尿崩症和垂体前叶功能减退就诊的鞍区占位病变性质需仔细鉴别，患者在病程中有无发热、头痛，女性患者是否有近期妊娠史，实验室检查有无自身免疫指标、感染性指标或肿瘤标志物的升高，鞍区增强 MRI 及 PET-CT 等影像学检查等均可为鉴别诊断提供依据。该患者为中老年男性，以尿崩症起病，伴有垂体前叶功能减退，肿瘤标志物 CEA 及 SCC 显著增高，鞍区 MRI 提示鞍上区占位，PET-CT 提示鞍上结节代谢活性增高，提示肿瘤性病变可能性大，最终活检病理提示中枢神经系统淋巴瘤，结合 PET-CT 及骨髓穿刺结果，考虑原发性中枢神经系统弥漫大 B 细胞淋巴瘤。

1. 原发中枢神经系统淋巴瘤概况

原发性中枢神经系统淋巴瘤是仅发生于脑和脊髓而没有全身其他淋巴结或淋巴组织浸润的淋巴瘤，在过去的 20 年中，病例数量显著增加。弥漫性大 B

细胞淋巴瘤是原发性中枢神经系统淋巴瘤最常见的病理类型。在 2008 年 WHO 关于淋巴造血系统肿瘤分类中，将原发于中枢神经系统的弥漫大 B 细胞淋巴瘤作为一个亚型单独列出，该病具有中高度侵袭性、生长迅速的特点，而在临床表现、形态学特点、免疫表型和遗传学特征等方面存在很大的异质性。

2. 原发垂体的中枢神经系统淋巴瘤临床表现

相对发生于其他部位的原发性中枢神经系统淋巴瘤，单纯累及垂体的更为罕见。2016 年，欧洲学者综述了原发于垂体的淋巴瘤共 33 例，女性患者稍高于男性（1.35 ∶ 1），初诊断年龄平均为 59 岁。视觉障碍和头痛是最常见的症状。大约 80% 患者出现颅神经累及。70% 患者存在垂体前叶功能低下，36% 有尿崩症。原发垂体淋巴瘤很少局限在蝶鞍内，常常侵犯到鞍上及海绵窦。预后差，平均生存期为 14.4 个月（95% CI：9.0 ～ 19.8 个月）。

根据文献报道，垂体原发淋巴瘤 MRI 提示 T_1 加权呈等信号，T_2 加权呈低信号或等信号，增强扫描通常是不均匀强化。由于其影像学表现不特异，结合 PET-CT 或 MRI 特殊序列可能提高诊断率，但确诊还有赖于活检病理。B 细胞淋巴瘤是垂体原发淋巴瘤的主要病理类型（82%），且主要为弥漫大 B 细胞淋巴瘤（63%）。

原发于垂体的中枢神经系统淋巴瘤，可导致不同程度的垂体功能减退。约 70% 的患者有垂体功能减退，其中全垂体功能减退占 60.6%，部分垂体功能减退占 9.1%；且 36% 患者有尿崩症。本病例就是以尿崩为主要症状起病，并合并垂体前叶功能减退。与其他良性垂体腺瘤病变不同，中枢神经系统淋巴瘤病灶大小与垂体功能减退程度无明显相关性。

3. 原发垂体的中枢神经系统淋巴瘤鉴别诊断与治疗

需要与垂体原发中枢神经系统淋巴瘤鉴别的包括垂体腺瘤、颅咽管瘤等良性病变，以及生殖细胞肿瘤、原始神经外胚层肿瘤、胶质瘤、转移性肿瘤等恶性病变。原发性中枢神经系统淋巴瘤占所有脑肿瘤的 3%，近年来发病率逐步增高。对于具有上述临床表现的鞍区病灶，如进展迅速、不局限于鞍内生长、较早出现垂体功能减退、PET-CT 提示代谢活性增高等，均需要考虑该病的可能

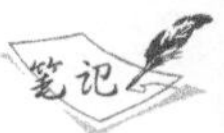

性。最终确诊依赖于活检病理，因肿瘤对激素敏感，活检前避免使用糖皮质激素治疗。疾病预后不佳，需要包括内分泌、神经外科、影像科、病理科及血液科的多学科协作诊疗。

【病例点评】

鞍区非垂体瘤性肿瘤种类繁多，原发于垂体的淋巴瘤罕见。我院对鞍区非垂体瘤性病变的诊疗经验丰富，警惕性高，有相应的鉴别诊断流程。该患者起病急，根据临床、内分泌和影像学特点考虑为非垂体瘤性肿瘤，全身 PET-CT 检查未见其他部位病灶，不支持转移癌，及时活检明确病理诊断后转专科相应治疗以达到病情完全缓解，目前继续垂体功能减退的替代治疗，内分泌科和血液科随访中。

撰写：王熠　审校：张朝云　点评：叶红英

【参考文献】

1. O' NEILL B P，DECKER P A，TIEU C，et al. The changing incidence of primary central nervous system lymphoma is driven primarily by the changing incidence in young and middle-aged men and differs from time trends in systemic diffuse large B-cell non-Hodgkin' s lymphoma. Am J Hematol，2013，88（12）：997-1000.
2. SLATER D N. The new World Health Organization classification of haematopoietic and lymphoid tumours： a dermatopathological perspective. Br J Dermatol，2002，147（4）：633-639.
3. TARABAY A，COSSU G，BERHOUMA M，et al. Primary pituitary lymphoma： an update of the literature. J Neurooncol，2016，130（3）：383-395.
4. HAYASAKA K，KOYAMA M，YAMASHITA T. Primary pituitary lymphoma diagnosis by FDG-PET/CT. Clin Nucl Med，2010，35（3）：205.
5. SHIN D W，KIM J H，KIM Y H，et al. Primary central nervous system lymphoma involving the hypothalamic-pituitary axis： a case series and pooled analysis. J Neurooncol，2020，147（2）：339-349.
6. FOX C P，PHILLIPS E H，SMITH J，et al. Guidelines for the diagnosis and management of primary central nervous system diffuse large B-cell lymphoma. Br J Haematol，2019，184（3）：348-363.

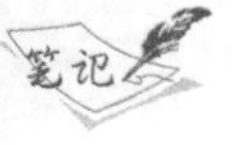

第 10 章

T_3/T_4 降低不是甲减——*SERPINA7* 基因新移码突变所致部分性甲状腺结合球蛋白缺乏症

【病史摘要】

患者，女性，1983 年 2 月出生。因“甲状腺功能异常”于 2019 年 8 月来院咨询。

患者 2016 年 12 月体检发现甲状腺功能异常：TT_3、TT_4 降低，FT_3 和 FT_4 正常，TSH 正常。就诊于当地医院，予加用左甲状腺素片 50 μg/d 治疗 2 个月，复查 TT_3、TT_4 仍低于正常值，TSH 下降，同时患者出现体重减轻伴心慌、怕热、多汗而停用左甲状腺素片。2017 年 8 月复查 TSH 正常，TT_3、TT_4 低于正常，FT_3、FT_4 正常，甲状腺激素结合球蛋白（TBG）5.57 mg/L ↓。

患者自患病以来无乏力、胃纳及体重变化，无肢体水肿等。既往无甲状腺手术史。既往无已知的甲状腺疾病家族史。

【体格检查】

T：36.4 ℃，P：76 次 / 分，R：20 次 / 分，BP：122/76 mmHg，身高：162 cm，体重：64 kg，BMI：24.38 kg/m^2。神志清楚，身材匀称，双侧甲状腺无肿大，

未扪及结节。心律齐，杂音未闻及，肝脾无肿大，腹部未扪及包块、无压痛，全身无水肿。

【实验室检查】

患者历年甲状腺功能检查结果见表 10-1。

为患者家属进行甲状腺功能和甲状腺自身抗体检测，并测定 TBG，见表 10-1。

【辅助检查】

甲状腺超声：未见异常。

【基因检测】

SERPINA7 杂合突变：*SERPINA7*：NM_000354：c.1114delC：p.（Leu372Phefs×23）。*SERPINA7* 基因第 1114 位胞嘧啶脱氧核苷酸缺失，导致其编码的蛋白第 372 位氨基酸由亮氨酸变为苯丙氨酸，并在其后第 22 位提前出现终止密码子。家系检测显示这个变异遗传自送检者的母亲（杂合突变），先证者及其母亲为杂合子，2 个儿子为半合子，其他家系成员正常（图 10-1）。

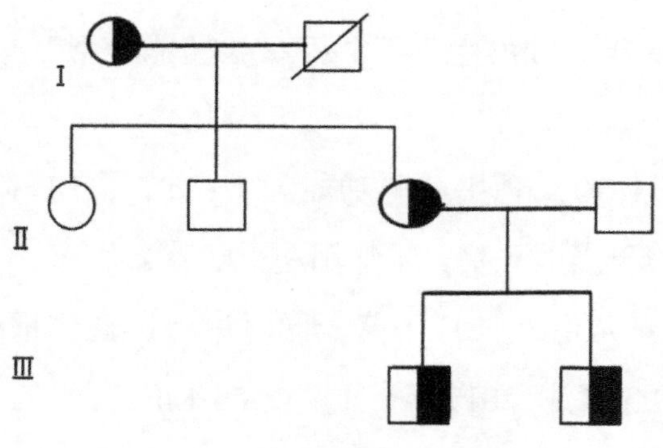

图 10-1　患者家系图

【诊断与诊断依据】

1. 临床诊断

遗传性部分性甲状腺结合球蛋白缺乏症。

2. 诊断依据

（1）患者多次实验室检查甲状腺功能提示 TT_3、TT_4 低于正常，FT_3、FT_4、

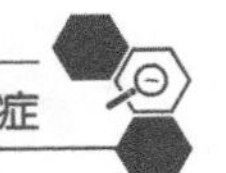

TSH 均正常，临床上无明显乏力、水肿、体重增加等甲减表现。

（2）给予左甲状腺素片治疗后出现体重减轻，伴有心悸、怕热、多汗等甲亢表现，TSH 下降。停药后 TSH 恢复正常。

（3）家系调查：母亲及两个儿子均有相同的甲状腺激素谱的变化。

（4）基因检测结果显示 *SERPINA7*：NM_000354：c.1114del：p.（Leu372Phefs×23）。

【治疗】

患者及甲状腺功能检测异常的家属均无须治疗。

【随访】

患者甲状腺功能检查及治疗后随访结果见表 10-1。

表 10-1　患者及家系成员的甲状腺功能和抗体

	检测日期	检测指标							LT_4治疗（μg）
		TT_3（nmol/L）	TT_4（nmol/L）	FT_3（pmol/L）	FT_4（pmol/L）	TSH（μIU/mL）	TBG（mg/L）	TPOAb（IU/mL）	
先证者	2016-12	0.92 ↓	43.91 ↓	4.01	18.91	1.98	未测	未测	50
	2017-2	0.75 ↓	40.45 ↓	2.97	13.24	0.005 ↓	11.02 ↓	未测	50
	2017-3	0.84 ↓	44.39 ↓	3.72	14.85	0.132 ↓	未测	未测	0
	2017-8	0.66 ↓	39.16 ↓	3.59	17.24	1.82	5.57 ↓	31.1 ↑	0
	2018-4	0.62 ↓	28.95 ↓	3.38	13.25	1.64	未测	未测	0
	2018-7	0.82 ↓	43.42 ↓	4.46	19.25	1.58	未测	未测	0
	2019-2	0.78 ↓	46.02 ↓	3.59	18.93	1.67	8.16 ↓	23.1 ↑	0
先证者大儿子（16 岁）	2019-8	0.81 ↓	24.8 ↓	3.93	14	2.78	10.57 ↓	16.2 ↑（< 34 U/mL）	0
先证者小儿子（26 个月）	2019-8	0.57 ↓	18.6 ↓	3.01 ↓	11 ↓	2.69	13	未测	0
先证者母亲	2019-8	0.68 ↓	47.37 ↓	2.95	11.45	2.64	11.34 ↓	0.51	0
先证者哥哥	2019-8	1.31	83.09	4.89	12.8	1.18	未测	1.37	0
先证者姐姐	2019-8	1.7	91.42	4.4	15.86	2.27	未测	17.8 ↑	0
先证者丈夫	2019-8	1.46	87.12	4.2	13.67	2.45	未测	未测	0

参考值：TT_3：（1.2～3.1）nmol/L；TT_4：（66～181）nmol/L；FT_3：（3.1～6.8）pmol/L；FT_4：（12～22）pmol/L；TSH：（0.27～4.2）μIU/mL；TBG：（13～39）mg/L；TPOAb：（0～5.61）IU/mL。

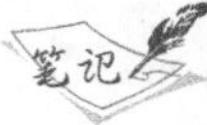

【相关知识点】

循环中甲状腺激素（thyroid hormones，TH）主要与 3 种血清转运蛋白结合，包括甲状腺激素结合球蛋白（thyroxinebindingglobulin，TBG）、甲状腺素运载蛋白（transthyretin，TTR）和白蛋白（HSA）；仅 0.03 % 的 T_4 和 0.3 % 的 T_3 处于游离状态。TBG 是最主要的结合蛋白，其与 TH 的亲和力分别是 TTR 和 HSA 的 50 倍和 7000 倍，结合了约 75% 的 T_4 和 70% 的 T_3。TBG 的主要功能是帮助维持血清中甲状腺激素的动态稳定。当 TBG 降低时，FT_4 的含量增加，对 TSH 产生负反馈抑制，从而导致产生的 TT_4 降低，TT_4 降低使血清中的 FT_4 恢复正常水平。

TBG 为丝氨酸蛋白酶抑制剂（serpin）超家族成员，由位于 X 染色体长臂（Xq21 ～ 22）上的 *SERPINA7* 基因编码，含 5 个外显子。基因首先被转录翻译为含 415 个氨基酸的肽链，随后剪切掉含 20 个氨基酸的信号肽，最终形成由 395 个氨基酸组成的成熟蛋白，分子量 54 kDa。TBG 在肝脏合成后入血。

SERPINA7 基因突变可导致血清 TBG 的遗传性异常，分为 TBG 缺乏症和 TBG 过多。*SERPINA7* 失活突变可导致 TBG 缺乏，基因拷贝数增加则可导致 TBG 过多。TBG 缺乏症是一种 X 连锁隐性遗传性疾病，根据 TBG 缺乏的程度，可分为 TBG 完全缺乏（TBG-CD）和 TBG 部分缺乏（TBG-PD）。正常人 TBG 浓度为 13 ～ 39 mg/L。TBG-CD 患者的 TBG 血清浓度低于 5 mg/L（0.9 nmol/L）或低于平均正常值的 0.003 %，多见于男性半合子。在 TBG-CD 家族中，男性患者血中 TBG 几乎测不到，而女性杂合子的 TBG 约为正常水平的一半；在有 TBG-PD 男性患者的家系中，女性杂合子的 TBG 高于正常值的一半。在本例患者家系中，先证者的大儿子 TBG 水平为 10.57 mg/L，低于正常，小儿子 TBG 水平为 13 mg/L，为正常低值，属于 TBG-PD，考虑与 X 染色体失活偏移有关，符合 TBG-PD 家系的特征。

迄今为止，已报告的导致 TBG 缺乏症的突变大约有 45 种，主要为错义和无义突变，分布在基因编码区和剪接位点。导致 TBG-CD 的大多数突变为无义突变。本例患者家系基因检测到的 *SERPINA7* 基因移码突变 c.1114delC

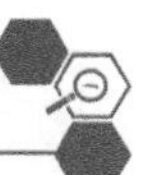

（p.L372Ffs × 23）既往未曾被报道。该突变导致第 372 位亮氨酸被苯丙氨酸替换，并在其后 22 位提前出现终止密码子，导致合成截短的蛋白质。该亮氨酸位于高度保守的结构域，为糖基化位点。因而该突变可能破坏一个潜在的糖基化结构域，导致编码的蛋白对 T_4 结合能力和稳定性下降。因此，患者表现为 TBG 轻度下降，即使男性半合子的血清 TBG 浓度也只是略低于正常，但 TT_3 和 TT_4 则显著下降。本例患者家系的临床表现与文献报道的 TBG-PD 患者一致。

遗传性 TBG 缺乏症患者血清中与蛋白结合的甲状腺激素减少，但发挥功能的 FT_4、FT_3 浓度不受结合蛋白的影响，因此无甲状腺功能减退的临床表现，无须治疗。但 TBG 的缺乏导致血清中总甲状腺激素浓度低于正常，如仅检测 TT_3 和 TT_4 水平，患者易被误判为中枢性甲状腺功能减退而导致误诊误治。该类患者的游离甲状腺激素和 TSH 水平正常，同时检测游离甲状腺激素和 TSH 有助于鉴别诊断。

【病例点评】

甲状腺激素谱异常多种多样。原发性甲状腺功能减退表现为 FT_3/T_3、FT_4/T_4 降低而 TSH 升高；中枢性甲减表现为 FT_4/T_4 降低，严重时 FT_3/T_3 也降低而 TSH 可低下、正常或轻度升高；低 T_3 低 T_4 综合征则表现为 FT_3/T_3 降低，严重时 FT_4/T_4 降低而 TSH 降低或正常，恢复期可轻度升高。对于 TT_4、TT_3 降低而 TSH 正常的患者，不应轻易诊断为中枢性甲状腺功能减退症，应先检测 FT_3 和 FT_4 水平，如果正常则提示罕见的 TBG 缺乏症可能。

撰写：曹璐璐　指导：叶红英　点评：叶红英

【参考文献】

1. REFETOFF S. Thyroid hormone serum transport proteins//FEINGOLD K R，ANAWALT B，BOYCE A，et al.Endotext ［Internet］. South Dartmouth （MA）：MDText.com，Inc.，2015.
2. FRANKLYN J，SHEPHARD M. Evaluation of thyroid function in health and disease// FEINGOLD K R，ANAWALT B，BOYCE A，et al.Endotext ［Internet］.South Dartmouth （MA）：MDText.com，Inc.，2000.

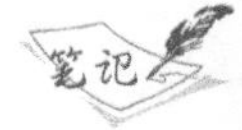

3. MORI Y，MIURAY，OISO Y，et al. Precise localization of the human thyroxine-binding globulin gene to chromosome xq22.2 by fluorescence in situ hybridization.Hum Genet，1995，96（4）：481-482.

4. MORI Y，JING P，KAYAMA M，et a1. Gene amplification as a common cause of inherited thyroxine-binding globulin excess： analysis of one familial and two sporadic cases.Endocr J，1999，46（4）：613-619.

5. SOHEILIPOUR F，FAZILATY H，JESMI F，et a1.First report of inherited thyroxine-binding globulin deficiency in Iran caused by a known de novo mutation in $SERPINA_7$. Mol Genet Metab Rep，2016，8：13-16.

6. REFETOFF S，MURATA Y，MORI Y，et a1.Thyroxine-binding globulin： organization of the gene and variants. Horm Res，1996，45（3/5）：128-138.

7. MORI Y，SEINO S，TAKEDA K，et a1. A mutation causing reduced biological activity and stability of thyroxine-binding globulin probably as a result of abnormal glycosylation of the molecule.Mol Endocrinol，1989，3（5）：575-579.

8. FERRARA A M，PAPPA T，FU J，et a1. A novel mechanism of inherited TBG deficiency：mutation in a liver. specific enhancer. J Clin Endoefinol Metab，2015，100（1）：E173-E181.

9. SKLATE R T，OLCESE M C，MACCALLINI G C，et a1. Novel mutation P.A64D in the Serpina7 gene as a cause of paaial thyroxine—binding globulin deficiency associated with increases affinity in transthyretin by a known P.A109T mutation in the TTR gene. Horm Metab Res，2014，46（2）：100-108.

10. FERRARA A M，CAKIR M，HENRY P H，et a1. Coexistence of THRB and TBG gene mutations in a Turkish family .J Clin Endocrinol Metab，2013，98（6）：E1148-E1151.

11. PAPPA T，MOELLER L C，EDIDIN D V，et a1. A novel mutation in the TBG gene producing partial thyroxine-binding globulin deficiency （glencoe） identified in 2 families. Eur Thyroid J，2017，6（3）：138–142.

12. REFETOFF S，SELENKOW H A. Familial thyroxine-binding globulin deficiency in a patient with Turner's syndrome （XO）. genetic study of a kindred. N Engl J Med，1968，278（20）：1081–1087.

第11章 突眼、黏液性水肿、杵状指（趾）——EMA综合征

【病史摘要】

患者，女性，58岁，因“甲亢 ^{131}I 治疗后5年余，双眼突出3年余”于2021年7月入院。

患者2016年因“体重下降、手抖4月余”在外院确诊甲亢，行 ^{131}I 治疗。治疗后出现甲减，口服左甲状腺素钠片62.5 μg/50 μg隔日交替治疗。2017年3月双下肢胫前出现红斑，伴瘙痒，外院诊断“胫前黏液性水肿”，外用倍他米松短期好转。但其后双下肢胫前逐渐出现米粒至蚕豆大小淡褐色结节和斑块，2018年于外院皮肤科行病理活检诊断，结果示胫前黏液性水肿，予曲安奈德注射液局部注射治疗。2018年3月患者出现双眼突出、眼胀、无视物模糊及视力减退，未治疗。2020年11月双眼突出加重，并出现视物模糊伴流泪，外院眼科就诊后查甲状腺功能在正常范围内，TRAb：38.61 IU/L ↑。眼眶SPECT-CT：①双眼球突出；②双眼内直肌、下直肌和上直肌增粗；③右眼内直肌放射性摄取明显增高，右眼上直肌、左眼内直肌、双眼部分下直肌放射性摄取稍增高，考虑甲状腺相关性眼病炎性活动期可能性大；④双侧泪腺及眼睑放射性摄取稍

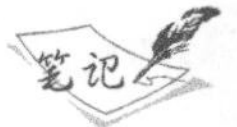

增高。予曲安奈德针 20 mg 眼肌内注射，共 7 次。2021 年 5 月复查眼眶 CT 改善不明显，遂于 2021 年 7 月于我院内分泌科住院。

【体格检查】

T：36.8 ℃，P：85 次 / 分，R：18 次 / 分，BP：126/79 mmHg，身高：158 cm，体重：50 kg，BMI：20.03 kg/m^2，腰围 90 cm，臀围 95 cm。双眼睑肿胀、发红、双眼结膜充血、水肿；双眼上转不能，外展受限，双眼上睑退缩；甲状腺未触及肿大，双手、双足可见杵状指（趾），双下肢皮肤菲薄，胫前、左踝外侧皮肤可见局部红斑，高出皮面，伴色素沉着（图 11-1）。

甲状腺相关眼病活动度及严重度评估：① CAS 评分（活动度评分）：4 分（眼睑肿胀、眼睑发红、结膜充血、结膜水肿）。②严重度：中重度。

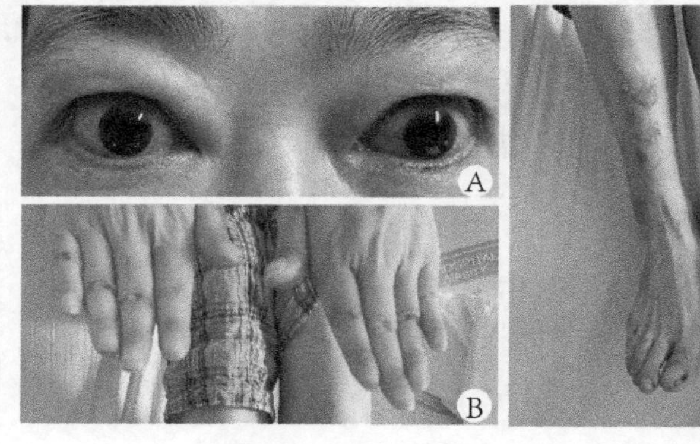
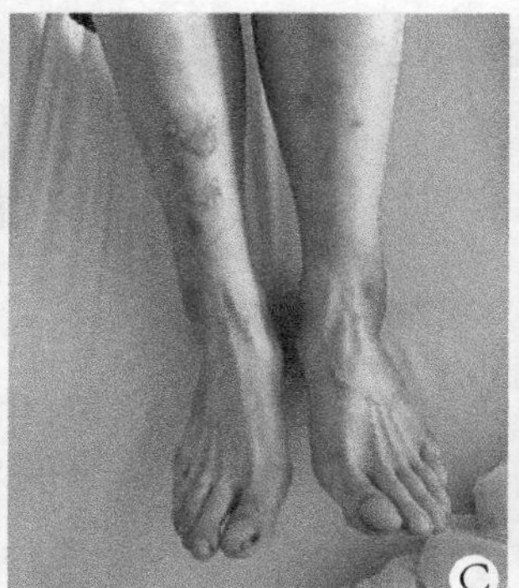
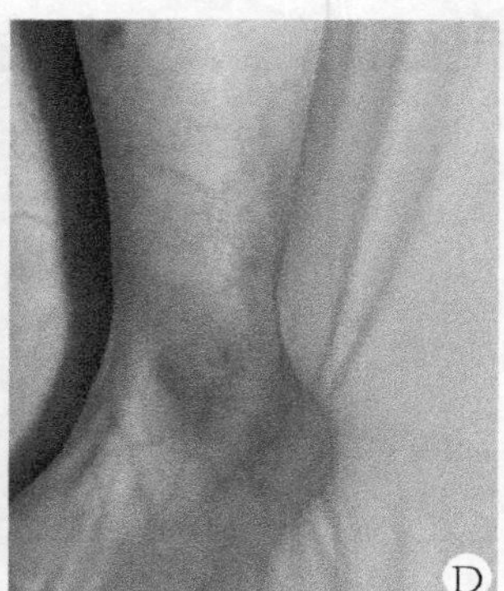

A. 眼部表现；B. 杵状指（趾）；C. 胫前黏液性水肿；D. 踝部皮肤红斑。

图 11-1　EMA 综合征

【实验室检查】

（1）TSH：3.04 mIU/L，TT_4：93.6 nmol/L，TT_3：1.14 nmol/L ↓，FT_4：13.90 pmol/L，FT_3：3.30 pmol/L，甲状腺球蛋白：< 0.04 ng/mL ↓。

（2）甲状腺过氧化物酶抗体（TPOAb）：27.7 U/mL，甲状腺球蛋白抗体（TGAb）：394.0 U/mL ↑，促甲状腺素受体抗体（TRAb）：> 40.00 IU/L ↑，促甲状腺素受体刺激性抗体（TSI）：> 40.0 IU/L ↑。

（3）血沉：22 mm/h ↑。

（4）骨钙素：22.67 ng/mL，Ⅰ型胶原羧基段 β 特殊序列：1.40 ng/mL，

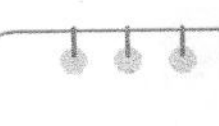

25 羟基维生素 D：106.70 nmol/L，PTH：32.9 ng/L。

（5）甘油三酯：1.59 mmol/L，胆固醇：5.96 mmol/L ↑，高密度脂蛋白胆固醇：1.77 mmol/L，低密度脂蛋白胆固醇：3.65 mmol/L。

（6）其他：三大常规、血糖、HbA1c、肝肾功能、电解质、乙肝两对半、CRP、降钙素原、G 试验、GM 试验、T-SPOT、肿瘤标志物、IgG4 均未见明显异常。

【辅助检查】

（1）甲状腺 B 超：甲状腺腺叶萎缩，右叶 5 mm × 6 mm，左叶 4 mm × 5 mm，表面光滑，包膜完整，内部回声分布不均匀，CDFI 及能量图血流成像显示甲状腺腺叶内未见明显异常血流信号。

（2）骨密度：腰椎和左股骨颈 T 值分别为 –3.5 及 –2.7；Z 值分别为 –2.2 及 –1.5，提示骨质疏松。

（3）眼眶 MRI（图 11-2）：双侧内外及上下直肌明显增粗，符合 Graves' 眼病。

（4）眼科会诊：右眼视力（VOD）：1.0，左眼视力（VOS）：1.0，眼压（NCT）：右眼 20 mmHg、左眼 18 mmHg，突眼度：18 > – 95 – < 18，睑裂高度 11 mm。

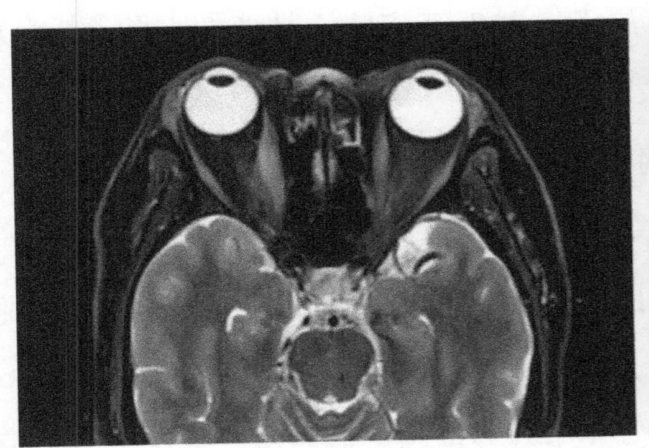
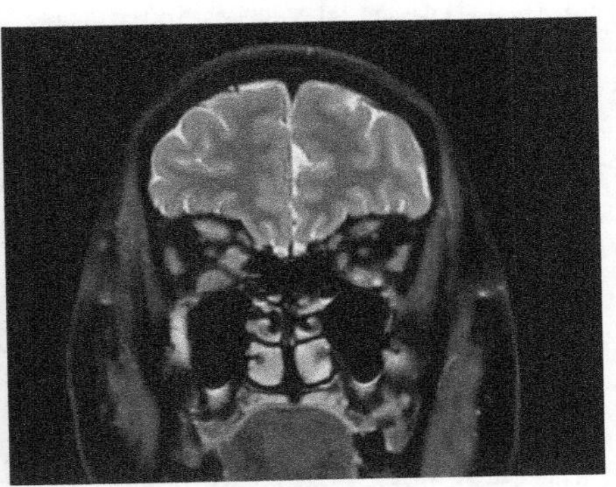

图 11-2　眼眶 MRI：双侧内外及上下直肌明显增粗

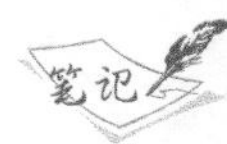

【诊断与诊断依据】

1. 临床诊断

（1）EMA 综合征：①甲状腺相关眼病（中重度，活动性）；② Graves’病，^{131}I 治疗后甲状腺功能减退；③胫前黏液性水肿；④杵状指（趾）。

（2）骨质疏松症。

2. 主要诊断依据

（1）甲状腺相关眼病：既往有 Graves’病病史；临床表现为双眼突出，伴视物模糊、流泪；查体见患者眼睑肿胀、发红，双眼上睑挛缩，结膜充血、水肿，眼球活动受限，眼眶 MRI 提示双侧内外及上下直肌明显增粗，实验室检查 TRAb 及 TSI 显著升高，IgG4 正常，符合 Graves’眼病诊断。

（2）EMA 综合征（exophthalmos，myxedema，acropachy syndrome）：是与自身免疫性甲状腺疾病（多为 Graves’病）相关的一组综合征，以突眼、胫前皮肤病变及杵状指（趾）为表现和诊断依据。本例患者症状符合诊断。

【诊疗经过】

1. 诊断分析经过

本病例以突眼为主诉入院。既往甲亢 ^{131}I 治疗后甲状腺功能减退诊断明确。入院后再次行 TRAb 和 TSI 检查结果显著升高，IgG4 正常，眼眶 MRI 显示眼肌增粗，甲状腺相关眼病诊断明确。患者同时伴有皮肤（黏液性水肿）、骨关节（杵状指 / 趾）、眼部（突眼）等表现，符合 EMA 综合征的诊断标准。进一步评估甲状腺相关眼病的活动度和严重度为中重度活动性甲状腺相关眼病。

2. 鉴别诊断

（1）IgG4 相关疾病：免疫介导的纤维炎性疾病，可累及多个器官，包括眼眶（眼眶炎性假瘤）、甲状腺（Riedel 甲状腺炎）；特征表现为受累组织以 IgG4 浆细胞为主的致密淋巴浆细胞性浸润，常伴有一定程度的纤维化、闭塞性静脉炎和嗜酸性粒细胞增多，大多数可表现为血清 IgG4 升高。

（2）眼眶肿瘤：可表现为眼球突出，行眼眶 MRI 可进行鉴别。

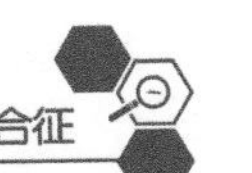

（3）眼眶肌炎：属于眼外肌特发性炎症，表现为眼眶疼痛和水平复视，可伴有结膜水肿充血、眼球突出等表现。

3. 治疗

（1）一般治疗：注意用眼卫生，外出佩戴墨镜，避免强光刺激；避免吸烟环境；予硒酵母 100 μg bid；玻璃酸钠滴眼液局部滴眼。

（2）甲状腺素补充：左甲状腺素钠片 62.5 μg qd，后根据甲状腺功能监测调整为 75 μg qd 以维持甲状腺功能在正常范围。

（3）静脉注射甲泼尼龙 1000 mg（500 mg qod）每 2 周一次，共计 3 次，累积剂量为 3.0 g；后改为吗替麦考酚酯 500 mg bid。

（4）钙尔奇 D_3 1 片 qd、骨化三醇 0.25 μg qd，阿仑膦酸钠 70 mg qw 治疗骨质疏松。

【随访】

（1）甲状腺功能及眼征变化见表 11-1。

表 11-1　患者甲状腺功能及眼征变化

日期	TSH（mIU/L）	FT_4（pmol/L）	FT_3（pmol/L）	TRAb（IU/L）	TSI（IU/L）	左甲状腺素钠片剂量（μg）	CAS 评分	眼科评估
2021-08-04（甲泼尼龙）	3.04	13.9	3.3	＞ 40.0	＞ 40.0	62.5/50	4	突眼度 18 ＞ － 95 － ＜ 18
2021-08-24（甲泼尼龙）	4.32 ↑	14.8	3.13	＞ 40.0	25.71	62.5	3	突眼度 18 ＞ － 95 － ＜ 17
2021-09-04（甲泼尼龙）	3.85	15.50	3.07	33.30	－	62.5	2	突眼度 17 ＞ － 96 － ＜ 17
2021-09-26（吗替麦考酚酯）	4.2	14	2.91 ↓	23.4	17.7	75	2	突眼度 16 ＞ － 94 － ＜ 15

注：正常参考值范围为 TSH：0.27 ～ 4.2 mIU/L，FT_4：12 ～ 22 pmol/L，FT_3：3.1 ～ 6.8 pmol/L。

（2）治疗后眼眶 MRI 显示眼肌肌腹增粗较治疗前（2021 年 7 月）减轻（图 11-3）。

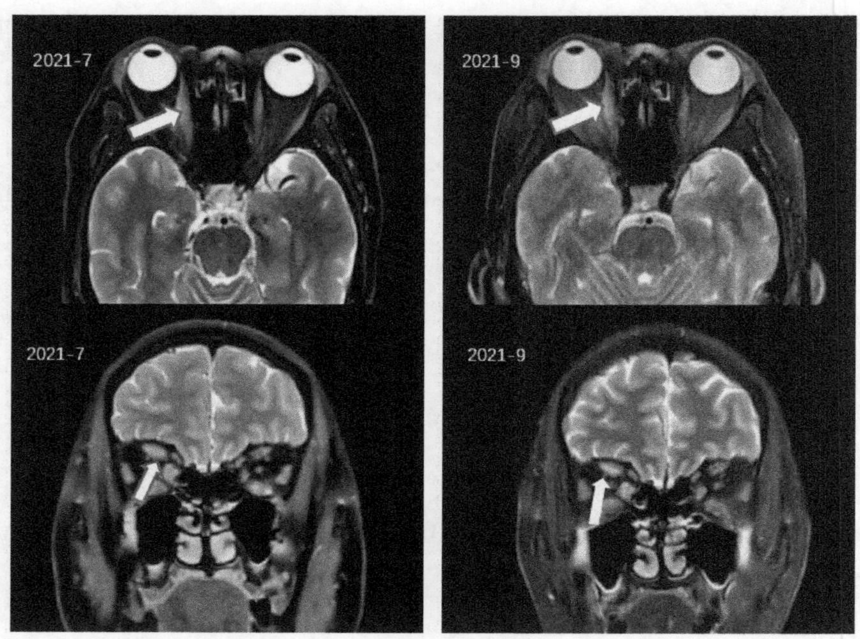

图 11-3　治疗前后眼眶 MRI

【相关知识点】

1. EMA 综合征概况

EMA 综合征为突眼、黏液性水肿、杵状指（趾）三联征，一般在 Graves' 病的病程进展中相继出现，临床相对罕见。其发生机制目前尚不明确，TSH 受体抗体可能参与其中；眼眶内及胫前真皮层内的成纤维细胞可能存在相同抗原簇，引起交叉反应，导致大量黏蛋白沉积、组织增生。杵状指（趾）即肥大性骨关节炎，主要病理改变为成骨性骨膜炎，多局限于掌骨和指（趾）骨，可能与交叉免疫反应有关。EMA 综合征的治疗基础为恢复甲状腺功能正常并长期维持。黏液性水肿可应用糖皮质激素、透明质酸等局部封闭治疗，本院曾局部使用倍他米松注射治疗，有较好的疗效；严重者可选择手术。

2. 甲状腺相关眼病的临床评估

甲状腺相关眼病（thyroid-associated orbitopathy，TAO），又称为 Graves' 眼病（Graves' orbitopathy，GO）或甲状腺眼病（thyroid eye disease），是 EMA 综合征的表现之一，是 Graves' 病主要的甲状腺外表现，属于自身免疫性疾

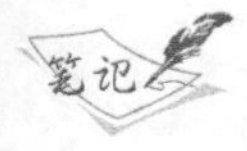

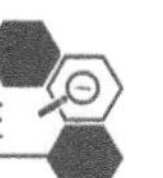

病，严重影响患者的生活质量和日常功能。TAO发生相对罕见，年发病率男性为（0.54～0.9）/100 000，女性为（2.67～3.3）/100 000。TAO以轻度和非进展性病例为主，中重度仅占病例的5%～6%。

TAO的患者需评估其眼部病变的活动度和严重度，以指导治疗方案的选择。活动度评估常采用临床活动度评分（CAS评分）：①自发性球后疼痛；②眼球活动痛；③眼睑充血；④结膜充血；⑤泪阜肿胀；⑥眼睑水肿；⑦结膜水肿。每条1分，共7分，CAS≥3分为活动性。严重度评估采用欧洲Graves'眼病专家组（EUGOGO）标准：①轻度（对日常生活仅有轻微影响）：具有≥1项临床表现（眼睑挛缩＜2 mm，轻度软组织损害，眼球突出但超过正常值不足3 mm，无复视，角膜暴露可通过润滑剂治疗改善）；②中重度（对日常生活有影响，但不威胁视力）：具有≥2项临床表现（眼睑挛缩≥2 mm，中度或重度软组织损害，眼球突出且超过正常值≥3 mm，持续性或间歇性复视）；③极重度（威胁视力）：甲状腺相关眼病视神经病变，角膜溃疡。

3. TAO治疗

对轻度TAO患者，推荐局部治疗（人工泪液或软膏）和危险因素控制（包括戒烟、控制恢复正常甲状腺功能）。对病程较短的轻度TAO患者建议补充6个月的硒元素；严重影响生活质量者可选用免疫抑制治疗（活动性）或康复手术（非活动性）；中重度TAO患者的治疗是目前临床所面临的难题。静脉注射糖皮质激素为一线治疗方案。最常用的为累积剂量4.5 g的甲泼尼龙方案，具体为甲泼尼龙每周0.5 g静脉滴注，连续6周，其后减量至每周0.25 g，连续6周，总计12周。该方案的有效性、耐受性和安全性优于口服给药及眼（眶）内局部给药，但使用前需要排除禁忌证，包括近期病毒性肝炎、肝功能异常、严重心血管疾病等，并积极管理血糖、血压、骨代谢等。对于少数更严重的病例（持续不稳定复视、严重突眼及软组织累及）可采用更高剂量糖皮质激素方案（甲泼尼龙每周0.75 g，连续6周，后以每周0.5 g，连续6周，累积剂量7.5 g），但需严密监测肝毒性及严重心血管不良事件的发生。

2021年EUGOGO指南更新，在使用糖皮质激素的基础上新推荐联合使用

麦考酚酯 0.72 g/d（麦考酚酯等效剂量 1 g/d）治疗 24 周，其主要证据源于 2 项 RCT 研究结果。一项来自国内的单中心 RCT，主要观察单用吗替麦考酚酯对中重度活动性 TAO 患者的治疗有效率；另一项来自欧洲多中心 RCT，研究评价了麦考酚钠联合激素的治疗有效率。麦考酚酯为一类免疫抑制剂，其作用机制竞争性可逆地抑制肌苷单磷酸脱氢酶，减少 B 细胞抗体产生及抑制 T 细胞增生；诱导活性 T 细胞凋亡，抑制黏附分子表达及免疫细胞募集；抑制成纤维细胞增生和功能。在中重度活动性 TAO 的患者中，无论单药使用还是联合激素使用均有较高的有效性和安全性。

【病例点评】

Graves’病是常见的甲亢，但伴多种甲状腺外表现［突眼、黏液性水肿、杵状指（趾）］的 EMA 综合征则相对罕见。本例的难点在于，如何在患者既往长期局部（眼内注射、皮肤外用）使用激素，已出现皮肤菲薄、库欣面容、骨质疏松等激素相关不良反应情况下，制定下一步安全有效的治疗方案。在控制糖皮质激素治疗总量的情况下序贯单用麦考酚酯治疗，短期随访显示有较好的疗效和安全性。

撰写：季立津　审校：何敏　点评：叶红英

【参考文献】

1. 鹿斌，叶红英，张朝云，等 . 甲状腺功能亢进症相关性 EMA 综合征四例报道并文献复习 . 中华内分泌代谢杂志，2015，31（9）：790-792.
2. ZHAO Q，CHENG Y，YANG M X，et al. Exophthalmos myxedema acropachy syndrome：a case report. Iran J Public Health，2014，43（1）：116-119.
3. BARTALENA L，KAHALY G J，BALDESCHI L，et al. The 2021 European Group on Graves’ Orbitopathy（EUGOGO）clinical practice guidelines for the medical management of Graves’ orbitopathy. Eur J Endocrinol，2021，185（4）：G43-G67.
4. European Group on Graves’ Orbitopathy（EUGOGO），WIERSINGA W M，PERROS P，et al. Clinical assessment of patients with Graves’ orbitopathy：the European Group on

笔记

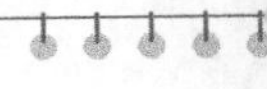

Graves' Orbitopathy recommendations to generalists，specialists and clinical researchers. Eur J Endocrinol，2006，155（3）：387-389.

5. YE X Z，BO X Y，HU X H，et al. Efficacy and safety of mycophenolate mofetil in patients with active moderate-to-severe Graves' orbitopathy. Clin Endocrinol（Oxf），2017，86（2）：247-255.
6. KAHALY G J，RIEDL M，KÖNIG J，et al. Mycophenolate plus methylprednisolone versus methylprednisolone alone in active，moderate-to-severe Graves' orbitopathy（MINGO）：a randomised，observer-masked，multicentre trial. Lancet Diabetes Endocrinol，2018，6（4）：287-298.
7. GENERE N，STAN M N. Current and emerging treatment strategies for Graves' orbitopathy. Drugs，2019，79（2）：109-124.
8. LEE A C H，RIEDL M，FROMMER L，et al. Systemic safety analysis of mycophenolate in Graves' orbitopathy. J Endocrinol Invest，2020，43（6）：767-777.

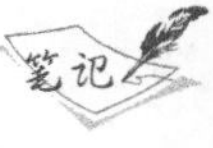

第 12 章
向心性肥胖，皮肤色素沉着——Carney 综合征

【病史摘要】

患者，男性，1982 年 1 月出生，因“向心性肥胖伴血压升高 6 年”多次于内分泌科住院。

患者于 2013 年（31 岁）出现下肢乏力发酸，睡眠不佳、易醒，头晕，测血压升高（120 ～ 130）/100 mmHg，腹部及双大腿内侧出现紫纹，双下肢变细并逐渐出现腹型肥胖，未诊治。2015 年因头晕持续于当地医院心内科住院，给予美托洛尔等药物联合降压，血压控制不平稳。住院期间查血皮质醇水平升高，未进一步诊治。2017 年出现性功能减退。2018 年 1 月被医生朋友识别出库欣综合征可能，来我院就诊。

第一次内分泌科住院：（2018-02-03—2018-03-07）

【第一次住院体格检查】

BP：145/90 mmHg，HR：80 次 / 分，身高：172 cm，体重：90 kg，BMI：30.4 kg/m^2，腰围：102 cm，臀围：98 cm。满月脸，多血质面容，水牛背，向心性肥胖，腹部及双大腿内侧见宽约 1 cm 条状紫纹。

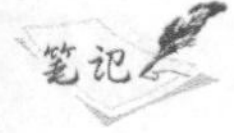

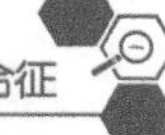

【实验室及辅助检查】

（1）皮质醇节律（8am—4pm—0am）：23.73 μg/dL—22.2 μg/dL—18.65 μg/dL。

（2）ACTH 节律（8am—4pm—0am）：10.2 pg/mL—12.3 pg/mL—11.7 pg/mL。

（3）24 h 尿皮质醇（24 h UFC）（表 12-1）（2018-02-25）：498.03 μg ↑。

（4）午夜一次法小剂量地塞米松抑制试验：服药次日血皮质醇：26.66 μg/dL，不被抑制。

（5）48 h 大剂量地塞米松（2 mg q6 h × 48 h）抑制试验：不能被抑制。

表 12-1　第一次大剂量地塞米松抑制试验结果

指标	日期			
	用药前	用药第一天	用药第二天	用药第三天
24 h UFC（μg）	498.03	526.23	522.30	567.72
Cor（μg/dL）	26.66	25.52	23.10	–

（6）肾上腺增强 CT（图 12-1）：右侧肾上腺内侧支可见结节，呈软组织密度影，直径约 17 mm，平扫 CT 值约 38 HU，增强后可见均匀强化，动脉期 CT 值约 71 HU，静脉期约 76 HU。诊断：右侧肾上腺内侧支小腺瘤可能。

（7）ALT：85 U/L，AST：29 U/L，电解质正常。

（8）OGTT（0 ～ 2 h）：6.3 ～ 9.3 mmol/L。

（9）B 超提示脂肪肝；骨密度：腰椎及股骨颈 Z 值分别为 –2.5 及 –1.9。

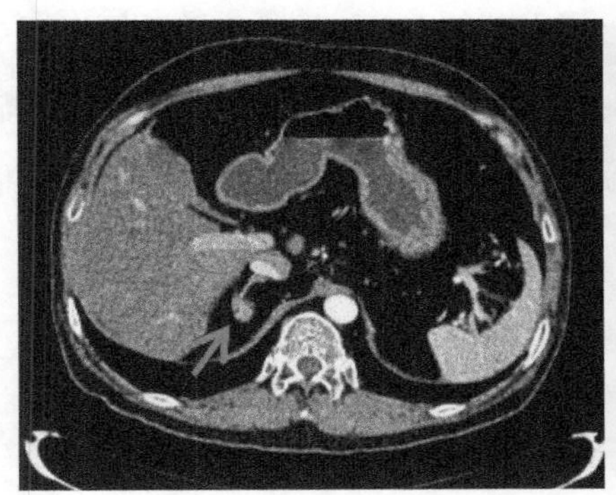

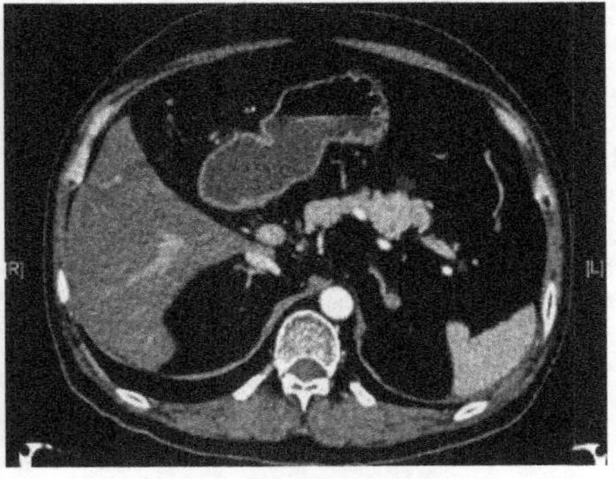

图 12-1　肾上腺增强 CT（2018-03-05）提示右侧肾上腺内侧支小腺瘤

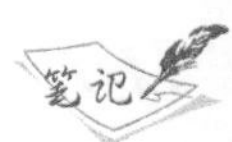

【第一次住院诊断】

库欣综合征，右侧肾上腺腺瘤。继发：高血压、糖耐量异常、骨质疏松、脂肪肝。

【第一次住院诊疗经过】

患者于 2018 年 3 月 15 日在我院泌尿外科腹腔镜下行右肾上腺腺瘤切除术。术后病理肉眼所见：（右肾上腺）灰黄灰褐色肿块大小为 1.5 cm × 1.5 cm × 1.2 cm，表面光滑，切面灰褐色，质地较细腻；免疫组化：Syn（–），NSE（+），CK（–），VIM（–），Inhibin-α（+），CgA（+），MPO（弱 +），S100（+）。诊断：（右肾上腺）皮质腺瘤。术后未复查皮质醇，予醋酸可的松 50 mg bid 替代治疗，每 7 天减 25 mg，逐渐减量至 25 mg qd。降压药改为单用美托洛尔 47.5 mg qd。

2018 年 4 月 27 日患者术后一月余来门诊就诊，血压单药控制良好，复查晨血皮质醇：20.06 μg/dL，ACTH < 10 pg/mL，24 h 尿皮质醇：324.45 μg ↑；血钾：3.5 mmol/L，予以停用可的松，继用美托洛尔 47.5 mg qd 控制血压。

患者停用可的松后血皮质醇未规律监测。单用美托洛尔 47.5 mg qd，血压控制良好：110/（70 ～ 80）mmHg。皮肤紫纹略变淡，但体重自 90 kg 上升至 98 kg，下肢乏力、睡眠不佳等症状无改善，2018 年 11 月于内分泌科再次就诊。

第二次内分泌科住院：（2018-11-06—2018-11-23）

【第二次住院体格检查】

身高：172 cm，体重：98 kg，BMI：33.1 kg/m^2。满月脸，多血质面容，水牛背，向心性肥胖，腹部及双大腿内侧见宽约 1 cm 条状紫纹。注意到嘴唇、手、足部多发散在深棕色斑点（图 12-2），不痛不痒，不红肿，不高出皮肤表面（诉皮肤斑点自幼存在）。

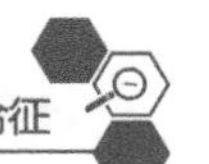

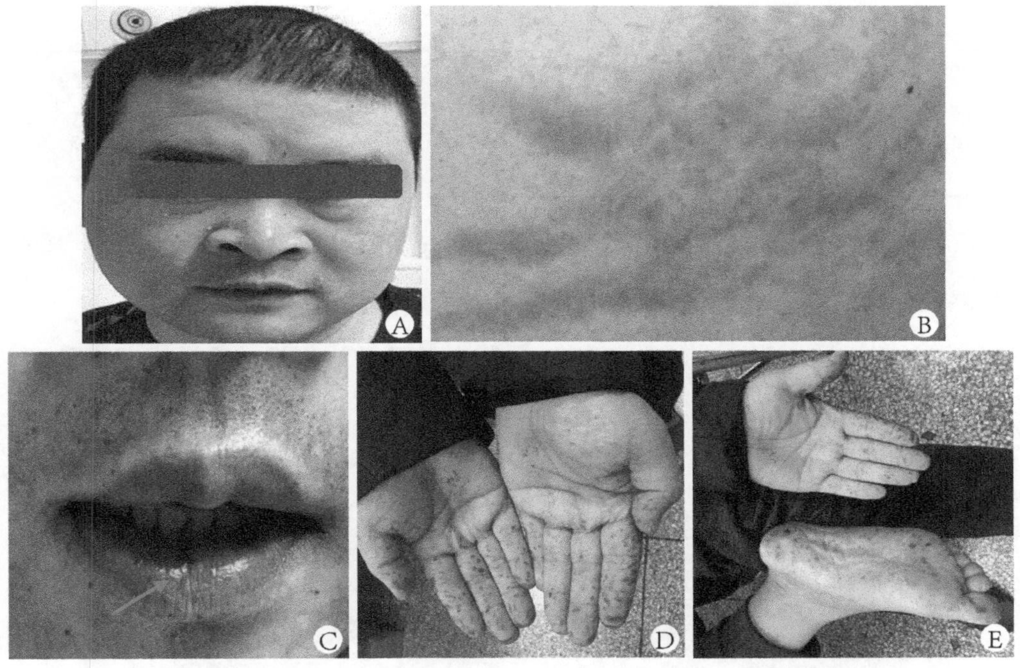

A：满月脸、多血质面容；B：腹部紫纹；C、D、E：口唇、手、足底斑点。

图 12-2 第二次住院体格检查（2018-11-06）

补充家族史：外公、母亲、2 个阿姨及她们的几个儿子、哥哥、哥哥的 2 个女儿及其 1 个儿子都有类似皮肤改变；母亲 54 岁因脑梗去世，去世前患糖尿病、高血压，有疑似皮质醇增多症表现；余家族成员无皮质醇增多症表现。

【实验室及辅助检查】

（1）皮质醇节律（8am—4pm—0am）：15.74 μg/dL—14.03 μg/dL—13.17 μg/dL。

（2）午夜一次法小剂量地塞米松抑制试验：服药次日血皮质醇 15.59 μg/dL，不能被抑制。

（3）24 h 尿皮质醇（表 12-2）：137.28 μg ↑。

（4）ACTH（8am）：1.3 pg/mL ↓。

（5）大剂量地塞米松抑制试验：不能被抑制。

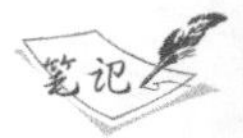

表 12-2 第二次大剂量地塞米松抑制试验结果

指标	日期			
	用药前	用药第一天	用药第二天	用药第三天
24 h UFC（μg）	137.28	144.36	143.37	158.33
Cor（μg/dL）	15.59	17.77	17.61	–

（6）睾酮：6.11 nmol/L ↓，余性激素、泌乳素、生长激素、IGF-1、甲状腺激素、肿瘤标志物、变肾上腺素、去甲变肾上腺素、醛固酮均正常。

（7）肾上腺增强 CT（图 12-3）：右肾上腺呈肿瘤术后改变，右肾上腺区、右肾后方、右侧部分腹膜及右侧腹部腹膜后多发结节状及不规则状影，炎性病变；左侧肾上腺结节状。

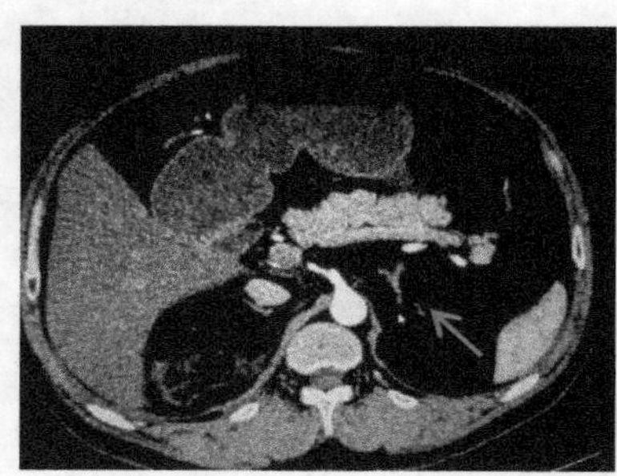
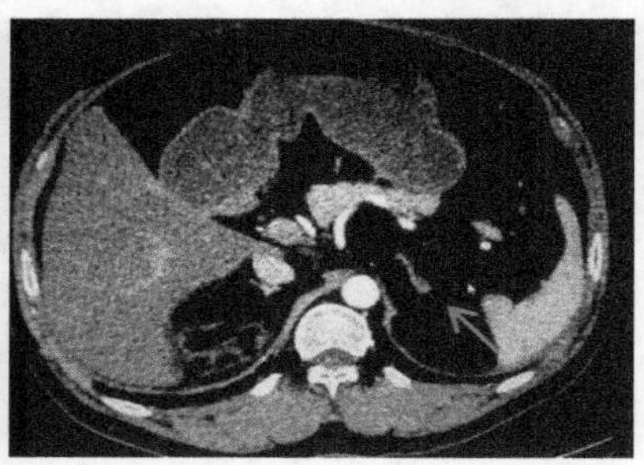

图 12-3 肾上腺增强 CT（2018-11-14）

（8）甲状腺及腹部彩超：甲状腺未见明显占位，双侧甲状旁腺未显示；脂肪肝；胰腺脂肪浸润；胆囊底部显示欠满意；脾脏、双肾未见异常。

（9）乳腺、睾丸彩超：未见明显异常。

（10）心脏彩超：左心室壁增厚，左心收缩功能正常，左心舒张功能中度减退。

（11）垂体增强 MRI：垂体信号欠均匀。

【病理科会诊】

病理科重新读片，病灶局部肾上腺组织增生明显，肾上腺多个大小不等的增生结节，胞浆内可见明显脂褐素沉积及髓外造血，综合考虑该病例，诊断为（肾上腺）原发性色素性结节状肾上腺皮质病（primary pigmented nodular adrenocortical disease，PPNAD）。

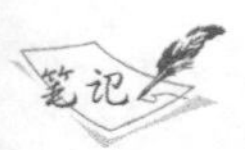

【基因检测】

外周血和左侧肾上腺组织：*PRKAR1A* 杂合突变，*PRKAR1A*：NM_212472.2：c.-6-2A > G，*PKRAR1A* 基因第一号内含子倒数第 2 个脱氧核苷酸由腺嘌呤脱氧核苷酸变为鸟嘌呤脱氧核苷酸，导致影响剪接变异，ACMG 变异分类为 2 类（可能致病）。*PDE11A* 杂合突变：*PDE11A*：NM_016953：c.2267T > A（p.L756Q），*PDE11A* 基因第 2267 位核苷酸由胸腺嘧啶脱氧核苷酸变为腺嘌呤脱氧核苷酸，导致其编码的蛋白第 756 位氨基酸由亮氨酸变为谷氨酰胺，计算机辅助预测该变异影响蛋白结构功能可能性大，ACMG 变异分类为 3 类（意义未明）。*PDE11A* 杂合突变，c.2267T > A（p.L756Q），常染色体显性遗传。

家系基因检测：父亲 *PDE11A* 杂合突变，哥哥 *PRKAR1A* 杂合突变；哥哥的 2 个女儿及患者 1 个儿子均为 *PRKAR1A* 杂合突变；患者另一个儿子无基因突变（图 12-4）。

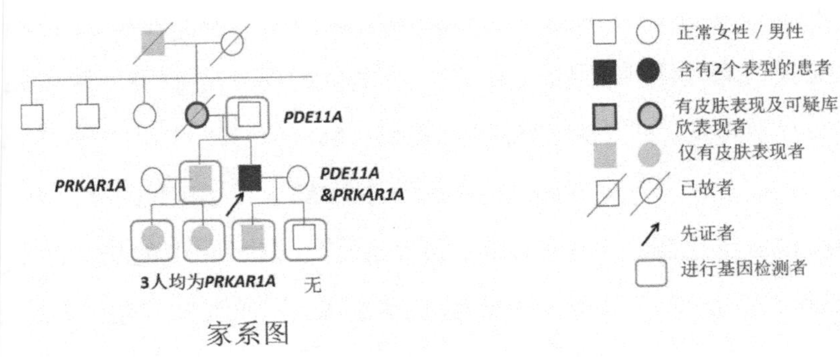

图 12-4 患者家系图

【诊断与诊断依据】

临床诊断：PPNAD 合并雀斑样痣皮肤黏膜色素沉着，Carney 综合征。

诊断依据：患者为中年男性，临床诊断 ACTH 非依赖性皮质醇增多症，大剂量地塞米松不能抑制，反而升高；影像学表现为肾上腺可见小结节；病理提示肾上腺皮质细胞可见多个大小不等的增生结节，增生细胞的细胞质内含有丰富的脂褐素；同时有典型的皮肤斑点样色素沉着及家族史，诊断考虑 Carney 综合征可能。基因检测确认分子诊断。

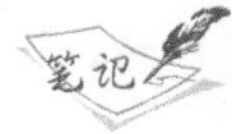

【诊疗经过】

1. 诊断和鉴别诊断经过

患者 ACTH 非依赖性库欣综合征诊断明确，首次就诊根据影像学提示考虑肾上腺腺瘤，行手术治疗，忽视了皮肤斑点样色素沉着及家族史的这条重要临床线索。术后一个月复查仍提示皮质醇增多，再次入院后临床医生看到了“皮肤斑点样色素沉着”进而想到了皮质醇增多症的罕见病因—— Carney 综合征。病理科会诊结果支持 PPNAD 特点，基因检测确认。

同时进一步全身评估 Carney 综合征相关的其他可能表型，如心脏彩超、睾丸彩超、GH、IGF-1、垂体 MR 等检查，暂未发现明显异常。建议患者家属进行相应评估。

2. 治疗经过

患者于 2019 年 3 月 26 日接受腹腔镜下左侧肾上腺切除术，术中在较深位置找到肾上腺，表面呈结节状，呈黑黄色相间外观，符合 PPNAD 诊断。用超声刀锐性完整切除左侧肾上腺（图 12-5）。术后病理:（左侧肾上腺）原发性色素性结节性肾上腺皮质增生。免疫组化结果：Syn（+），NSE（–），VIM（–），Inhibin-α（+），CgA（–），S100（–），Ki67（2%+），SF-1（+）。

术后次日血皮质醇：8.91 μg/dL，术后静脉注射氢化可的松 200 mg，2 天后改为 25 mg tid po 3 天。术后 6 天查晨 8 点服药前血皮质醇：8.27 μg/dL，ACTH：1.7 pg/mL，24 h 尿皮质醇（2019-04-01）：40.4 μg，复查为 72.5 μg，停用可的松补充，予醋酸可的松备用，告知患者应激状态临时加用醋酸可的松。

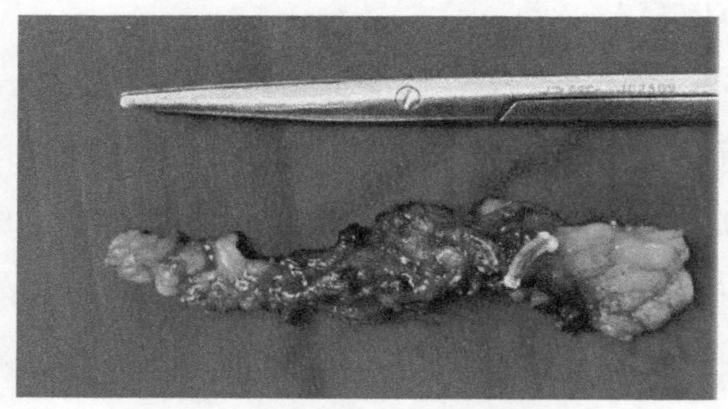

图 12-5　第二次手术病理标本

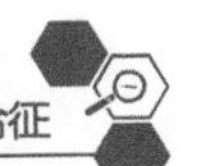

【随访】

1. 术后 4 个月随访（2019-07-25）

患者腹部紫纹颜色较前变淡，体重下降 5 kg，血压控制平稳。评估晨 8 点皮质醇：3.4 μg/dL，小剂量 ACTH 兴奋试验不能被兴奋，24 h 尿皮质醇：36.55 μg，予醋酸可的松：12.5 mg qd 替代；血压单用美托洛尔控制良好，血糖较术前改善。

2. 术后 1.5 年随访（2020-08-24）

患者体重下降 4 kg，BMI：28 kg/m^2，规律服用氢化可的松 10 mg qd 替代，评估晨 8 点皮质醇：5.07 μg/dL，ACTH：6.2 pg/mL。患者双侧肾上腺术后肾上腺皮质功能减退，继续激素替代治疗。高血压、高血糖缓解，并发症遗留骨质疏松。

3. 术后 3 年随访（2022-04）

电话随访患者，现体重 85 kg，BMI：28.7 kg/m^2，近一年余体重无明显变化。2021 年末查晨服药前血皮质醇 4.62 μg/dL，继续服用氢化可的松 10 mg qd 替代。目前血压及血糖正常。嘱患者及家属随访睾丸 B 超等。

【相关知识点】

1. 库欣综合征的识别和病因鉴别

库欣综合征又称皮质醇增多症，临床表现多样，包括向心性肥胖、皮肤紫纹、高血压、高血糖、低钾血症和骨质疏松等。当出现一些典型症状和体征时需要加以识别，例如，新发皮肤紫纹、非创伤性瘀斑、多血质面容、近端肌无力、与年龄不相符的骨质疏松、高血压、高血糖等。从病因上分类，库欣综合征可分为 ACTH 依赖性和 ACTH 非依赖性；前者主要包括垂体 ACTH 腺瘤（库欣病）及异位 ACTH 分泌综合征，后者主要包括单侧肾上腺腺瘤、肾上腺腺癌等。

2. PPNAD 的识别和治疗

ACTH 非依赖性库欣综合征还包括一些罕见的病因，如双侧肾上腺增生，根据形态学可分为原发性双侧大结节性肾上腺增生（PBMAH，又称 ACTH 非依赖性双侧大结节性肾上腺增生）和小结节性，后者包括原发性色素沉着性小

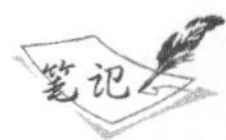

结节性肾上腺（PPNAD）及孤立性小结节性肾上腺增生（iMAD）。双侧肾上腺小结节增生一般直径 < 1 cm，组织学表现为萎缩的肾上腺皮质周围有色素沉着的小结节。PPNAD 常于青少年时期发病，高峰在 20 ～ 30 岁；大多数病例病程较长，呈隐匿性进展，从起病到确诊需要 2 ～ 5 年，男女发病比例无显著差别（国内协和医院数据显示男女发病比例为 1 ：2，国外为 1 ：3）。PPNAD 可以散发（占 10%～ 20%），也可作为 Carney 综合征（Carney complex，CNC）的一个组分；CNC 患者中 PPNAD 的患病率约为 60%。PPNAD 的临床特点因人而异，可表现为亚临床或显性 ACTH 非依赖性库欣综合征，特点之一为大剂量地塞米松试验后皮质醇反常升高（原因可能是 PPNAD 细胞高表达糖皮质激素受体）。影像学上肾上腺可表现为不规则增粗或呈小结节状，也可基本正常或萎缩，还可表现为单侧较大的病灶，极易误判为肾上腺腺瘤。后者一般起病年龄更大，不存在大剂量地塞米松试验后皮质醇反常升高。

有明确临床表现的 PPNAD 患者，双侧肾上腺切除术是推荐的和可靠的治疗方法，口服药物如酮康唑、甲吡酮或米托坦可以短暂使用来降低皮质醇水平，但目前尚未见长期使用有效的报道。PPNAD 具有特征性病理特点：肾上腺可以正常大小或轻度增大，表面呈弥漫结节状改变，结节间界限清楚，单个结节颜色可能不同（灰色至黑褐色），结节直径为 1 ～ 3 mm，也可见到直径大于 3 cm 的较大结节。镜检肾上腺皮质细胞可见多个大小不等的增生结节，结节间皮质萎缩。结节主要由体积较大的颗粒状嗜酸性细胞组成，常常可见大而深染的细胞核，甚至伴有明显的核仁。由于细胞核具有非典型性特征，这种病变也被称为微小结节性异常增生。增生细胞的细胞质内一般均含有丰富的脂褐素，这是眼观时色深的原因。

3. 认识 Carney 综合征

Carney 综合征是一种罕见的常染色体显性遗传性疾病，外显率高但具有表达异质性。最早于 1985 年由 J Aidan Carney 首先描述，是由黏液瘤、皮肤色素沉着、内分泌功能亢进所组成的综合征，其中多发性内分泌肿瘤和皮肤、心脏累及是本病的基本特点（图 12-6）。该遗传性疾病有 100% 的外显率，现有报

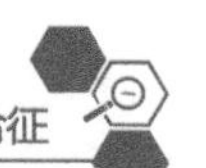

道 750 余例，涉及 67 个家庭（占 70%），女性 63%，男性 37%；诊断年龄为 2 ～ 50 岁，中位年龄为 20 岁。约 25%是由新生突变所致的散发病例。

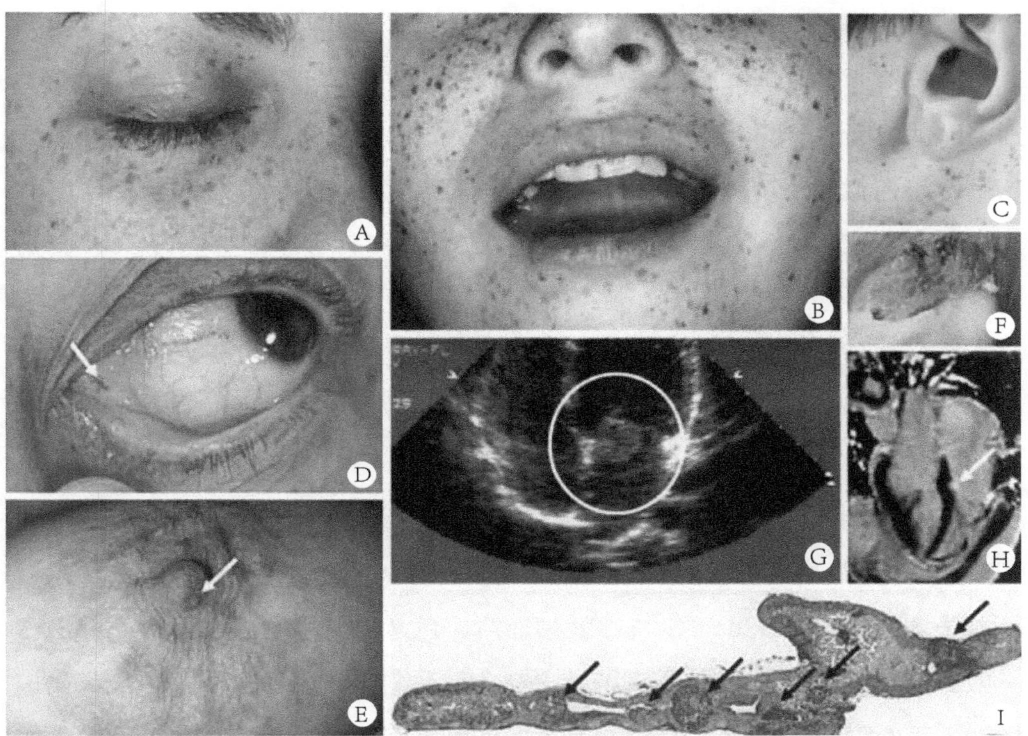

A ～ D：皮肤斑点样色素沉着（A：眼睑；B：口唇及面颊；C：耳道；D：内眦）；E：乳头黏液瘤；F：耳黏液瘤合并慢性感染；G：青少年心脏超声提示左心房心室黏液瘤；H：老年患者心脏 MRI 显示左心室黏液瘤；I：肾上腺 5×HE 染色（黑色箭头所示为 PPNAD 典型小结节）。

图 12-6　CNC 典型临床表现

引自：BOIKOS S A, STRATAKIS C A. Carney complex: pathology and molecular genetics. Neuroendocrinology，2006，83（3/4）：189-199.

Carney 综合征诊断标准需符合 2 项主要标准或 1 项主要标准和 1 项次要标准。主要标准：①典型分布的皮肤斑点样色素沉着（唇、结膜、内外眦、阴道及阴茎黏膜）；②黏液瘤（皮肤和黏膜）；③心脏黏液瘤；④乳房黏液瘤变性或脂肪抑制技术 MRI 证实该病变；⑤ PPNAD：地塞米松不能抑制尿皮质醇；⑥ GH 瘤所致的肢端肥大症；⑦大细胞钙化性 Sertoli 细胞肿瘤或超声证实睾丸有典型钙化灶；⑧甲状腺癌肿或青年患者甲状腺 B 超示多发性低回声灶；

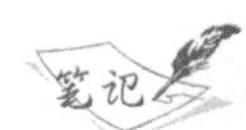

⑨沙砾体样色素性神经鞘膜瘤；⑩ 蓝痣：多发性上皮样蓝痣；⑪ 乳腺导管腺瘤；⑫ 骨软骨黏液瘤。次要标准：①一级亲属确诊为 Carney 综合征；②携带 *PRKAR1A* 的基因失活性突变。

CNC 的病理生理机制与编码 cAMP/PKA 信号通路的基因突变、导致信号通路激活引起皮质醇合成及分泌增加有关（图 12-7），其中最常见的是 cAMP 依赖性蛋白激酶 A（*PKA*）调节亚基（*PRKAR1A*）基因，其他还包括磷酸二酯酶 11A（*PDE11A*）基因和磷酸二酯酶 8B（*PDE8B*）基因等。*PRKAR1A* 是在 17 号染色体的长臂上（17 q22 ～ 24），与 2/3 的 CNC 有关。到目前为止，在 400 余个不同种族起源的不相关家族中，鉴定出至少 130 种 *PRKAR1A* 突变，大多数 *PRKAR1A* 突变位于编码 cAMP 结合域的外显子中，常见的为无义或错义突变，其他还包括移码插入等。*PRKAR1A* 失活突变引起 PKA 催化亚基解离增加、cAMP 反应元件结合蛋白（CREB）激活。文献报道 353 例 CNC 和／或 PPNAD 中，*PRKAR1A* 内含子 7 的 c.709-7del6 与单纯的 PPNAD 有关，外显子 5 的 c.491-492delTG 与心脏黏液瘤、色素斑、甲状腺肿瘤有关。法国一项多中心前瞻性研究对 70 例携带 *PRKAR1A* 基因突变的 CNC 患者或亲属进行了 3 年的随访，发现 c.709-7del6 突变的临床表型相对较轻；在随访过程中发现有 2 例新发和 4 例复发心脏黏液瘤，6 例亚临床肢端肥大症和 1 例双侧睾丸钙化。对本病例及携带基因突变的亲属，后续密切随访至关重要。磷酸二酯酶生理情况下将 cAMP 降解为 AMP，*PDE* 基因失活突变导致细胞内 cAMP 水平增加，在肾上腺皮质细胞中可引起皮质醇过度合成分泌。*PDE11A* 定位于 2q31.2，*PDE11A* 突变在伴有 PPNAD 的 CNC 患者中的发生率明显高于不伴 PPNAD 的患者。

此外，在携带 *PRKAR1A* 突变的 CNC 患者会同时合并 *PDE11A* 失活突变。研究发现与健康对照组相比，CNC 患者的 *PDE11A* 变异频率更高。在 CNC 患者中，与无 PPNAD 的患者相比，有 PPNAD 的患者更容易发生 *PDE11A* 突变。在患有 PPNAD 的患者中，男性比女性更容易发生 *PDE11A* 突变。*PDE11A* 变异与男性 PPNAD 和睾丸大细胞钙化型支持细胞瘤共存呈显著相关。因此研究

提示 *PDE11A* 可能是 *PRKAR1A* 突变患者睾丸和肾上腺肿瘤发生的遗传修饰因子，这类患者易合并 PPNAD 及睾丸肿瘤。而本例男性患者的基因结果显示同时存在 *PDE11A* 杂合突变和 *PRKAR1A* 杂合突变，因此该患者需警惕睾丸肿瘤的发生。

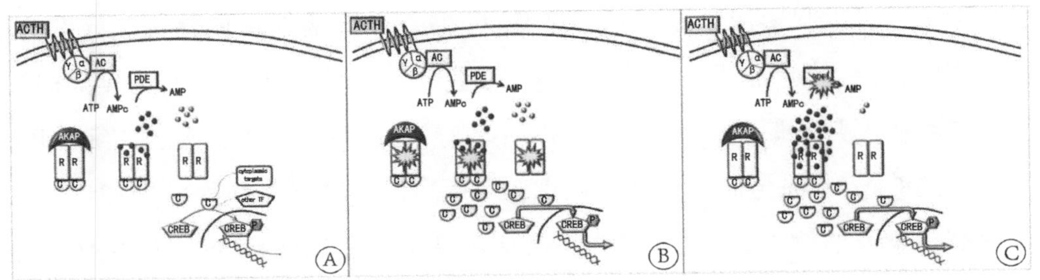

A：cAMP/PKA 通路的生理激活；B：*PRKAR1A* 失活突变导致 PKA 催化亚基分解增加；C：*PDE* 基因失活突变导致 cAMP 的降解受损，导致 cAMP 水平升高。

图中 R：PKA 调控亚基；图中 C：PKA 的催化亚基；图中 PDE：磷酸二酯酶；图中 AKAP：激酶锚定蛋白；图中 AC：腺苷酸环化酶；图中 CREB：cAMP 反应元件结合蛋白。

图 12-7　CNC 发病机制

引自：IWATA T，TAMANAHA T，KOEZUKA R，et al. Germline deletion and a somatic mutation of the PRKAR1A gene in a carney complex-related pituitary adenoma. Eur J Endocrinol，2015，172（1）：K5-K10.

回顾本病例第一次住院期间，小剂量及大剂量地塞米松抑制试验后皮质醇反常升高，肾上腺增强 CT 再次阅片可见双侧肾上腺结节样增生，手术病理切片再次阅片可见明显脂褐素在胞浆内沉积，均提示 PPNAD 可能，但由于临床特点不典型导致误诊，本例患者的经验教训希望给大家提供一定的借鉴。

综上所述，Carney 综合征是一组罕见的遗传性疾病，PPNAD 是其中常见的组分之一，临床表现不典型，容易被忽视。大剂量地塞米松抑制试验皮质醇反常升高、影像学肾上腺结节样增粗及病理特征性脂褐素沉积是其较突出的特点，致病基因主要包括 *PRKAR1A*、*PDE11A* 突变等。

【病例点评】

库欣综合征三大常见病因是库欣病、异位 ACTH 综合征和 ACTH 非依赖性肾上腺腺瘤，其他如异位 CRH 分泌、原发性色素沉着性小结节性肾上腺增生（PPNAD）、ACTH 非依赖性肾上腺大结节样增生均为罕见病。ACTH 非依赖性

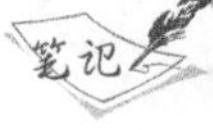

肾上腺大结节样增生的肾上腺影像学非常有特征，而 PPNAD 部分患者表现为腺瘤样，则易被误判为肾上腺腺瘤。

我科每年新诊断近百例库欣综合征患者，对库欣综合征诊断实施规范化标准化临床路径管理。该患者首次入院后根据检查快速判断为 ACTH 非依赖性库欣综合征，肾上腺影像学提示肾上腺腺瘤，即转诊患者至泌尿外科进行手术，其家族史、特征性皮肤斑点样色素沉着、地塞米松抑制试验的反常特点未被关注，导致病因判断偏差，所幸治疗方案一致。笔者经过对本病例的详细分析，对罕见的 Carney 综合征有了新的认识，对库欣综合征罕见病因识别和诊疗有了提高。细心的读者也许发现该患者 2018 年 2 月和 2018 年 11 月两次住院血尿皮质醇均升高情况下 ACTH 水平的差异。库欣综合征判断 ACTH 依赖与否的切割点依赖于 ACTH 检测的灵敏度。2018 年 2 月使用放免法，ACTH 最小可测值 < 10 pg/mL，此时判断 ACTH 依赖性切割点是 > 20 pg/mL，该患者测定结果是 10.2 pg/mL；2018 年 11 月换用化学发光法，最小可测值为 < 1 pg/mL，该患者测定结果是 1.3 pg/mL，我们均判断为 ACTH 非依赖性。因此强调各医院建立各自方法学相关的诊断切割点之重要。

撰写：季立津　审校：张烁　点评：叶红英

【参考文献】

1. CHEVALIER B，VANTYGHEM M C，ESPIARD S. Bilateral adrenal hyperplasia：pathogenesis and treatment. Biomedicines，2021，9（10）：1397.
2. 李伟，冯凯，王鸥，等 . 8 例原发性色素性结节状肾上腺皮质病的临床分析 . 基础医学与临床，2010，30（5）：538-541.
3. 李乐乐，周晓涛，谷伟军，等 . 原发性色素沉着性结节性肾上腺皮质病 2 例报道并文献复习 . 山西医科大学学报，2013，44（3）：218-223.
4. CORREA R，SALPEA P，STRATAKIS C A. Carney complex：an update. Eur J Endocrinol，2015，173（4）：M85-M97.
5. BOIKOS S A，STRATAKIS C A. Carney complex：pathology and molecular genetics. Neuroendocrinology，2006，83（3/4）：189-199.

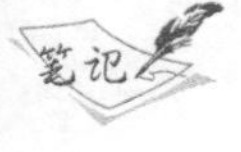

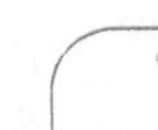

6. WILKES D，CHARITAKIS K，BASSON C T. Inherited disposition to cardiac myxoma development. Nat Rev Cancer，2006，6（2）：157-165.

7. BOUYS L，BERTHERAT J. MANAGEMENT OF ENDOCRINE DISEASE： carney complex：clinical and genetic update 20 years after the identification of the CNC_1（PRKAR1A）gene. Eur J Endocrinol，2021，184（3）：R99-R109.

8. IWATA T，TAMANAHA T，KOEZUKA R，et al. Germline deletion and a somatic mutation of the PRKAR1A gene in a carney complex-related pituitary adenoma. Eur J Endocrinol，2015，172（1）：K5-K10.

9. ANSELMO J，MEDEIROS S，CARNEIRO V，et al. A large family with carney complex caused by the S147G PRKAR1A mutation shows a unique spectrum of disease including adrenocortical cancer. J Clin Endocrinol Metab，2012，97（2）：351-359.

10. ESPIARD S，VANTYGHEM M C，ASSIÉ G，et al. Frequency and incidence of carney complex manifestations： a prospective multicenter study with a three-year follow-up. J Clin Endocrinol Metab，2020，105（3）：dgaa002.

11. LIBÉ R，HORVATH A，VEZZOSI D，et al. Frequent phosphodiesterase 11A gene（PDE11A）defects in patients with carney complex（CNC）caused by PRKAR1A mutations： PDE11A may contribute to adrenal and testicular tumors in *CNC* as a modifier of the phenotype. J Clin Endocrinol Metab，2011，96（1）：E208-E214.

第 13 章
非 ACTH 依赖性双侧肾上腺大结节样增生

【病史摘要】

患者，男性，41 岁，因“发现高血压 7 年，双侧肾上腺占位 1 年”于 2017 年 6 月入院。

患者 2010 年（34 岁）体检发现血压 150/100 mmHg，不规则口服降压药，血压最高 160/110 mmHg。2016 年起至今口服氨氯地平 5 mg qd 联合厄贝沙坦 0.15 g qd，血压控制于 140/95 mmHg 左右。2016 年 5 月体检发现双侧肾上腺占位，未予重视。2017 年 4 月于当地医院行 CT 检查，发现右肾小结石；左肾低密度灶，考虑囊肿；双侧肾上腺占位。2017 年 5 月就诊于我院泌尿外科，评估肾上腺功能：晨血皮质醇 16.19 μg/dL，血 ACTH 10.9 pg/mL，24 小时尿游离皮质醇 247.32 μg/ ↑，非卧位 2 h 血醛固酮 16.97 ng/dL，肾素活性 2.2 ng/（mL · h），ARR 7.71，原醛筛查阴性（＞ 30 为筛查阳性），24 h 尿香草扁桃酸 33.1 μ mol，血电解质正常。为进一步诊治转入我科住院。

自患病以来，患者精神好，胃纳可，睡眠好，大便 2 ～ 3 次 / 日，为成形便，小便正常，体重无明显改变。

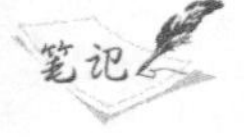

患者 2010 年曾行扁桃体摘除术，2016 年曾行肛周脓肿手术。吸烟 20 余年，平均 20 支 / 日，未戒烟。否认饮酒史。父母非近亲结婚，患者足月顺产，过程顺利，发育正常，已婚已育。父亲有痛风、高血压、冠心病病史。

【体格检查】

T：36.6℃，P：80 次 / 分，R：16 次 / 分，BP：164/115 mmHg，身高：172 cm，体重：89 kg，BMI：30.08 kg/m^2，腰围 97 cm，臀围 117 cm。神清，全身皮肤无皮疹、无色素沉着。无满月脸、多血质面容，无水牛背；甲状腺未触及肿大。双肺呼吸音清，未闻及干、湿性啰音。心率 80 次 / 分，律齐；腹平，腹部无紫纹，腹壁软，全腹无压痛，无肌紧张及反跳痛，肝脾肋下未触及，肝肾脏无叩击痛，肠鸣音 10 次 / 分。肛门及外生殖器未见异常，脊柱、四肢无畸形，关节无红肿，无杵状指（趾），双下肢无水肿。四肢肌力、肌张力正常，生理反射正常，病理反射未引出。

【实验室检查】

（1）血常规：白细胞计数：13.58 × 10^9/L ↑，中性粒细胞比率：83 % ↑，淋巴细胞比率：13%，单核细胞比率：3.6%，嗜酸性粒细胞比率：0.1%，嗜碱性粒细胞比率：0.3%，血红蛋白：133 g/L，血小板：330 × 10^9/L。

（2）尿、粪常规 + 隐血、肝肾功能、肿瘤标志物均未见明显异常。

（3）血电解质：钾：3.8 mmol/L，钠：142 mmol/L，氯化物：103 mmol/L，二氧化碳结合力：20.3 mmol/L，血钙：2.35 mmol/L，无机磷：0.97 mmol/L，血镁：0.77 mmol/L。

（4）OGTT：0 min：4.6 mmol/L，2 h：8.5 mmol/L；胰岛素：0 min ：9.3 mU/L，2 h：100.7 mU/L。

（5）血脂：总胆固醇：3.86 mmol/L，甘油三酯：1.45 mmol/L，高密度脂蛋白胆固醇：1.12 mmol/L，低密度脂蛋白胆固醇：2.29 mmol/L。

（6）肾上腺功能评估：

1）非卧位 2 h 血醛固酮：18.4 ng/dL ；肾素活性：0.8 ng/（mL · h）↓，醛固酮肾素比值 23（ > 30 为筛查阳性）。

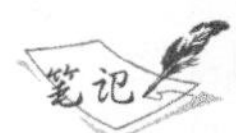

2）血皮质醇昼夜节律（8am—4pm—0am）：14.12 μg/dL—12.8 μg/dL—13.08 μg/dL。血 ACTH 昼夜节律（8am—4pm—0am）：< 10 pg/mL—< 10 pg/mL— 13.5 pg/mL（放免法）。

3）24 h 尿游离皮质醇 162.2 μg ↑。

4）午夜一次法 1 mg 小剂量地塞米松抑制试验：次晨血皮质醇 13.53 μg/dL。

5）48 h 大剂量（2 mg q6h）地塞米松抑制试验：服药第 1 和第 2 天 24 h UFC 为 114.75 μg 和 144.72 μg。

6）变肾上腺素（MN）：28.74 pg/mL，去甲变肾上腺素（NMN）：126.3 pg/mL。

7）E_2：< 42.6 pmol/L，孕酮：1.1 nmol/L，LH：2.46 IU/L，FSH：3.81 IU/L，PRL：9.02 ng/mL，脱氢异雄酮：0.5 μmol/L ↓，睾酮：6.07 nmol/L ↓。

8）甲状腺功能正常。

【辅助检查】

（1）心电图：窦性心律，顺时针向转位。

（2）超声：甲状腺两叶结节，TI-RADS 3 类。双侧颈部淋巴结未见明显异常肿大。双侧颈动脉、椎动脉（显示段）未见斑块形成，血流通畅，左侧颈内动脉流速偏低。轻度脂肪肝。右肾下极错钩瘤可能，左肾囊肿伴钙化；双肾血供丰富，流速及阻力指数在正常范围。胆囊、胰腺、脾脏未见明显异常。

（3）胸部 CT：两肺纹理增多。

（4）肾上腺增强 CT（图 13-1）：双侧肾上腺体部及内外支明显增粗，呈结节样改变，CT 值 5 到 –5 HU，超过同侧膈脚横径，增强后明显不均匀强化；左肾盏及右侧输尿管上段可见钙化灶；双肾多发小圆形无强化灶。检查结论：双侧大结节性肾上腺增粗；左肾盏及右侧输尿管上段结石；双肾小囊肿。随访。

（5）骨密度：腰椎正位和左股骨颈骨密度测量，T 值分别为 –1.2 及 0.3，Z 值分别为 –1.0 及 0.9。检查结论：骨密度在同龄人范围内。

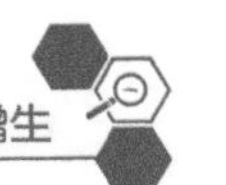

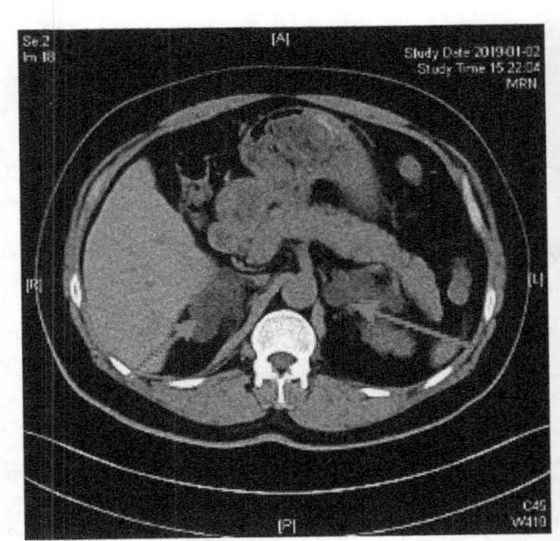

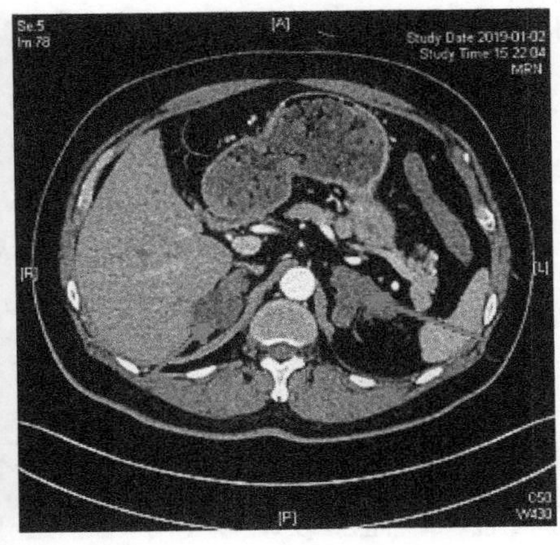

箭头所指为双侧大结节性肾上腺增粗。

图 13-1　肾上腺 CT 平扫及增强（2019-01-02）

【基因检测】

ARMC5 基因杂合突变：*ARMC5*：NM_001105247：c.2140C ＞ T：p.Arg619*，*ARMC5* 基因第 2140 位核苷酸由胞嘧啶脱氧核苷酸变为胸腺嘧啶脱氧核苷酸，导致其编码的蛋白第 619 号密码子变为终止密码子。父母基因未检测。ACMG 变异分类为 2 类（可能致病）。

【诊断与诊断依据】

1. 临床诊断

（1）库欣综合征，非 ACTH 依赖性双侧肾上腺大结节样增生。

（2）甲状腺结节（TI-RADS 3 类）。

（3）轻度脂肪肝；左肾盏及右侧输尿管上段结石；双肾囊肿。

2. 诊断依据

（1）库欣综合征，非 ACTH 依赖性双侧肾上腺大结节样增生：患者为中年男性，患高血压 7 年；查血皮质醇昼夜节律紊乱，24 h 尿游离皮质醇明显升高，小剂量地塞米松抑制试验不被抑制，库欣综合征定性诊断成立。血 ACTH 水平降低，考虑为非 ACTH 依赖性库欣综合征。进一步行大剂量地塞米松抑制试验不被抑制，结合肾上腺增强 CT：双侧肾上腺体部及内外支明显增粗，呈结节样改变，考虑为双侧肾上腺大结节样增生。并发症评估：患者高血压发病年龄早，

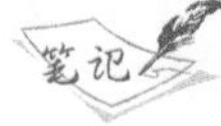

舒张压较高，考虑为继发性高血压，合并肥胖、糖耐量受损。

（2）甲状腺结节（TI-RADS 3 类）：入院后甲状腺超声提示甲状腺两叶结节，TI-RADS 3 类。

（3）轻度脂肪肝、左肾盏及右侧输尿管上段结石、双肾囊肿：根据入院后腹部超声及 CT 结果考虑上述诊断。

【诊疗经过】

患者库欣综合征、非 ACTH 依赖性双侧肾上腺大结节样增生诊断明确。

监测血压，血压波动在 170/120 mmHg 左右，予停用氨氯地平、厄贝沙坦，调整降压方案为甲磺酸多沙唑嗪缓释片 4 mg bid、硝苯地平控释片 30 mg bid。

进行肾上腺异常受体表达的临床筛查试验，结果如下。

（1）体位试验（表 13-1）：血皮质醇峰值为基础值的 157%，考虑为阳性。

表 13-1　体位试验

指标	时间					
	-15 min 平卧	0 min 保持立位	30 min	60 min	90 min	120 min
F（μg/dL）	12.28	11.34	16.4	16.38	19.38	15.69

（2）混合餐试验（表 13-2）：血皮质醇峰值为基础值的 106%，考虑为阴性。

表 13-2　混合餐试验

指标	时间				
	0 min	30 min	60 min	90 min	120 min
F（μg/dL）	14.9	15.85	13.39	10.66	10.31

（3）ACTH 兴奋试验（ACTH 25 U 静脉注射）（表 13-3）：血皮质醇峰值为基础值的 418%，考虑为强阳性。

表 13-3　ACTH 兴奋试验

指标	时间				
	0 min	30 min	60 min	90 min	120 min
F（μg/dL）	13.65	43.77	53.11	56.94	57.03

（4）戈那瑞林兴奋试验（戈那瑞林 100 μg 静脉注射）（表 13-4）：血皮质醇峰值为基础值的 109%，考虑为阴性。

表 13-4　戈那瑞林兴奋试验

指标	时间				
	0 min	30 min	60 min	90 min	120 min
F（μg/dL）	20.94	19.17	22.09	20.96	23

（5）甲氧氯普胺兴奋试验（甲氧氯普胺 10 mg 口服）（表 13-5）：血皮质醇峰值为基础值的 122%，考虑为阴性。

表 13-5　甲氧氯普胺兴奋试验

指标	时间				
	0 min	30 min	60 min	90 min	120 min
F（μg/dL）	19.51	18.71	22.03	18.23	23.9

（6）去氨加压素兴奋试验（去氨加压素 10 μg 肌内注射）（表 13-6）：血皮质醇峰值为基础值的 93%，考虑为阴性。

表 13-6　去氨加压素兴奋试验

指标	时间				
	0 min	30 min	60 min	90 min	120 min
F（μg/dL）	12.58	11.69	10.62	11.17	10.66

结合上述功能试验结果：体位试验阳性、去氨加压素兴奋试验阴性，考虑异位 β- 肾上腺素能受体可能，遂加用美托洛尔缓释片，监测血压和血尿皮质醇，观察疗效，无效则建议手术治疗。患者血压控制于（140 ～ 150）/（90 ～ 100）mmHg，体重无下降。2018 年 12 月复查 24 h 尿皮质醇 304.22 μg ↑，血皮质醇（8am）19.57 μg/dL，考虑美托洛尔控制皮质醇疗效不佳，建议患者行泌尿外科手术治疗。

2019 年 1 月和 7 月患者先后行腹腔镜下右侧和左侧肾上腺全切术，病理结果为（肾上腺及肿物）病变符合肾上腺皮质结节状增生。首次术后皮质醇降低仍高于正常；第二次术后口服氢化可的松早 20 mg—下午 10 mg—晚 10mg、氟氢可的松 0.05 mg bid 替代治疗，降压药物减量。术后一个月氢化可的松减量为 10 mg tid，停用硝苯地平控释片，监测血压正常，支持患者为继发性高血压。2020 年 2 月，患者氢化可的松减量为 10 mg bid 口服，复查电解质正常，后自

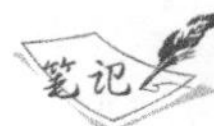

行停用氟氢可的松。2020年12月，患者因腹泻2天、乏力明显、肌肉酸痛就诊，查BP 125/70 mmHg，血钠131.7 mmol/L，血钾7.5 mmol/L，当地医院予降血钾对症治疗的同时，患者开始口服氟氢可的松0.05 mg bid，氢化可的松加量为10 mg tid口服，血钾逐步下降至4.43 mmol/L。最终调整替代方案为：氢化可的松每日20 mg（早2/3片、下午1/3片）、氟氢可的松0.05 mg qd口服，监测血压、电解质、肾素水平基本正常，告知患者应激时氢化可的松适当加量。

【相关知识点】

1. 高血压肥胖患者继发性高血压的识别和筛查

应重视肥胖患者继发性高血压的识别与病因筛查，如原发性醛固酮增多症、睡眠呼吸暂停综合征、库欣综合征。当出现难治性高血压、肾上腺意外瘤、不能解释的肾性失钾时，应筛查原发性醛固酮增多症与库欣综合征。当患者有典型的体征，如满月脸、向心性肥胖、近端肌无力、瘀斑时，应筛查库欣综合征。

2. 库欣综合征的筛查对象和方法及病因鉴别

当患者出现与年龄不符的异常表现（如年轻成人出现骨质疏松或高血压），以及在任何年龄出现难治性高血压、重度骨质疏松，或出现典型库欣体征（多血质面容、近端肌病、皮肤紫纹/瘀斑），或检出肾上腺意外瘤时，应筛查库欣综合征。筛查方法包括皮质醇昼夜节律、24小时尿游离皮质醇、唾液皮质醇、小剂量地塞米松抑制试验。库欣综合征可能是由于垂体或异位ACTH分泌过度或CRH过度分泌（ACTH依赖性）或因肾上腺自主分泌过多的皮质醇（称为非ACTH依赖性）而导致的。

本例患者为年轻男性，高血压伴双侧肾上腺占位，皮质醇昼夜节律紊乱、24小时尿游离皮质醇升高、小剂量地塞米松抑制试验不被抑制，ACTH < 10 pg/mL，故非ACTH依赖性库欣综合征诊断成立。

非ACTH依赖性库欣综合征的病因包括肾上腺腺瘤、肾上腺皮质癌、非ACTH依赖性双侧肾上腺大结节样增生、原发性色素沉着结节性肾上腺皮质病等，肾上腺薄层CT扫描结果可助鉴别。

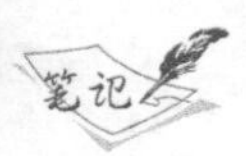

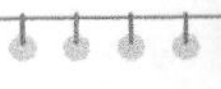

3. AIMAH 发生的分子机制

非 ACTH 依赖性皮质大结节样肾上腺增生（ACTH independent macronodular adrenal hyperplasia，AIMAH）是肾上腺皮质异位表达多种激素受体所致的非 ACTH 依赖的库欣综合征中的一种特殊类型，主要与遗传缺陷相关。近期研究发现，AIMAH 通常存在家族遗传，其中 50％的病例存在 *ARMC5* 基因突变。*ARMC5* 位于染色体 16p11.2，是一种抑癌基因，其他突变基因还包括 *MEN-1*、*APC*、*PDE11A*、*GNAS*、*MC2R* 等。目前认为，cAMP/PKA 信号通路的过度激活在发病中起了重要的作用。在不依赖 ACTH 的情况下，其皮质醇合成和分泌增多的机制已经基本明了，自发分泌皮质醇的肾上腺增生组织受控于 ACTH 以外的异位激素受体表达。在特定的病理调节下，肾上腺皮质可表达很多异位激素受体，这些受体多属于 G 蛋白偶联受体类型，主要包括 LH/hCG 受体、FSH 受体、GIP 受体、VIP 受体、TSH 受体及血管紧张素受体等。上述受体被激活后其下游的 G 蛋白 -cAMP 信号上调，可促进细胞增生分化及皮质醇的合成与分泌。

4. AIMAH 的临床特点及影像学特征

AIMAH 临床上多表现为库欣综合征（CS）、亚临床 CS，伴或不伴有其他系统病变。通常在确诊时，患者典型的 CS 表现已有多年。但病情进展缓慢，症状和体征比较轻微。有的患者还可表现为盐皮质激素过多的临床症状，如高血压、低血钾。本例患者即因高血压就诊，表现为顽固性高血压。亚临床 CS 和部分肾上腺意外瘤患者没有典型的 CS 表现。实验室检查可见血皮质醇升高，而 ACTH 降低，尿游离皮质醇升高。AIMAH 的影像检查具有一定特异性，典型 CT 表现为双侧肾上腺显著增大伴多发凸出结节，结节大小不一，结节直径通常大于 1 cm，甚至超过 5 cm，呈软组织密度影且增强扫描呈中度均匀强化，部分病例结节融合呈“生姜样”改变。典型的磁共振成像表现为 T_1 加权像上呈低信号，T_2 加权像上呈高信号，磁共振化学位移成像上信号丢失。AIMAH 的影像特点与转移瘤有一定的相似性，但应用磁共振化学位移成像技术可明显区分，AIMAH 富含脂质，同相位肿瘤富含的脂质和水的质子信号叠加信号加强，反相位脂质和水的信号相减信号明显减低，而转移性肿瘤磁共振化学位移成像

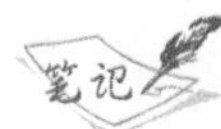

上信号减退不明显。根据库欣综合征的表现、生化证据及肾上腺典型的影像学改变需考虑 AIMAH。

5. 肾上腺异位激素受体的筛查及其意义

随着 AIMAH 病理生理机制研究的进展，异位激素受体的发现为药物治疗提供了可能性，例如，奥曲肽可治疗 GIP 依赖性 CS，普萘洛尔可抑制异位 β-肾上腺素能受体相关的 CS 。遗憾的是，目前常规临床中尚无法对肾上腺异位激素受体表达进行直接测定与验证，仅能通过功能试验间接推测并尝试治疗。临床上为筛选潜在的肾上腺异位激素受体，需在几天内分别每隔 30 ～ 60 分钟、连续 2 ～ 3 小时序贯进行各种功能试验（如体位试验、混合餐试验、CRH、TRH、GnRH、AVP 激发试验等），并测定血浆皮质醇等激素的变化。一般规定，皮质醇变化小于 25%者为无反应，25%～ 49%为部分反应，50%以上为阳性反应。初筛阳性的受体需进一步完善相应的激发和抑制试验，最终确认异位受体的表达（图 13-2）。既往研究中，约 50%的患者报告了对多达 4 种功能试验的反应，这表明单个患者可能同时存在多种异常受体表达。

在本病例中，患者体位试验阳性、去氨加压素兴奋试验阴性，我们考虑异位 β-肾上腺素能受体可能，遂加用美托洛尔缓释片控制血压及皮质醇分泌，但服药后皮质醇高分泌并未缓解，血压仍难以控制，疗效欠佳。由此我们推测原因可能与 β-受体阻滞剂的剂量较小有关。在 1 个 AIMAH 病例研究中，1 位 64 岁的白种人女性每日需口服 320 mg 普萘洛尔才能使皮质醇分泌持续正常化和库欣体征逐渐消失。患者坚持用药 8 个月后，因出现雷诺综合征和严重乏力而停药，降低普萘洛尔剂量或改用阿替洛尔均不能控制皮质醇水平，最终行一侧肾上腺切除术才得以缓解。本病例患者为年轻男性，因长期大剂量使用 β-受体阻滞剂可能影响男性功能，故未进一步尝试。

因混合餐试验为阴性，未行奥曲肽治疗。

6. AIMAH 的治疗及预后

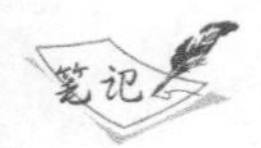

双侧肾上腺切除是 AIMAH 的标准治疗方法。但双侧肾上腺切除术后会导致患者终身皮质功能减退，也有一些病例报道认为单侧肾上腺切除是一种安全、

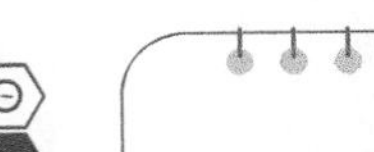

有效的选择。本例 AIMAH 患者因药物疗效不佳，最终行双侧肾上腺切除术，术后出现肾上腺皮质功能减退。患者术后停用所有降压药，并长期口服氢化可的松＋氟氢可的松替代治疗。

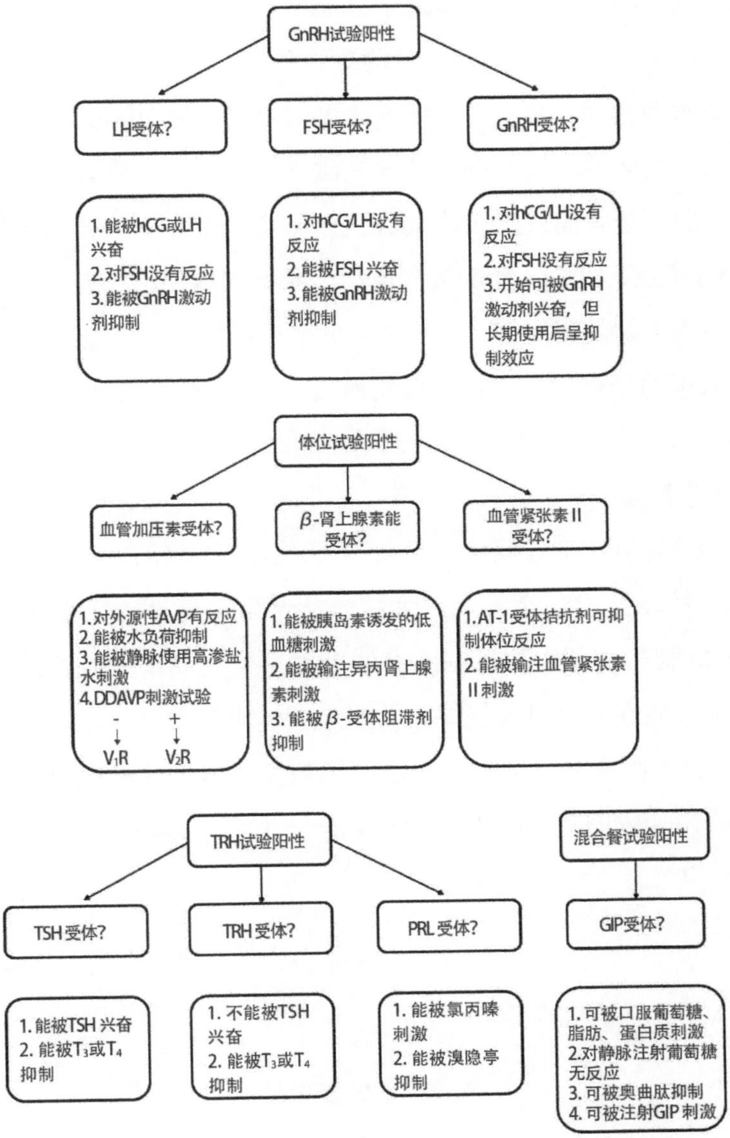

GnRH试验阳性

- LH受体?
  1. 能被hCG或LH兴奋
  2. 对FSH没有反应
  3. 能被GnRH激动剂抑制
- FSH受体?
  1. 对hCG/LH没有反应
  2. 能被FSH 兴奋
  3. 能被GnRH激动剂抑制
- GnRH受体?
  1. 对hCG/LH没有反应
  2. 对FSH没有反应
  3. 开始可被GnRH激动剂兴奋，但长期使用后呈抑制效应

体位试验阳性

- 血管加压素受体?
  1. 对外源性AVP有反应
  2. 能被水负荷抑制
  3. 能被静脉使用高渗盐水刺激
  4. DDAVP刺激试验 － → V_1R；＋ → V_2R
- β-肾上腺素能受体?
  1. 能被胰岛素诱发的低血糖刺激
  2. 能被输注异丙肾上腺素刺激
  3. 能被 β-受体阻滞剂抑制
- 血管紧张素 II 受体?
  1. AT-1受体拮抗剂可抑制体位反应
  2. 能被输注血管紧张素 II 刺激

TRH试验阳性

- TSH 受体?
  1. 能被TSH 兴奋
  2. 能被 T_3 或 T_4 抑制
- TRH 受体?
  1. 不能被TSH 兴奋
  2. 能被 T_3 或 T_4 抑制
- PRL 受体?
  1. 能被氯丙嗪刺激
  2. 能被溴隐亭抑制

混合餐试验阳性

- GIP受体?
  1. 可被口服葡萄糖、脂肪、蛋白质刺激
  2. 对静脉注射葡萄糖无反应
  3. 可被奥曲肽抑制
  4. 可被注射GIP 刺激

图 13-2　功能试验与异位激素受体表达的关系及进一步确诊的方案

［改编自：LACROIX A. ACTH-independent macronodular adrenal hyperplasia. Best Pract Res Clin Endocrinol Metab，2009，23（2）：245-259.］

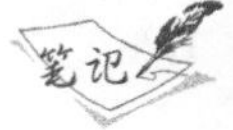

7. 双侧肾上腺手术后肾上腺皮质功能减退的替代治疗及其注意事项

患者 AIMAH 诊断明确，手术切除双侧肾上腺后，肾上腺束状带分泌的糖皮质激素与球状带分泌的盐皮质激素均缺乏，故术后需糖皮质激素与盐皮质激素替代治疗。首选短效的糖皮质激素，术后逐步减量至能够缓解糖皮质激素缺乏相关症状的最低剂量，常用氢化可的松，分 2 ～ 3 次 / 日口服，大致模拟生理性皮质醇昼夜节律。本例患者最终氢化可的松调整为 20 mg/d，早 2/3 片、下午 1/3 片口服。氢化可的松有部分盐皮质激素活性，我们将氟氢可的松减量为 0.05 mg qd 口服，患者出院后多次复查血电解质正常，立位肾素浓度在正常范围上限。双侧肾上腺切除后肾上腺皮质功能减退的替代治疗应注意：在应激状况下，糖皮质激素剂量需加倍；若出现大量出汗，如夏季高温、运动量加大时，还需增加氟氢可的松剂量。应定期监测血压、电解质、空腹皮质醇、立位肾素浓度，观察有无水肿，及时调整替代剂量。

【病例点评】

AIMAH 是非 ACTH 依赖性库欣综合征的罕见类型，进展缓慢，肾上腺影像特点具有特征性（双侧肾上腺大结节状增生，可呈“生姜样”）。随着对 AIMAH 分子机制和病理生理机制研究的进展，异位激素受体表达的发现为药物治疗提供了可能性，但目前仍缺乏长期疗效等相关数据。该患者经系统评估考虑异位 β - 肾上腺素能受体表达可能，用美托洛尔治疗没有明确的效果，因此双侧肾上腺切除依旧是 AIMAH 的标准治疗方法，术后肾上腺皮质功能减退的规范治疗和患者教育非常重要。

撰写：陈立立　审校：苗青　点评：叶红英

【参考文献】

1. LACROIX A，BOURDEAU I，LAMPRON A，et al. Aberrant G-protein coupled receptor expression in relation to adrenocortical overfunction. Clin Endocrinol（Oxf）, 2010，73（1）：1-15.

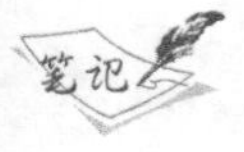

2. ASSIÉ G，LIBÉ R，ESPIARD S，et al. ARMC5 mutations in macronodular adrenal hyperplasia with Cushing's syndrome. N Engl J Med，2013，369（22）：2105-2114.

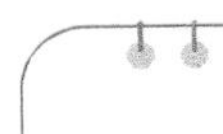

3. HSIAO H P, KIRSCHNER L S, BOURDEAU I, et al. Clinical and genetic heterogeneity, overlap with other tumor syndromes, and atypical glucocorticoid hormone secretion in adrenocorticotropin-independent macronodular adrenal hyperplasia compared with other adrenocortical tumors. J Clin Endocrinol Metab, 2009, 94 (8): 2930-2937.

4. HOFLAND J, HOFLAND L J, VAN KOETSVELD P M, et al. ACTH-independent macronodular adrenocortical hyperplasia reveals prevalent aberrant in vivo and in vitro responses to hormonal stimuli and coupling of arginine-vasopressin type 1a receptor to 11 β -hydroxylase. Orphanet J Rare Dis, 2013, 8: 142.

5. DE JOUSSINEAU C, SAHUT-BARNOLA I, LEVY I, et al. The cAMP pathway and the control of adrenocortical development and growth. Mol Cell Endocrinol, 2012, 351 (1): 28-36.

6. FRAGOSO M C B V, DOMENICE S, LATRONICO A C, et al. Cushing's syndrome secondary to adrenocorticotropin-independent macronodular adrenocortical hyperplasia due to activating mutations of GNAS1 gene. J Clin Endocrinol Metab, 2003, 88 (5): 2147-2151.

7. BOURDEAU I, MATYAKHINA L, STERGIOPOULOS S G, et al. 17q22-24 chromosomal losses and alterations of protein kinase a subunit expression and activity in adrenocorticotropin-independent macronodular adrenal hyperplasia. J Clin Endocrinol Metab, 2006, 91 (9): 3626-3632.

8. LIBÉ R, COSTE J, GUIGNAT L, et al. Aberrant cortisol regulations in bilateral macronodular adrenal hyperplasia: a frequent finding in a prospective study of 32 patients with overt or subclinical Cushing's syndrome. Eur J Endocrinol, 2010, 163 (1): 129-138.

9. NEWELL-PRICE J, BERTAGNA X, GROSSMAN A B, et al. Cushing's syndrome. Lancet, 2006, 367 (9522): 1605-1617.

10. STRATAKIS C A. Cushing syndrome caused by adrenocortical tumors and hyperplasias (corticotropin- independent Cushing syndrome). Endocr Dev, 2008, 13: 117-132.

11. LACROIX A. ACTH-independent macronodular adrenal hyperplasia. Best Pract Res Clin Endocrinol Metab, 2009, 23 (2): 245-259.

12. GHAYEE H K, REGE J, WATUMULL L M, et al. Clinical, biochemical, and molecular characterization of macronodular adrenocortical hyperplasia of the zona reticularis: a new syndrome. J Clin Endocrinol Metab, 2011, 96 (2): E243-E250.

13. MALAYERI A A, ZAHEER A, FISHMAN E K, et al. Adrenal masses: contemporary imaging characterization. J Comput Assist Tomogr, 2013, 37 (4): 528-542.

14. KARAPANOU O，VLASSOPOULOU B，TZANELA M，et al. Adrenocorticotropic hormone independent macronodular adrenal hyperplasia due to aberrant receptor expression： is medical treatment always an option? Endocr Pract，2013，19（3）：e77-e82.
15. RITZEL K，BEUSCHLEIN F，MICKISCH A，et al. Outcome of bilateral adrenalectomy in Cushing's syndrome： a systematic review. J Clin Endocrinol Metab，2013，98（10）：3939-3948.
16. DALVI A N，THAPAR P M，THAPAR V B，et al. Laparoscopic adrenalectomy for large tumours： single team experience. J Minim Access Surg，2012，8（4）：125-128.
17. XU Y Z，RUI W B，QI Y C，et al. The role of unilateral adrenalectomy in corticotropin-independent bilateral adrenocortical hyperplasias. World J Surg，2013，37（7）：1626-1632.
18. KOBAYASHI T，MIWA T，KAN K S，et al. Usefulness and limitations of unilateral adrenalectomy for ACTH-independent macronodular adrenal hyperplasia in a patient with poor glycemic control. Intern Med，2012，51（13）：1709-1713.
19. PREUMONT V，MERMEJO L M，DAMOISEAUX P，et al. Transient efficacy of octreotide and pasireotide （SOM230） treatment in GIP-dependent Cushing's syndrome. Horm Metab Res，2011，43（4）：287-291.
20. MAZZUCO T L，THOMAS M，MARTINIE M，et al. Cellular and molecular abnormalities of a macronodular adrenal hyperplasia causing beta-blocker-sensitive Cushing's syndrome. Arq Bras Endocrinol Metabol，2007，51（9）：1452-1462.
21. LACROIX A，TREMBLAY J，ROUSSEAU G，et al. Propranolol therapy for ectopic beta-adrenergic receptors in adrenal Cushing's syndrome. N Engl J Med，1997，337（20）：1429-1434.
22. VASSILIADI D A，TSAGARAKIS S. Diagnosis and management of primary bilateral macronodular adrenal hyperplasia. Endocr Relat Cancer，2019，26（10）：R567-R581.
23. MAZZUCO T L，CHAFFANJON P，MARTINIE M，et al. Adrenal Cushing's syndrome due to bilateral macronodular adrenal hyperplasia： prediction of the efficacy of beta-blockade therapy and interest of unilateral adrenalectomy. Endocr J，2009，56（7）：867-877.

第 14 章 男性先天性肾上腺增生症（21- 羟化酶缺陷）两例

病例 1　双侧肾上腺术后持续高 ACTH、肾上腺占位复发病因待查

【病史摘要】

患者，男性，1968 年出生，因“双侧肾上腺术后肾上腺皮质功能减退”于 2019 年 11 月入院。

患者 2007 年（39 岁）发现血压升高，最高 140/95 mmHg。2009 年 7 月因呃逆不适行体检，B 超检查发现双侧肾上腺占位，肾上腺 CT 示左侧肾上腺占位（6 cm × 9 cm），髓样脂肪瘤可能；右侧肾上腺占位，大小约 1.8 cm × 3 cm。于当地医院手术切除左肾上腺肿瘤，病理为“左肾上腺髓样脂肪瘤”。术后呃逆症状消失，时有心悸症状发作，自测心率 90 ～ 105 次 / 分。2010 年 11 月复查肾上腺 MRI 示“左肾上腺肿瘤术后，局部结构紊乱，仍有小结节；右肾上腺

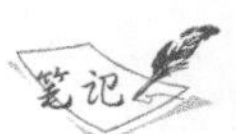

占位，考虑良性肿瘤”。2010 年 12 月于外院行右肾上腺肿瘤切除术，病理“右肾上腺皮质腺瘤（3.5 cm × 3 cm × 2 cm）”。两次术前血 ACTH 和皮质醇结果不详。术后口服泼尼松 5 mg bid，3 个月减为 5 mg qd，1 个月后停药。停药后出现疲乏嗜睡，2011 年 4 月查晨血皮质醇：10 μg/dL，ACTH：> 1250 pg/mL，24 h 尿皮质醇：278.55 μg ↑，予醋酸可的松早 25 mg、下午 12.5 mg 口服，半年后改为泼尼松早 5 mg、下午 2.5 mg 口服维持。2011 年 12 月查晨血 ACTH：270 pg/mL，服醋酸可的松 25 mg bid 后血皮质醇动态监测结果见表 14-1，遂将可的松减量为 12.5 mg/d 维持。

表 14-1　血皮质醇动态监测（2011-12-12，6:00 采血后、14:00 各服用醋酸可的松 25 mg）

指标	时间								
	6:00	6:30	7:00	8:00	9:00	11:00	13:00	15:00	17:00
血皮质醇（μg/dL）	3.39	9.43	14.72	37.19	26.67	14.93	6.38	8.22	28.54

2014 年 8 月复诊，测晨血皮质醇 15.83 μg/dL，ACTH 1123 pg/mL，监测服醋酸可的松 12.5 mg 后血皮质醇和 ACTH 水平（表 14-2），皮质醇最高 26.08 μg/dL，ACTH 降至正常。

表 14-2　服醋酸可的松（12.5 mg）前和后血皮质醇、ACTH 曲线监测（2014-08-18）

指标	时间							
	服药前	服药后 1 h	2 h	4 h	6 h	8 h	10 h	12 h
血皮质醇（μg/dL）	15.83	26.08	23.7	12.92	5.14	6.84	3.5	3.0
ACTH（pg/mL）	1123	107	37.4	/	/	89.8	38.5	41.5

停用醋酸可的松后复测晨血皮质醇 15.77 μg/dL，24 h UFC：169.40 μg，遂予停用醋酸可的松治疗。2017 年 2 月查血 ACTH（8am）：1248 pg/mL，血皮质醇：18.74 μg/mL；2017 年 9 月查血 ACTH（8am）：1098 pg/mL，血皮质醇：20.26 μg/dL。2014 年 8 月、2017 年 9 月、2018 年 4 月、2019 年 10 月随访肾上腺 CT（图 14-1）显示双侧肾上腺结节样增生。垂体增强 MR 提示垂体形态大小如常，垂体右侧见斑点状异常信号，增强后轻度强化，随访无动态变化。

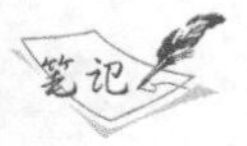

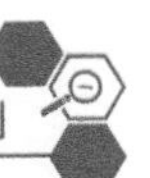

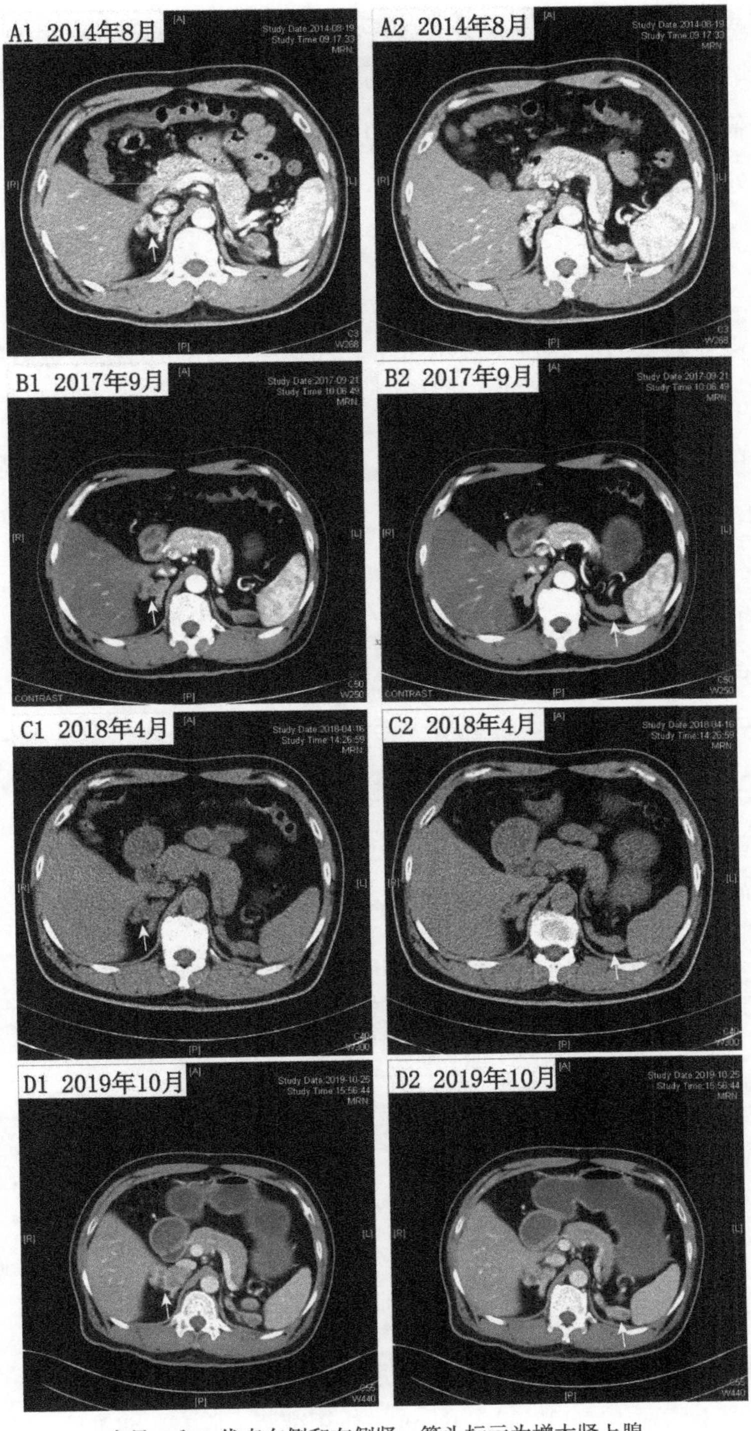

A1 2014年8月　A2 2014年8月

B1 2017年9月　B2 2017年9月

C1 2018年4月　C2 2018年4月

D1 2019年10月　D2 2019年10月

序号 1 和 2 代表右侧和左侧肾；箭头标示为增大肾上腺。

图 14-1　病例 1 肾上腺 CT

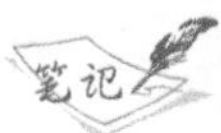

该例患者病程中多次测甲状腺功能、胰岛素样生长因子、卵泡刺激素、黄体生成素、泌乳素、甲状旁腺素、降钙素均在正常范围内，血睾酮略低于正常参考值最低限。多次诉心悸，心电图和动态心电图提示窦性心动过速，予美托洛尔对症处理，缓解后停用。

2019 年 11 月拟诊“双侧肾上腺术后，亚临床肾上腺皮质功能减退”收入院。

两次肾上腺术后监测血压基本正常。2014 年停用可的松后患者精神、胃纳正常，体重稳定，肤色略有加深。

患者自诉青春期发育早于同龄人，初中毕业（约 16 岁）后身高停止生长。27 岁结婚，28 岁生育一对双胞胎男孩。

【体格检查】

BP：120/85 mmHg，身高 158 cm，体重 63 kg。皮肤颜色偏深，皮肤、黏膜无明显色素沉着，甲状腺无肿大，心率 106 ～ 103 次 / 分，律齐，未闻及心脏杂音及异常心音，双肺呼吸音清，未闻及干湿啰音，腹平软，腹左侧见一斜行手术切口，长约 14 cm，腹右侧见腹腔镜手术瘢痕。

【实验室检查】

（1）血皮质醇、ACTH 昼夜节律见表 14-3。

表 14-3　血皮质醇、ACTH 昼夜节律（2019-10-24）

指标	时间		
	8:00	16:00	0:00
血皮质醇（μg/dL）	17.96	7.22	5.56
ACTH（pg/mL）	663	84.8	178

（2）24 h 尿皮质醇：28.52 μg。

（3）午夜一次法 1 mg 小剂量地塞米松抑制试验：次日晨血皮质醇：0.65 μg/dL。

（4）血钾：4.4mmol/L，血钠：137mmol/L。

（5）变肾上腺素（MN）：39.01 pg/mL，去甲变肾上腺素（NMN）：128.53 pg/mL，24 h 尿 VMA：22.9 μmol。

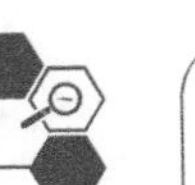

（6）FSH：0.68 IU/L，LH：0.22 IU/L，T：11.96 nmol/L；甲状腺功能、DHEAS、PRL、IGF-1 均在正常范围。

【辅助检查】

（1）肾上腺增强 CT：右侧肾上腺明显结节样增厚，下方见一脂肪密度影，大小约 35 mm × 25 mm，增强后右侧肾上腺明显强化，下方脂肪密度灶未见明显强化，左侧肾上腺结构紊乱，呈条片状伴多发结节，增强后轻度强化。考虑为双侧肾上腺术后、双侧肾上腺多发腺瘤、右侧肾上腺伴髓样脂肪瘤可能，较前片（2018 年 4 月 16 日）右侧肾上腺部分病灶稍增大，余大致相仿。

（2）肾上腺激素质谱检测：血 17α- 羟孕酮（17α-OHP）：51.743 ng/mL ↑，17 羟孕烯醇酮、雄烯二酮水平升高（图 14-2），提示 21- 羟化酶缺陷可能。

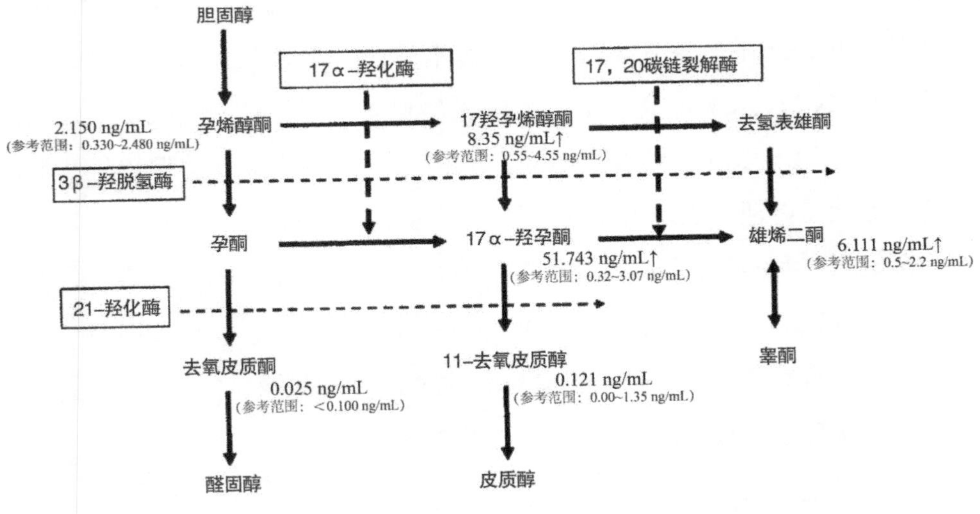

图 14-2　病例 1 肾上腺激素质谱检测结果

【基因检测】

检测发现 *CYP21A2* 基因存在两个变异：*CYP21A2*：NM_000500：c.293-13C > G，*CYP21A2* 基因第 2 号内含子末端前 13 位核苷酸由鸟嘌呤胞嘧啶脱氧核苷酸变为鸟嘌呤脱氧核苷酸，导致其编码的氨基酸发生剪切突变，ACMG 分类为 1 类（致病突变）；*CYP21A2*：NM_000500：c.1070G > A（p.R357Q），*CYP21A2* 基因第 1070 位核苷酸由鸟嘌呤脱氧核苷酸变为腺嘌呤脱氧核苷酸，

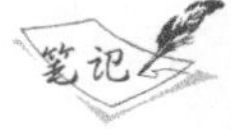

导致其编码的蛋白第 357 位氨基酸由精氨酸变为谷氨酰胺，ACMG 分类为 3 类（意义未明），计算机辅助分析预测该突变影响蛋白结构 / 功能可能性大。患者父母未检测。

【诊断和诊断依据】

临床诊断：①先天性肾上腺增生症（congenital adrenal hyperplasia，CAH），21-羟化酶缺陷症：经典型 – 单纯男性化型。②双侧肾上腺肿瘤切除术后（左侧：髓样脂肪瘤，右侧：皮质腺瘤）复发。

诊断依据：患者既往先后行左、右肾上腺占位切除术，病理提示左侧髓样脂肪瘤，右侧皮质腺瘤，术后多次肾上腺 CT 随访提示双侧肾上腺结节样增生。2019 年 10 月肾上腺增强 CT 提示双侧肾上腺多发腺瘤，右侧肾上腺伴髓样脂肪瘤可能，且较前片（2018-04-16）右侧肾上腺部分病灶稍增大，故考虑双侧肾上腺肿瘤术后复发。患者肾上腺术后多次于我院随访皮质醇节律及基线可，但 ACTH 水平偏高，本次入院查晨血皮质醇：17.96 μg/dL，ACTH：663.0 pg/mL，24 h 尿皮质醇水平偏低（28.52 μg），患者无明显肾上腺皮质功能减退的症状和体征，表现为亚临床肾上腺皮质功能减退。肾上腺激素质谱检测显示血 17α-OHP 明显升高，基因突变检查发现 *CYP21A2* 基因存在 2 个杂合变异：c.293-13C ＞ G 与 c.1070G ＞ A（p.R357Q），因父母基因未检测，无法明确是否为复合杂合突变。综合患者病情和基因检测结果，21- 羟化酶缺陷症诊断明确，分型考虑为经典型 – 单纯男性化型（见下文）。

【诊疗经过及随访】

1. 诊断分析经过

患者为中年男性，先后发现双侧肾上腺占位并行手术治疗，术后随访的重点之一为肾上腺皮质功能的随访和评估。术后肾上腺皮质功能减退，激素替代治疗后随访血皮质醇水平逐步恢复正常而停用可的松。近 5 年复查血皮质醇＞15 μg/dL，但 ACTH 明显升高，首先考虑继发于双侧肾上腺手术后的亚临床原发性肾上腺皮质功能减退，ACTH 升高导致残留肾上腺增生。但随访监测肾上腺 CT 发现双侧肾上腺并非单纯的代偿性增生，而是结节样增生且病灶呈逐

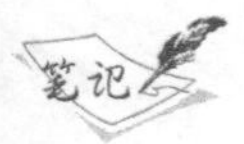

年增大趋势。因而想到是否为罕见的先天性肾上腺增生症，而且是临床识别最具挑战性的单纯男性化型和非经典型 CAH。不同于失盐型 CAH 所表现的皮质醇绝对缺乏，单纯男性化型和非经典型患者仅表现为部分的皮质醇缺乏（见下文讨论）。故此类患者 ACTH 虽有明显升高，但血皮质醇水平却可以不符合肾上腺皮质功能减退的诊断标准，表现为类似本病例中的亚临床肾上腺皮质功能减退。进一步行肾上腺激素质谱检测和 CAH 相关基因突变检查，发现血 17α-OHP 显著升高、*CYP21A2* 基因杂合变异 c.293-13C ＞ G 与 c.1070G ＞ A（p.R357Q），结合临床表现、辅助检查和基因检测结果，最终确诊为 CAH 中的 21- 羟化酶缺陷症（经典型 – 单纯男性化型）。

反观该患者术后双侧肾上腺结节样增生且病灶增大的影像学进展，考虑应该是与长期的高水平 ACTH 刺激相关。此外，该患者还有“青春期发育较早”的个人史，是对该诊断的一个提示点。遗憾的是，未能找到患者首次术前的垂体 / 肾上腺相关激素检测结果。

2. 治疗与随访

予地塞米松片 0.375 mg 每天口服治疗，随访肾上腺病灶变化，监测体重、血压、血糖和血脂。治疗半年后复查 17α-OHP：3.87 ng/mL，ACTH：52.1 pg/mL。有待评估肾上腺影像学了解肿瘤进展情况。

笔记

病例 2 双侧肾上腺结节样增生伴生殖功能障碍

【病例摘要】

患者，男性，1989 年出生，因“继发不育”于 2019 年 10 月入院。

患者于 2013 年生育 1 女，2019 年 8 月因继发不育在当地就诊，查精液提示无精症，FSH：0.4 mIU/mL ↓，LH：0.4 mIU/mL ↓，T：4.08 ng/mL，Cor（8am）：6 μg/dL，垂体 MR 发现鞍区占位，考虑 Rathke 囊肿可能。患者无怕冷、纳差、乏力，无头痛、恶心、呕吐、视力障碍、性功能障碍等不适。2019 年 10 月就诊我院门诊，复查 FSH：0.18 mIU/mL ↓，LH < 0.10 mIU/mL ↓，T：6.25 ng/mL，Cor（8am）：5.16 μg/dL。2019 年 10 月 15 日收入病房。

患者生长发育正常，体健。

【体格检查】

T：36.7 ℃，HR：64 次 / 分，R：18 次 / 分，BP：136/93 mmHg，身高：170 cm，体重：104 kg。神志清，发育正常，体型肥胖，皮肤、黏膜无明显色素沉着，有喉结，胡须较少，甲状腺无肿大，双肺呼吸音清，心音有力，律齐，未闻及病理性杂音，腹部皮下脂肪偏厚，肝脾未触及明显肿大。

【实验室检查及功能试验】

（1）FSH：0.24 IU/L ↓，LH：< 0.01 IU/L ↓，DHEAS：17.46 μmol/L ↑，T：11.2 nmol/L，PRL：19.75 ng/mL ↑。

（2）hCG 兴奋试验（表 14-4）提示不被兴奋，LHRH 兴奋试验（表 14-5）和 LHRH 延长兴奋试验（LHRH 泵每 90 分钟 10 μg LHRH，治疗 5 天后复查 LHRH 兴奋试验，表 14-6）结果如下。

表 14-4 hCG 兴奋试验

指标	时间			
	0 h	24 h	48 h	72 h
T（nmol/L）	9.93	12.62	11.42	10.54

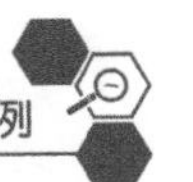

表 14-5　LHRH 兴奋试验

指标	时间					
	0 min	15 min	30 min	60 min	90 min	120 min
LH（IU/L）	< 0.1	1.88	2.39	2.2	1.8	1.46
FSH（IU/L）	0.24	0.63	0.89	0.97	0.94	0.9

表 14-6　延长 LHRH 兴奋试验

指标	时间					
	0 min	15 min	30 min	60 min	90 min	120 min
LH（IU/L）	0.15	2.18	2.26	1.68	1.14	0.83
FSH（IU/L）	0.98	1.4	1.5	1.44	1.36	1.3

（3）Cor（8am）：15.38 μg/dL，ACTH：247.0 pg/mL↑，24 h 尿皮质醇：120.29 μg。复查 Cor（8am）：16.54 μg/dL，ACTH：101 pg/mL↑。

（4）TSH：3.10 mIU/L，FT_3：6.49 pmol/L，FT_4：17.20 pmol/L，TT_3：2.25 nmol/L，TT_4：100.0 nmol/L，IGF-1 在正常范围内，随机 GH：0.31 ng/mL。

（5）变肾上腺素：35.69 pg/mL，去甲变肾上腺素：80.05 pg/mL，血钾：3.7 mmol/L，血钠：137 mmol/L，血醛固酮：122.2 pg/mL，肾素活性：2.220 ng/（mL · h），醛固酮肾素活性比值：5.505，抗核抗体阴性，ENA 抗体谱阴性。

【辅助检查】

（1）阴囊、精索静脉 B 超：双侧睾丸及附睾未见明显异常，左侧精索静脉扩张，右侧精索静脉未见明显曲张。

（2）颈部、腹部 B 超：甲状腺未见明显异常，双侧颈部淋巴结未见异常肿大，双侧甲状旁腺未显示，脂肪肝，胆囊、胰腺、脾脏、双肾均未见明显异常。

（3）肾上腺 CT（图 14-3）：左侧肾上腺内侧支见直径约 28 mm 结节，CT 值约 38 HU；双侧肾上腺体部结节状增粗。诊断：左侧肾上腺内侧支占位，双侧肾上腺体部结节状增粗。

（4）肾上腺激素质谱检测（图 14-4）：17 α - 羟孕酮水平升高（85.161 ng/mL），伴雄烯二酮、17 羟基孕烯醇酮、孕烯醇酮水平升高。

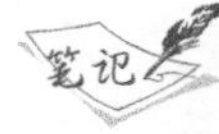

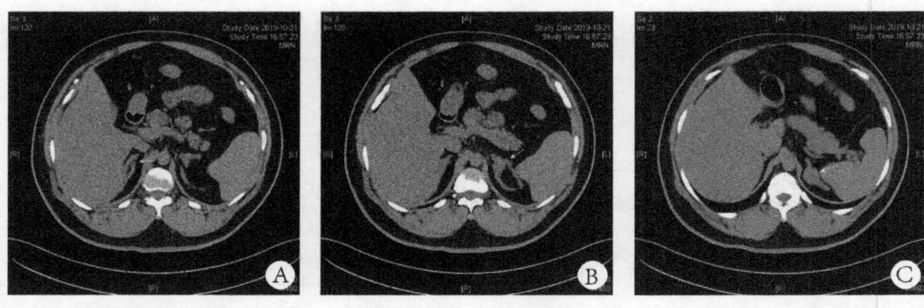

A：右侧肾上腺体部结节样增粗；B：左侧肾上腺体部结节样增粗；C：左侧肾上腺内侧支占位。

图 14-3　病例 2 肾上腺 CT

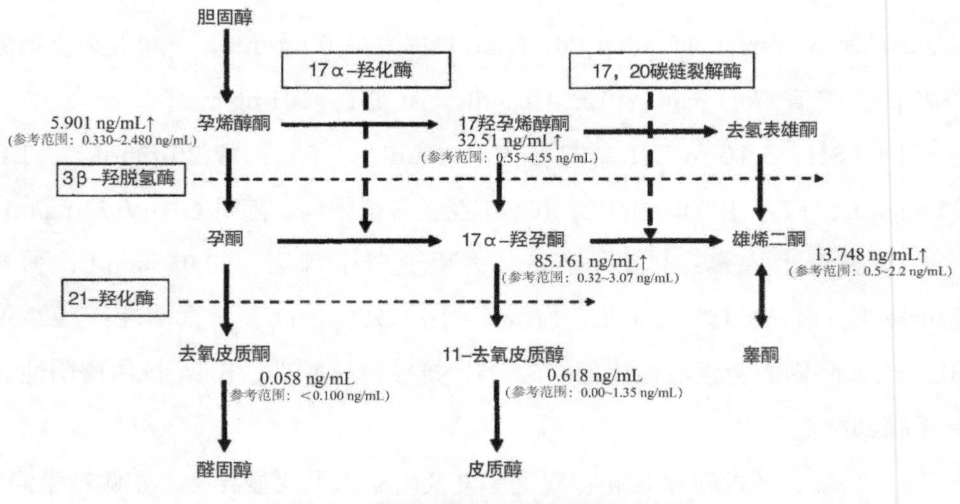

图 14-4　病例 2 肾上腺激素质谱检测结果

【基因检测】

检测发现 *CYP21A2* 基因纯合变异：*CYP21A2*：NM_000500：c.518T > A（p.I173N），*CYP21A2* 基因第 518 位核苷酸由胸腺嘧啶脱氧核苷酸变为腺嘌呤脱氧核苷酸，导致其编码的蛋白第 173 位氨基酸由异亮氨酸变为天冬酰胺，ACMG 分类 2 类（可能致病）。患者父母未检测。

【诊断和诊断依据】

临床诊断：① 21- 羟化酶缺陷症：经典型 – 单纯男性化型。②垂体占位（Rathke 囊肿可能）。

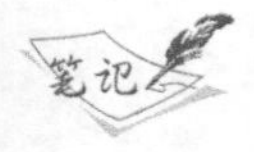

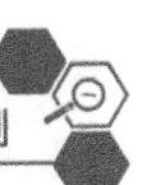

诊断依据：患者为青年男性，因继发性不育就诊，查 ACTH 和皮质醇水平提示亚临床肾上腺皮质功能减退，肾上腺 CT 提示双侧结节状增粗，肾上腺激素质谱检测发现 17α-OHP 水平升高，基因检查结果发现 *CYP21A2* 基因纯合变异 c.518T ＞ A（p.I173N），故 CAH 21- 羟化酶缺陷症（经典型 – 单纯男性化型）诊断明确（见后文讨论）。垂体增强 MR 发现鞍区占位，首先考虑 Rathke 囊肿，评估垂体其他轴功能：甲状腺功能正常，PRL 轻度升高考虑可能与垂体占位有关，IGF-1 在正常范围内。FSH 和 LH 水平偏低，睾酮水平在正常范围内，为 21- 羟化酶缺陷症表现（见下文讨论）。

【诊疗经过及随访】

1. 诊断分析经过

该例患者为青年男性，因继发性不育就诊，精液检查提示无精症，FSH 和 LH 水平偏低，睾酮水平正常低值，于当地医院就诊发现鞍区囊性占位疑似垂体瘤前来我院就诊。诊疗重点在于明确其生殖障碍的原因，首先判断无精症是否和垂体囊性占位相关。为明确是否为中枢性性腺功能减退，须了解患者的睾丸 Leydig 细胞功能、垂体性腺轴储备功能，我们评估了垂体性腺轴激素，进行了 hCG 兴奋试验、LHRH 兴奋试验和 LHRH 延长兴奋试验，发现 LH/FSH 的水平和睾酮水平不匹配，不符合中枢性也不符合外周性性腺功能减退；hCG 和 LHRH 兴奋试验也未能很好地促进睾酮或 LH 的分泌。垂体 MR 病灶提示为囊性，影像学观察首先考虑 Rathke 囊肿，囊肿＜ 1 cm，不至于因占位效应导致垂体功能减退；评估甲状腺功能正常，晨血皮质醇水平波动于 15 ～ 17 μg/dL，24 h UFC 正常，而 ACTH 水平显著升高，肾上腺 CT 发现双侧肾上腺体部结节状增粗，提示肾上腺疾病可能。行肾上腺激素质谱检测和基因检查显示 17α-OHP 水平显著升高，*CYP21A2* 基因纯合变异 c.518T ＞ A（p.I173N），结合临床表现、辅助检查和基因检测结果，确诊为 21- 羟化酶缺陷症（经典型 – 单纯男性化型）。

2. 治疗及随访

明确诊断后予地塞米松片 0.375 mg 每天口服，治疗 2 个月后患者妻子顺利怀孕。2021 年 11 月复查肾上腺 CT，病灶无进一步增大。

【相关知识点】

1. 21- 羟化酶缺陷概况

CAH 是一大类由于肾上腺皮质类固醇激素合成通路中不同催化酶基因突变所引起的疾病，为常染色体隐性遗传病。包括 7 种酶缺陷：21- 羟化酶、11 β - 羟化酶、2 型 3- β - 羟类固醇脱氢酶、17 α - 羟化酶（又称 17-20 裂链酶）、类固醇激素急性调节蛋白、P_{450} 胆固醇侧链裂解酶、P_{45} 氧化还原酶。其中，21- 羟化酶缺陷（21-hydroxylase deficiency，21-OHD）是 CAH 最常见类型，占所有 CAH 的 90%～95%。

21-OHD 由 *CYP21A2*（CYP21B）基因突变导致其编码的 21- 羟化酶活性低下，17 α -OHP 转化为 11- 去氧皮质醇受阻，皮质醇合成减少；孕酮转化为去氧皮质酮受阻，醛固酮合成减少；以上两条合成通路受阻造成 17 α -OHP 和孕酮的堆积（图 14-5）。皮质醇合成减少致垂体分泌 ACTH 增多，刺激双侧肾上腺皮质细胞增生，并使堆积的 17-OHP 和孕酮向雄激素转化增多而引起高雄激素血症。因此，21-OHD 的临床表现主要与糖皮质激素缺乏、盐皮质激素缺乏及高雄激素血症对应；此外，ACTH 的增高还会导致皮肤黏膜色素沉着。

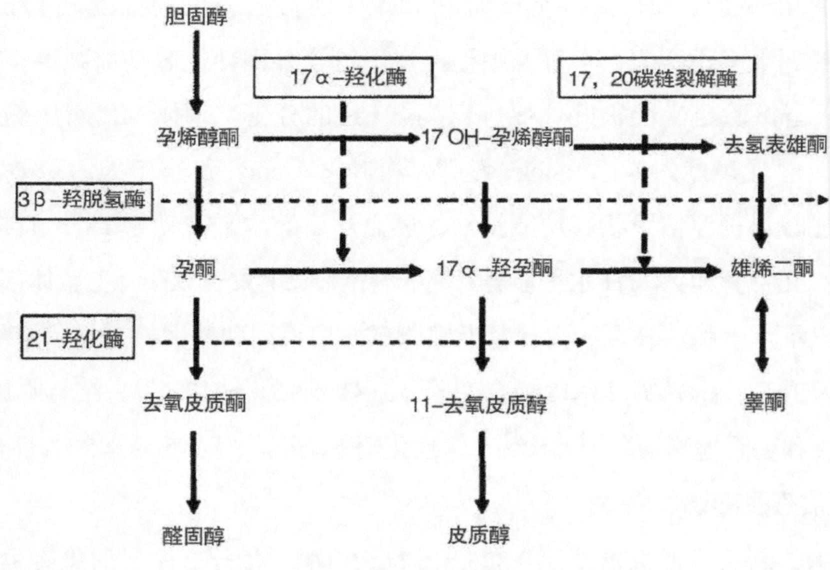

图 14-5　肾上腺皮质激素合成通路

按照 21- 羟化酶缺陷的程度、皮质醇及醛固酮缺乏程度和高雄激素血症的严重程度，21-OHD 可分经典型和非经典型，前者又分为失盐型和单纯男性化型两种类型。

失盐型 21-OHD 的 *CYP21A2* 基因完全失活，21- 羟化酶活性绝对缺乏，皮质醇和醛固酮合成受阻，17α-OHP 明显增多，胎儿早期即有雄激素分泌过多，女性患儿出生时可表现为外生殖器男性化，患儿在出生后 2 周内可出现肾上腺危象的表现，如拒食、呕吐、昏睡、腹泻、体重不增或下降、脱水、低血钠、高血钾、代谢性酸中毒等，若治疗不及时可危及患儿生命。

单纯男性化型 21-OHD 保留了 1%～2%的 21- 羟化酶活性，可产生少量的醛固酮和皮质醇，故临床上无失盐症状，主要表现为雄激素增多相关症状和体征：女性患者出生时有阴蒂肥大、大阴唇形似男孩阴囊或不同程度的阴唇融合等外生殖器良性畸形表现，2～3 岁时可出现阴毛、腋毛，青春期时无乳房发育和月经来潮，或者表现为多毛、痤疮、月经稀发等；男性患者出生时可无症状，6 个月龄后可出现性早熟征象。此外，男性和女性单纯男性化型 21-OHD 患者均会出现体格发育过快，骨龄超出实际年龄，骨骺早闭合，最终导致身材矮小。

非经典型 21-OHD 患者 21- 羟化酶保留了近 50%的活性，仅有轻微的皮质醇缺乏，表现为轻度雄激素过多相关症状，甚至无症状，该症临床表现多样：女性可表现为阴毛早现、多毛、痤疮、生长加速、阴蒂肥大、月经紊乱和不育等，青春期或成年女性的高雄激素相关症状和多囊卵巢综合征常很相似；男性患者可无症状或症状轻微，部分出现青春发育提前、阴毛早现、痤疮和生长加速、生精障碍、生育能力下降等。本文的 2 个病例临床特征符合非经典型 21-OHD。

2. 男性 21-OHD 的识别和筛查

经典型 21-OHD（尤其是失盐型）症状一般较典型且出现较早，患儿易被儿科内分泌科医师所识别。成人内分泌科会接诊到的 21-OHD 患者主要是非经典型和少部分单纯男性化型，此类患者的临床表现多样，症状隐匿，很容易漏诊或误诊。此外，由于 21-OHD 相关的症状体征在男性患者中更容易被忽视，因此男性 21-OHD 更加容易被漏诊。

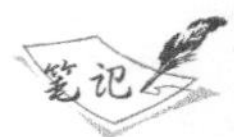

临床上有以下特征的男性患者应考虑筛查 21-OHD：①有高雄激素相关症状：如生殖器发育启动较早、第二性征早现、体格生长过早过快、痤疮、多毛等。②双侧肾上腺占位：病例 1 的患者并无明显的 21-OHD 相关症状，因体检发现双侧肾上腺占位，后经手术治疗，多次反复就诊主要围绕“是否存在术后肾上腺皮质功能不全”这一点展开。后来因患者在术后出现双侧肾上腺占位再次增大及持续 ACTH 升高才考虑到 CAH 可能。病例 1 也警示我们，在双侧肾上腺占位患者中应考虑到 CAH 可能。2016 年欧洲内分泌学会关于肾上腺意外瘤的指南指出，发现双侧肾上腺意外瘤的患者应测血 17α-OHP 以排除 CAH。③有肾上腺髓样脂肪瘤：如病例 1 的患者即合并了肾上腺髓样脂肪瘤，既往研究显示，肾上腺髓样脂肪瘤与 CAH 有较密切相关性（具体请见下文“CAH 与肾上腺髓样脂肪瘤”）。④有生殖障碍：如病例 2 中的男性患者即有无精症及不育症状（关于“CAH 与男性生殖障碍”的内容请见下文），此外，该患者肾上腺 CT 提示双侧肾上腺结节样增生其实也是提示 CAH 的一条重要线索。⑤有 21-OHD 家族史。

3. 21-OHD 的筛查和诊断方法

血 17α-OHP 水平升高是 21-OHD 特异性的诊断指标。新生儿血 17α-OHP 测量可帮助早期筛查及早期诊断 21-OHD，该筛查自 1977 年起在美国阿拉斯加州开始实施，后逐渐普及到全世界 30 多个国家；我国自 20 世纪 90 年代开始起步，目前新生儿 21-OHD 筛查已在上百所机构得到开展，并逐步在全国普及。

测定 17α-OHP 应在早晨空腹采血（不迟于上午 8:00）。基础血 17α-OHP 水平有助于分型：① > 10 000 ng/dL（300 nmol/L）时考虑为经典型 21-OHD；②介于 200 ～ 10 000 ng/dL（6 ～ 300 nmol/L）时考虑为非经典型可能性大；③ < 200 ng/dL（6 nmol/L）时不支持 21-OHD 或非经典型。对于②③两种情况，应行 ACTH 激发试验，试验中 17α-OHP 激发值 > 10 000 ng/dL（300 nmol/L）考虑为经典型 21-OHD，介于 1000 ～ 10 000 ng/dL（31 ～ 300 nmol/L）考虑为非经典型 21-OHD， < 1666 ng/dL（50 nmol/L）时不支持 21-OHD 的诊断或为杂合子携带者。不同教科书和指南对其分割点有所不同。对于非经典型 21-OHD 而

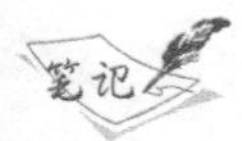

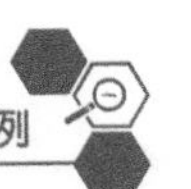

言，由于 ACTH 激发试验有假阴性或假阳性可能，且非经典型的子代有发生典型 21-OHD 的风险，因此为了指导治疗和遗传咨询，基因诊断极其重要。此外，近年采用气相色谱 – 质谱联用或液相色谱 – 质谱联用法可测定超过 30 种类固醇代谢产物，用于诊断包括 CAH、肾上腺肿瘤在内的各种肾上腺疾病，逐步应用于临床诊断。

4. 21-OHD 的基因型 – 表型相关性

CYP21A2 基因位于 6 号染色体短臂（带 6p21.3），在其端粒侧 30 kb 远的地方有一个与其 98% 同源的假基因 *CYP21A1P*。近 70% 的 *CYP21A2* 致病突变是由于假基因变异后基因换位引起的，即假基因的有害变异转移到 *CYP21A2* 基因上；25%～30% 的突变是由于大段基因缺失后形成的嵌合基因。至今已发现的 *CYP21A2* 基因的突变类型有百余种，近 90% 的患者基因型与表型相关。影响酶关键功能（如膜锚定或酶稳定性）的缺失突变或错义突变，如 p.Q318X、p.R356W、p.Leu307fs、IVS-13A/C ＞ G（即 c.293-13A/C ＞ G）等，会导致 21- 羟化酶活性完全缺乏。在单纯男性化型有发现 p.I172N、p.I77T 等基因的错义突变，这些突变主要影响酶的跨膜区或保守的疏水性片段，酶活性仅保留 1%～2%。其他的突变如 p.V281L、p.R339H、p.P453S、p.P30L 等突变主要影响氧化还原酶相互作用、盐桥和氢键等，酶活性保留了 20%～60%，临床表现为非经典型。经典型患者 *CYP21A2* 的两个等位基因一般都有严重影响酶活性的突变；非经典型患者的两个等位基因可以呈现为两种轻度影响酶活性的突变，或者一个突变有严重致病性、但另一个突变为轻度致病性（复合杂合突变最终呈现的表型由酶活性保留更多的突变决定）。

病例 1 中检测到 2 个杂合突变，其中 c.293-13C ＞ G 是经典型 21-OHD 患者中最常见的致病突变，会导致 mRNA 的过早剪接及翻译读码框的移位，严重影响 21- 羟化酶活性；另一突变 p.R357Q 为错义突变，其意义暂不明确，其同一位置的另一突变 p.R357W 曾被报道与经典型 21-OHD 有关。病例 2 中检测到 p.I173N 纯合突变，既往曾有报道 p.I173N 的纯合突变与单纯男性化型 21-OHD 具有相关性。病例 1 和病例 2 无典型的失盐型症状，血 17α-OHP 分别为

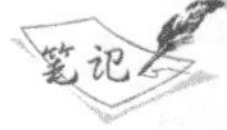

5174.3 ng/dL 和 8516.1 ng/dL。临床表现符合非经典型 21-OHD，生化、基因检测结果及基因型和表型相关性研究，则支持两个病例为经典型的单纯男性化型。

5. CAH 与肾上腺髓样脂肪瘤

肾上腺髓样脂肪瘤是由脂肪和造血组织构成的肾上腺皮质良性肿瘤，是肾上腺意外瘤中第二常见的病理类型（占 6%～16%，仅次于肾上腺皮质腺瘤），是一种无功能肾上腺肿瘤。Decmann 等回顾了 1957 年至 2017 年报道的 420 例肾上腺髓样脂肪瘤病例及其中心的 20 例患者（总共 440 例），发现有 44 例（10%）合并 CAH，其中最常见的是 21-OHD（*n*=35），其次为 17α-羟化酶缺乏（*n*=5）。这些患者的肾上腺髓样脂肪瘤有 18 例为双侧；12 例为左侧；超过一半的患者为控制不佳的或首次诊断的 CAH。既往报道的 CAH 患者中肾上腺髓样脂肪瘤的发生率为 11%～12%。

目前暂无明确机制可阐释 CAH 与肾上腺髓样脂肪瘤的相关性。二十世纪四五十年代，Selye 等用甲睾酮和垂体前叶提取物协同干预垂体切除的小鼠后，发现小鼠的肾上腺皮质束状带和网状带转化成了骨髓样结构（包含了造血组织和脂肪组织），该结构在组织学上与肾上腺髓样脂肪瘤类似。临床上肾上腺髓样脂肪瘤更常见于控制不佳的 CAH 患者，这些患者往往有高浓度的 ACTH 和雄激素水平。由此可推测肾上腺髓样脂肪瘤的发生可能与高 ACTH 和高雄激素的环境有关。

6. CAH 与男性生殖障碍

既往人们所关注的 CAH 相关生殖障碍主要集中在女性不孕症方面，对男性生殖障碍的关注较少，但该现象其实并不少见，例如，病例 2 男性患者就是以无精不育症就诊。研究显示经典型 CAH 男性患者的生殖能力、受精率低于正常对照组。非经典型男性患者生殖能力相关报道相对较少，仅有个例报道显示患者精子计数偏低、生殖力降低，但该情况在使用糖皮质激素治疗后得到逆转。

CAH 男性患者出现生殖障碍的可能原因包括：①睾丸内肾上腺残余瘤（testicular adrenal rest tumors，TARTs）：TARTs 是 CAH 常见并发症，国内 CAH 患者 TARTs 的检出率为 29.5%。TARTs 系睾丸内异位的肾上腺残基过度增生所

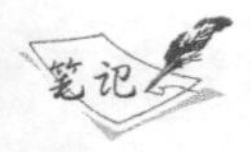

致的良性病变，主要生长于睾丸纵隔，该部位的睾丸肿瘤导致末端曲细精管阻塞和 Leydig 细胞功能损害，引起机械性少精症甚至无精症。② Leydig 细胞功能障碍：研究显示 CAH 男性患者雄烯二酮和雌二醇水平偏高，同时 LH 和睾酮水平降低，提示 HPG 轴功能减退；CAH 男性患者除了 TARTs 相关的 Leydig 细胞功能损害以外，CAH 患者高雄激素水平及过多的雄激素转换成的雌激素均会抑制促性腺激素（尤其是 LH）的分泌。③ Sertoli 细胞功能障碍：血清抑制素 B 水平可反映 Sertoli 细胞的功能和数量，有研究显示 CAH 患者的血清抑制素 B 水平降低。④糖皮质激素过度治疗：糖皮质激素过度治疗可直接抑制 HPG 轴功能，也可通过升高 BMI 间接抑制影响生殖能力。⑤心理因素：有研究显示 CAH 患者的焦虑和抑郁评分升高。既往研究显示补充糖皮质激素可能使 TARTs 缩小、恢复男性生殖功能，病例 2 在经糖皮质激素治疗后生精功能恢复。

7. 21-OHD 的治疗

21-OHD 的治疗策略基于分型、患者所处的年龄阶段及临床表现（表 14-7）。

生长期的经典型 21-OHD 患者只能用氢化可的松替代治疗，补充剂量一般为 10 ～ 15 mg/（$m^2 \cdot d$），达到成年身高后可考虑使用中效或长效皮质醇。如遇应激情况时皮质醇应加量以预防肾上腺危象发生。新生儿及儿童除了皮质醇替代治疗以外，还应补充氟氢可的松和氯化钠。成年的经典型 21-OHD 患者需重新评估其盐皮质激素储备功能以决定是否需要补充盐皮质激素。

无症状的非经典型 21-OHD 患者不推荐常规使用糖皮质激素治疗，但对于出现性早熟、骨龄提前、女性男性化等症状的儿童和青少年，以及有高雄激素相关症状或不孕症的成年女性患者应使用糖皮质激素治疗。停止生长前患者使用氢化可的松，已达成年身高患者可采用中长效皮质醇。非经典型 21-OHD 患者遇应激情况时皮质醇替代剂量一般无须增加，只有当患者在 ACTH 兴奋试验中血皮质醇兴奋值 < 14 ～ 18 μg/dL 或存在医源性肾上腺皮质功能抑制时才推荐使用应激剂量。对于成年女性患者，口服避孕药可帮助改善痤疮和多毛症状。为避免替代不足或替代过量，使用糖皮质激素替代时应监测血清 17α-OHP 和雄烯二酮、身高及骨龄，使用盐皮质激素替代时应监测血压、血钠、血钾和血浆肾素。

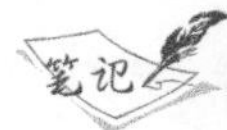

表 14-7　21-OHD 患者的糖皮质激素和盐皮质激素治疗

	经典型		非经典型
	未停止生长者	达到成年身高者	
糖皮质激素补充	氢化可的松；应激情况加量	氢化可的松或中长效糖皮质激素（如泼尼松、甲泼尼龙、地塞米松等）；应激情况加量	不推荐常规使用糖皮质激素治疗，除外以下情况：①儿童/青少年：出现性早熟、骨龄提前、女性男性化等症状；②成年女性患者：高雄激素相关症状或不孕症；③成年男性患者：不孕症、睾丸肾上腺残余瘤，介于经典和非经典表型之间的表型；应激情况一般无须加量
盐皮质激素补充	氟氢可的松 + 氯化钠	（盐皮质激素储备功能不佳者）氟氢可的松	不推荐

大多数非经典型 CAH 的成年男性，通常情况下无须每日糖皮质激素治疗；不育症、睾丸肾上腺残余瘤或肾上腺肿瘤，以及介于经典和非经典表型之间的表型例外。

本文的 2 个病例临床表现不典型，无明显糖皮质激素和盐皮质激素缺乏的临床表现和生化证据。但病例 1 以双侧肾上腺腺瘤起病，术后 ACTH 水平持续升高，虽皮质醇分泌完全正常，但由于肾上腺病灶持续增大，故予以糖皮质激素治疗来抑制 ACTH 分泌。针对 21-OHD 男性生殖障碍的治疗证据相对较少。对于发现有 TARTs 的患者，瘤体较小时可使用糖皮质激素强化治疗，瘤体较大时应进行手术治疗。精子计数减少的 21-OHD 患者使用糖皮质激素治疗可能恢复生殖能力，既往有报道此类患者被糖皮质激素治疗后生殖能力逆转的案例，正如病例 2 中的患者在使用地塞米松治疗后其妻子顺利受孕。使用枸橼酸氯米芬、人绒毛膜促性腺素、卵泡刺激素等药物治疗也可能有效。此外，对于 BMI 偏高的患者还应控制体重。治疗后应随访肾上腺病变和糖脂、骨代谢。

【病例点评】

这是我科近 20 年诊断的 2 例男性 21-OHD 患者。第 1 例随访时间较长，本次随访和第 2 例同一时间住进病房，两个患者病情有诸多不同，但又有相同点，经详细的病史研究和基于病例的学习，及时进行了基因检测从而得以明确诊断。

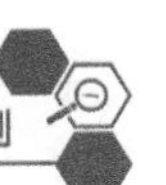

而本次对这 2 个病例的总结和文献研究，让我们进一步了解 CAH，特别是男性的非典型 21-OHD，提高了对其的识别能力和处理能力。基于病例的深入学习是掌握罕见病诊治的最有效方法。

撰写：向博妮　审校：王宣春 叶红英　点评：叶红英

【参考文献】

1. EL-MAOUCHE D，ARLT W，MERKE D P. Congenital adrenal hyperplasia. Lancet，2017，390（10108）：2194-2210.
2. 中华医学会儿科学分会内分泌遗传代谢病学组 . 先天性肾上腺皮质增生症 21- 羟化酶缺陷诊治共识 . 中华儿科杂志，2016，54（8）：569-576.
3. SPEISER P W，ARLT W，AUCHUS R J，et al. Congenital adrenal hyperplasia due to steroid 21-hydroxylase deficiency：an endocrine society clinical practice guideline. J Clin Endocrinol Metab，2018，103（11）：4043-4088.
4. SPEISER P W，WHITE P C. Congenital adrenal hyperplasia. N Engl J Med，2003，349（8）：776-788.
5. NORDENSTRÖM A，FALHAMMAR H. Management of endocrine disease：diagnosis and management of the patient with non-classic CAH due to 21-hydroxylase deficiency. Eur J Endocrinol，2019，180（3）：R127-R145.
6. FASSNACHT M，ARLT W，BANCOS I，et al. Management of adrenal incidentalomas：European society of endocrinology clinical practice guideline in collaboration with the European network for the study of adrenal tumors. Eur J Endocrinol，2016，175（2）：G1-G34.
7. GIDLÖF S，WEDELL A，GUTHENBERG C，et al. Nationwide neonatal screening for congenital adrenal hyperplasia in Sweden：a 26-year longitudinal prospective population-based study. JAMA Pediatr，2014，168（6）：567-574.
8. MCDONALD G，MATTHEW S，AUCHUS R J. Steroid profiling by gas chromatography-mass spectrometry and high performance liquid chromatography-mass spectrometry for adrenal diseases. Horm Cancer，2011，2（6）：324-332.
9. SPEISER P W，DUPONT J，ZHU D，et al. Disease expression and molecular genotype in congenital adrenal hyperplasia due to 21-hydroxylase deficiency. J Clin Invest，1992，90（2）：584-595.

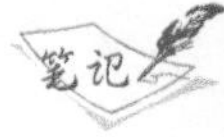

10. HANNAH-SHMOUNI F，CHEN W Y，MERKE D P. Genetics of congenital adrenal hyperplasia. Endocrinol Metab Clin N Am，2017，46（2）：435-458.

11. NEW M I，ABRAHAM M，GONZALEZ B，et al. Genotype-phenotype correlation in 1，507 families with congenital adrenal hyperplasia owing to 21-hydroxylase deficiency. Proc Natl Acad Sci USA，2013，110（7）：2611-2616.

12. PARSA A，NEW M. Steroid 21-hydroxylase deficiency in congenital adrenal hyperplasia. J Steroid Biochem Mol Biol，2017，165：2-11.

13. DUMIC K K，GRUBIC Z，YUEN T，et al. Molecular genetic analysis in 93 patients and 193 family members with classical congenital adrenal hyperplasia due to 21-hydroxylase deficiency in Croatia. J Steroid Biochem Mol Biol，2017，165：51-56.

14. WANG R F，YU Y G，YE J，et al. 21-hydroxylase deficiency-induced congenital adrenal hyperplasia in 230 Chinese patients： genotype-phenotype correlation and identification of nine novel mutations. Steroids，2016，108：47-55.

15. XU C，JIA W Y，CHENG X D，et al. Genotype-phenotype correlation study and mutational and hormonal analysis in a Chinese cohort with 21-hydroxylase deficiency. Mol Genet Genomic Med，2019，7（6）：e671.

16. DECMANN Á，PERGE P，TÓTH M，et al. Adrenal myelolipoma： a comprehensive review. Endocrine，2018，59（1）：7-15.

17. EL-MAOUCHE D，HANNAH-SHMOUNI F，MALLAPPA A，et al. Adrenal morphology and associated comorbidities in congenital adrenal hyperplasia. Clin Endocrinol（Oxf），2019，91（2）：247-255.

18. SELYE H，STONE H. Hormonally induced transformation of adrenal into myeloid tissue. Am J Pathol，1950，26（2）：211-233.

19. GERMAN-MENA E，ZIBARI G B，LEVINE S N. Adrenal myelolipomas in patients with congenital adrenal hyperplasia： review of the literature and a case report. Endocr Pract，2011，17（3）：441-447.

20. ARLT W，WILLIS D S，WILD S H，et al. Health status of adults with congenital adrenal hyperplasia：a cohort study of 203 patients. J Clin Endocrinol Metab，2010，95（11）：5110-5121.

21. BOUVATTIER C，ESTERLE L，RENOULT-PIERRE P，et al. Clinical outcome，hormonal status，gonadotrope axis，and testicular function in 219 adult men born with classic 21-hydroxylase deficiency. A French national survey. J Clin Endocrinol Metab，2015，100（6）：2303-2313.

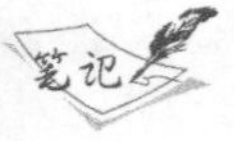

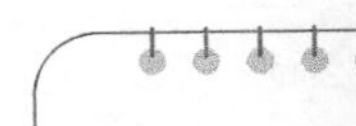

22. AUGARTEN A，WEISSENBERG R，PARIENTE C，et al. Reversible male infertility in late onset congenital adrenal hyperplasia. J Endocrinol Invest，1991，14（3）：237-240.

23. BONACCORSI A C，ADLER I，FIGUEIREDO J G. Male infertility due to congenital adrenal hyperplasia：testicular biopsy findings，hormonal evaluation，and therapeutic results in three patients. Fertil Steril，1987，47（4）：664-670.

24. LEKAREV O，LIN-SU K R，VOGIATZI M G. Infertility and reproductive function in patients with congenital adrenal hyperplasia：pathophysiology，advances in management，and recent outcomes. Endocrinol Metab Clin North Am，2015，44（4）：705-722.

25. ANDERSSON A M，PETERSEN J H，JØRGENSEN N，et al. Serum inhibin B and follicle-stimulating hormone levels as tools in the evaluation of infertile men：significance of adequate reference values from proven fertile men. J Clin Endocrinol Metab，2004，89（6）：2873-2879.

26. FALHAMMAR H，NYSTRÖM H F，EKSTRÖM U，et al. Fertility，sexuality and testicular adrenal rest tumors in adult males with congenital adrenal hyperplasia. Eur J Endocrinol，2012，166（3）：441-449.

27. STIKKELBROECK N M M L，HERMUS A R M M，SULIMAN H M，et al. Asymptomatic testicular adrenal rest tumours in adolescent and adult males with congenital adrenal hyperplasia：basal and follow-up investigation after 2.6 years. J Pediatr Endocrinol Metab，2004，17（4）：645-653.

28. ROHAYEM J，TÜTTELMANN F，MALLIDIS C，et al. Restoration of fertility by gonadotropin replacement in a man with hypogonadotropic azoospermia and testicular adrenal rest tumors due to untreated simple virilizing congenital adrenal hyperplasia. Eur J Endocrinol，2014，170（4）：K11-K17.

29. YANG R M，FEFFERMAN R A，SHAPIRO C E. Reversible infertility in a man with 21-hydroxylase deficiency congenital adrenal hyperplasia. Fertil Steril，2005，83（1）：223-225.

第 15 章 伴高血压的原发闭经——17α-羟化酶缺陷症

【病史摘要】

患者，19 岁，社会性别为女性。因“高血压 10 年伴原发性闭经”于 2019 年 1 月入院。

患者发现高血压 10 年，血压最高达 150/130 mmHg，未服用降压药物治疗。2018 年 7 月 19 日（18 岁）患者因原发闭经至 A 院就诊，查染色体 46，XX，卵泡刺激素 9.83 IU/mL，黄体生成素 5.79 mIU/mL，雌二醇 50.00 pg/mL，孕酮 7.64 ng/mL，睾酮 0.14 ng/mL，脱氢表雄酮 51.80 μg/mL，泌乳素 8.10 ng/mL，促肾上腺皮质激素 59.5 pg/mL；妇科彩超示子宫偏小，始基子宫可能（子宫内膜厚度 1.8 mm）；右侧囊块，卵巢来源可能；左卵巢内囊性结构。予戊酸雌二醇片 1 mg qd 治疗。2018 年 7 月 20 日患者于我院内分泌科就诊，测血压 150/90 mmHg，查自身免疫相关抗体均未见明显异常，肾素活性 0.2 ng/（mL · h），醛固酮 98.9 pg/mL，醛固酮肾素比值 49.45 ↑，IGF-1、生长激素、电解质未见明显异常，甲状旁腺素 71.1 ng/mL，皮质醇 12.25 μg/dL，双肾、肾血管 B 超示双肾未见明显异常，双侧肾动静脉未见明显异常，建议住院明确诊断。2018 年 8 月

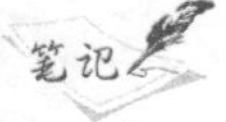

31 日患者至 A 院复诊，查 17α-羟孕酮 1.347 ng/mL，孕酮 15.11 ng/mL，雌二醇：92.00 pg/mL，嘱继续戊酸雌二醇治疗。2019 年 1 月 7 日患者以“高血压，原发闭经”收治入我科。

患者自患病以来无发热，无痤疮、多毛等表现，身高、智力与同龄人相仿。精神好，胃纳可，睡眠好，大小便正常，无明显体重下降。

入院时用药：左乙拉西坦 0.5 g tid，戊酸雌二醇 1 mg bid。

患者出生时因胎位不正予产钳助产，出生后母乳喂养。有一妹妹，现 12 岁。11 岁月经来潮，月经规律。患者 2005 年因车祸致颅骨骨折，无意识丧失，恢复可（具体诊疗经过不详）。有癫痫病史 1 年，多为失神小发作，2～3 次 / 日，每次持续 10 秒至 2 分钟，目前服用左乙拉西坦 0.5 g tid，病情控制可。否认家族遗传病史。否认家族肿瘤史。否认家族高血压史。

【体格检查】

T：36.7 ℃，P：83 次 / 分，R：12 次 / 分，BP：152/100 mmHg，身高：160 cm，体重：56 kg，BMI：21.88 kg/m^2。阴毛、腋毛未发育（阴毛生长 Tanner Ⅰ期），乳房已发育（乳房生长 Tanner Ⅲ期），外阴幼稚型，大阴唇覆盖小阴唇。

【实验室检查】

（1）血常规、肝功能、肾功能、凝血功能、血糖、血脂全套均未见明显异常。

（2）血电解质：钾：4 mmol/L，钠：139 mmol/L，氯化物：104 mmol/L，二氧化碳结合力：20.6 mmol/L ↓，血钙：2.28 mmol/L，无机磷：1.5 mmol/L，血镁：0.99 mmol/L。

（3）E_2：282 pmol/L，孕酮：28 nmol/L，LH：3.35 IU/L，FSH：5.81 IU/L，脱氢表雄酮：2.6 μmol/L，睾酮：< 0.09 nmol/L ↓，PRL：25.39 ng/mL，hCG：< 0.10 mIU/mL，AFP：3.25 μg/L。醛固酮：90.4 pg/mL。GH：6.06 ng/mL，IGF-1：279 μg/L。

（4）血渗透压：296 mOsm/（kg · H_2O），尿渗透压：571 mOsm/（kg · H_2O）。

（5）戈那瑞林兴奋试验（表 15-1）（LHRH 100 μg 静脉注射，静脉注射前及静脉注射后 15、30、60、90 和 120 分钟抽血查 LH 和 FSH）。

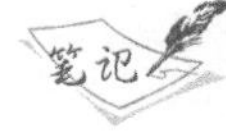

表 15-1　LHRH 兴奋试验

指标	时间					
	0 min	15 min	30 min	60 min	90 min	120 min
LH（IU/L）	4.67	13.79	22.23	22.36	18.28	22.15
FSH（IU/L）	5.69	7.14	9.25	11.01	10.81	12.15

（6）TSH：3.45 mIU/L，T_3：1.9 nmol/L，T_4：78.8 nmol/L，FT_3：4.68 pmol/L，FT_4：13.6 pmol/L，甲状腺球蛋白抗体：< 10.0 U/mL，甲状腺过氧化物酶抗体：< 9.0 U/mL。

（7）晨血 ACTH：72.9 pg/mL ↑，晨 Cor ：12.24 μg/dL。午夜一次法小剂量地塞米松抑制试验：服药次日晨血 ACTH：7.6 pg/mL，Cor：0.56 μg/dL，提示可被抑制。

【辅助检查】

（1）心电图：窦性心律。

（2）骨龄片：左腕腕骨发育正常，形态密度正常，左腕桡骨远端骨骺、骺板尚未闭合，余骨骼已完全闭合。提示骨龄接近成人骨龄。

（3）骨密度检查：腰椎正位和左股骨颈骨密度低于正常，T 值分别为 –2.9 及 –3.0，Z 值分别为 –2.8 及 –2.9。提示骨密度低于同龄人。

（4）肾上腺增强 CT（图 15-1）：左侧肾上腺体部结节（直径约 8 mm），腺瘤可能性大。

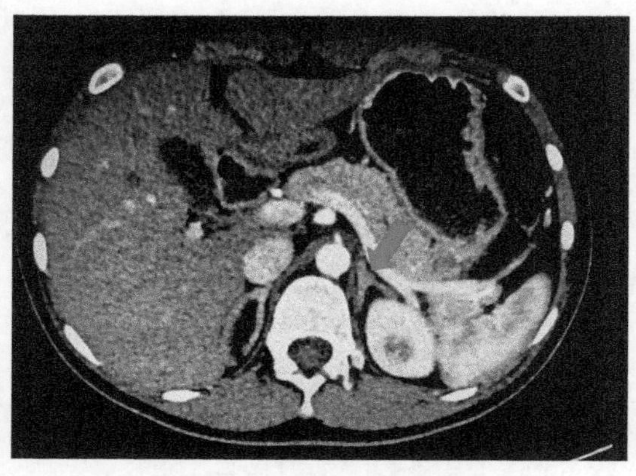

红色箭头所示为结节所在位置。

图 15-1　肾上腺增强 CT（2019-01-11）

（5）垂体增强 MRI：垂体饱满，垂体柄结节样强化（直径约 0.3 cm）。

【基因检测】

CYP17A1 基因复合杂合突变：*CYP17A1*：NM_000102：c.1193C ＞ T（p.A398V），*CYP17A1* 基因第 1193 位核苷酸由胞嘧啶脱氧核苷酸变为胸腺嘧啶脱氧核苷酸，导致其编码的蛋白第 398 位氨基酸由丙氨酸变为缬氨酸。ACMG 变异分类为 2 类（可能致病）。父母检测显示该变异遗传自受检者的母亲。*CYP17A1*：NM_000102：c.461G ＞ A（p.C154Y），*CYP17A1* 基因第 461 位核苷酸由鸟嘌呤脱氧核苷酸变为腺嘌呤脱氧核苷酸，导致其编码的蛋白第 154 位氨基酸由半胱氨酸变为酪氨酸。ACMG 变异分类为 3 类（意义未明）。父母检测显示该突变遗传自受检者的父亲。

【诊断与诊断依据】

1. 临床诊断

先天性肾上腺增生症（完全型 17α 羟化酶缺乏症）、骨量减少、癫痫。

2. 诊断依据

（1）先天性肾上腺增生症（完全型 17α 羟化酶缺乏症）：①患者为青年女性，原发闭经，伴有早发性高血压；②查体见阴毛、腋毛未发育，外阴幼稚型，第二性征发育迟缓；③晨血 ACTH 72.9 pg/mL ↑，肾素活性＜ 0.2 ng/（mL · h），醛固酮与肾素活性比值升高，睾酮＜ 0.09 nmol/L ↓，17α-羟孕酮 1.347 ng/mL；④妇科彩超：子宫偏小，始基子宫可能（子宫内膜厚度 1.8 mm）；⑤染色体：46，XX；⑥基因检测：*CYP17A1* 复合杂合突变：c.1193C ＞ T（p.A398V），c.461G ＞ A（p.C154Y）。

该青年女性患者原发闭经，伴有早发性高血压，第二性征发育迟缓，完全型 17α 羟化酶缺乏症诊断明确。

（2）骨量减少：骨密度检查提示腰椎正位和左股骨颈骨密度低于正常，T 值分别为 –2.9 及 –3.0，Z 值分别为 –2.8 及 –2.9。诊断明确，考虑继发于性发育障碍。

（3）癫痫：青年女性，有癫痫病史 1 年余，多为失神小发作，2～3 次 / 日，每次持续时间 10 秒至 2 分钟，服用左乙拉西坦 0.5 g tid 后控制可。目前尚未有

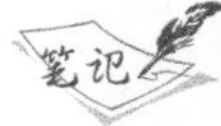

先天性肾上腺增生症患者发生癫痫的患病情况分析，仅有一例先天性肾上腺增生症合并癫痫的个案报道，猜测可能是由于先天性肾上腺增生症患者体内兴奋性神经活性类固醇水平（如11-去氧皮质酮）升高，导致神经元兴奋性异常增高。癫痫对症治疗的同时，针对性干预先天性肾上腺增生症才能充分改善神经症状。

【诊疗经过】

1. 诊断分析经过

该患者19岁，有高血压病史10年，在诊疗过程中必须考虑继发性高血压可能。既往无慢性肾病、肾血管狭窄病史，须重点鉴别内分泌性高血压。结合患者原发闭经，性腺发育延迟，首先考虑先天性肾上腺增生症。进一步完善实验室检查及辅助检查，可见血清ACTH水平升高，醛固酮/肾素活性比值高于正常，雄激素水平低下；B超提示始基子宫可能，伴外阴、阴毛、腋毛发育迟缓，符合17α-羟化酶缺陷症诊断，基因检测进一步明确诊断。

鉴别诊断须考虑其他类型的先天性肾上腺增生症：21-羟化酶缺陷症为最常见的先天性肾上腺增生症类型，表现为皮质醇下降、ACTH增高，但17α-羟孕酮、雄激素水平明显增高，女性（46，XX）出现明显男性化特征，外生殖器呈假两性畸形，严重者可出现低钠、脱水、高钾、酸中毒表现；11β-羟化酶缺陷症也可表现为高血压、性发育异常，但雄激素水平可显著升高，外生殖器可有男性化表现。上述两类先天性肾上腺增生症临床特点与该患者临床表现均不相符。

2. 治疗

（1）予醋酸可的松片（每天1次，每次1片，每片25 mg）治疗，以抑制ACTH过度分泌、肾上腺持续增生，同时减少11-去氧皮质酮等物质的合成，减轻水钠潴留程度，降低血压。

（2）予雌二醇片/雌二醇地屈孕酮片人工周期治疗，定期复查。

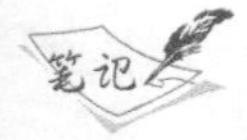

（3）予碳酸钙D_3片（每天1次，每次1片）、阿法骨化醇软胶囊（每天1次，每次1粒，每粒0.25 μg）改善骨量减少，嘱患者增加日晒时长，适当活动，每

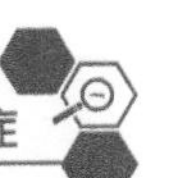

年随访骨密度检查。

（4）继续服用左乙拉西坦片（每天3次，每次1片，每片0.5 g）预防癫痫，神经内科癫痫专科门诊随访。

（5）予螺内酯片（每天3次，每次2片，每片20 mg）降压，嘱监测血压、血钾，酌情调整药物剂量。既往有研究提示，部分患者在糖皮质激素应用后，血压短期内不会恢复正常，可加用盐皮质激素受体拮抗剂辅助治疗。

【随访】

患者治疗6个月后于2019年7月入院复查。

（1）晨血Cor：13.08 μg/dL，晨血ACTH：3.1 pg/mL↓，肾上腺增强CT：左侧肾上腺体部结节，较2019年1月11日相仿。继续醋酸可的松（25 mg）早2/3片、下午1/3片替代治疗。

（2）患者自上次出院后不规律服用螺内酯片，入院后复查血钾4.0 mmol/L，血压控制在120/80 mmHg左右，予停用螺内酯，嘱出院后继续监测血压。

（3）予雌二醇地屈孕酮维持人工周期治疗后，月经周期规律，嘱继续当前药物治疗，妇产科专科医院随访。

（4）患者仍时有癫痫症状，请神经内科会诊，嘱患者避免劳累、避免烟酒等刺激性食物，左乙拉西坦增加剂量，改为1 g—0.5 g—1 g口服。嘱继续神经内科专科随访。

【相关知识点】

1. 继发性高血压的筛查

高血压是威胁健康的主要慢性病之一，可分为原发性和继发性，其中继发性高血压占比约15%。在高血压患病儿童人群中，超过50%是继发性因素所致。继发性高血压病因主要涵盖肾实质性、肾血管性、多种内分泌疾病和药物性因素等，继发性高血压的早期诊断可有助于提高患者获得最佳临床疗效的概率，当原发病治愈后血压也会随之下降或恢复正常。因此，近些年国内外指南推荐新诊断高血压患者都应该进行继发性筛查，尤其对于青中年高血压患者必须重视继发性高血压的可能。该患者为青年女性，有早发性高血压，伴原发闭

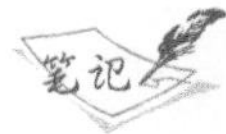

经，应高度怀疑继发性高血压，积极筛查继发性因素。

2. 17α－羟化酶/17，20－裂解酶缺陷症的发病机制和临床分型

17α-羟化酶/17，20-裂解酶缺陷症（17α-hydroxylase/17，20-lyase deficiency，17OHD）是一种罕见的先天性肾上腺皮质增生症，约占先天性肾上腺皮质增生症病例的1%，由编码该酶的*CYP17A1*基因突变所致，遵循常染色体隐性遗传规律。目前17OHD在中国人群中的患病率仍不明确，据部分研究表明，17OHD可能是中国CAH患者继21羟化酶缺陷症后的第二大病因，远多于11β-OHD。*CYP17A1*基因位于第10号染色体（10q24.3），长约13 kb，包含8个外显子、7个内含子，编码508个氨基酸，在肾上腺束状带、网状带、睾丸间质细胞、卵巢卵泡细胞中表达。至今，国内外文献报道，已有100多种*CYP17A1*外显子和内含子突变位点可引起完全型或部分型17OHD。其中，*CYP17A1*类固醇激素结合域相关突变可引起完全型17OHD，而氧化还原结构域突变则可导致部分型17OHD。*CYP17A1*基因突变可影响肾上腺和性腺类固醇激素合成，引起孕酮、11-去氧皮质酮、皮质酮、醛固酮水平增加，17-羟孕酮、皮质醇、雄烯二酮、睾酮和雌二醇合成下降。性激素和皮质醇合成降低负反馈作用刺激FSH、LH和ACTH水平升高。由于缺少性激素的刺激作用，患者骨骺延迟闭合，骨龄往往落后于同龄人，身高高于同龄人，而ACTH分泌增多则进一步导致肾上腺皮质增生。

根据酶失活的程度将17OHD分为完全型和部分型。完全型17OHD患者17α羟化酶和17，20-裂解酶两种酶活性均缺乏，其典型临床表现为血清ACTH和11-去氧皮质酮水平显著升高、双侧肾上腺增生、低肾素性高血压、低血钾、第二性征不发育、女性原发性闭经、男性假两性畸形等。部分型17α羟化酶活性保留，仅17，20-裂解酶活性缺乏，因此保留了部分雌激素和雄激素功能，高血压程度较完全型轻；46，XX患者可出现不同程度的第二性征发育。

与21-羟化酶缺陷症不同的是，尽管17OHD患者皮质醇水平明显偏低，但却很少出现肾上腺危象。一篇纳入122例17OHD患者的系统综述提示，仅3例患者存在肾上腺皮质功能不全的临床表现。究其原因，是因为17OHD患者

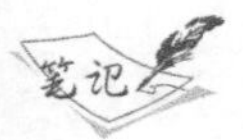

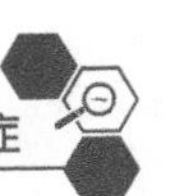

血清中醛固酮前体物质浓度升高（如 11- 去氧皮质酮和皮质酮），而皮质酮有一定糖皮质激素活性，从而减轻了皮质醇缺乏的相应症状。

3. 17OHD 的治疗

激素替代是 17OHD 最主要的治疗方案。糖皮质激素可抑制 ACTH 过量分泌，使盐皮质激素水平恢复正常，缓解高血压。大多数患者规律使用糖皮质激素治疗后，血压、血钾恢复正常，部分患者单用糖皮质激素血压控制不佳，需加用盐皮质激素受体拮抗剂等辅助治疗，如螺内酯 50 ～ 200 mg/d 或依普利酮 50 ～ 100 mg/d。儿童和青少年常采用氢化可的松治疗，以避免长效糖皮质激素对生长发育造成的不利影响。成人患者的糖皮质激素方案则根据年龄、病程、生育需求等个体化因素制定。大剂量的糖皮质激素足以抑制 ACTH 水平，但也将继发药物性皮质醇增多症相关代谢紊乱，如糖代谢异常、血压控制不良、骨质疏松等。既往研究表明，与氢化可的松、泼尼松相比，长效糖皮质激素地塞米松能更好地抑制 ACTH 水平，但却会导致更严重的胰岛素抵抗。氢化可的松一般推荐为 15 ～ 30 mg/d 起始治疗，每日分次服用。治疗过程中监测，如治疗效果欠佳，可逐步调整至泼尼松 1 ～ 5 mg/d 的治疗方案。

由于确诊为 17OHD 的患者大多处在青春期并存在性发育异常，应根据患者的外阴特点、年龄、自我性别认知度、心理及家庭社会等因素给予个体化雌激素替代治疗或外科手术干预，同时予以及时有效的心理疏导。对于染色体 46，XX 者，性激素替代治疗可在青春期起始以诱导人工月经周期，必要时可考虑辅助受孕。而对于染色体核型为 46，XY 的患者，通常男性化外观缺失，外阴呈幼女型或两性畸形，多可在腹腔或腹股沟及大阴唇内探及隐睾。因睾丸发育不良、位置异常，多建议行性腺切除术，避免异位睾丸发生恶变。

本例患者以醋酸可的松 25 mg qd 起始治疗，联合螺内酯 40 mg tid 改善水钠潴留、辅助降压，治疗 6 个月后随访血压控制可，予停用螺内酯。嘱患者继续监测血压，密切随访。该患者社会表型为女性，且染色体为 46，XX，予启动性激素替代、人工周期治疗。

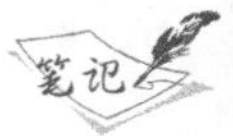

另外，本例患者骨密度检查提示 Z 值 < −2.5，骨密度水平显著低于正常同

龄人，既往文献也有类似报道。考虑与青春期发育时期皮质醇及性激素合成减少，从而导致骨骼钙盐沉积减少、骨代谢异常密切相关。值得注意的是，这类患者在后续长期的糖皮质激素治疗期间，骨密度水平可能会在原发疾病基础上进行性下降，提示临床医生在诊治过程中，须早期予以维生素 D 及钙剂，进而预防、甚至抗骨质疏松治疗。而及时积极的性激素替代治疗也可起到一定的症状改善作用。

【病例点评】

17OHD 是一种极其罕见的先天性肾上腺增生症类型，由编码该酶的 *CYP17A1* 基因突变所致。临床工作中，主要表现为早发继发性高血压伴低血钾和性发育障碍。常规的治疗药物是及时补充糖皮质激素、性腺激素，前者通过抑制 ACTH，抑制肾上腺组织持续增生，同时改善高血压、低血钾；后者可促进女性（46，XX）患者第二性征及子宫正常发育，维持人工月经周期。男性（46，XY）患者则应选择性腺切除术，以防止恶变。

撰写：郑杭萍　审校：鹿斌　点评：叶红英

【参考文献】

1. HERZOG A G. Late-onset congenital adrenal hyperplasia： presentation as nonepileptic seizures. Epilepsy Behav，2000，1（3）：191-193.
2. GUPTA-MALHOTRA M，BANKER A，SHETE S，et al. Essential hypertension vs. secondary hypertension among children. Am J Hypertens，2015，28（1）：73-80.
3. 《中国高血压防治指南》修订委员会 . 中国高血压防治指南 2018 年修订版 . 心脑血管病防治，2019，19（1）：1-44.
4. BIGLIERI E G. 17-hydroxylase deficiency： 1963-1966. J Clin Endocrinol Metab，1997，82（1）：48-50.
5. YANG J，CUI B，SUN S Y，et al. Phenotype-genotype correlation in eight Chinese 17alpha-hydroxylase/17，20 lyase-deficiency patients with five novel mutations of CYP17A1 gene. J Clin Endocrinol Metab，2006，91（9）：3619-3625.
6. TURKKAHRAMAN D，GURAN T，IVISON H，et al. Identification of a novel large CYP17A1

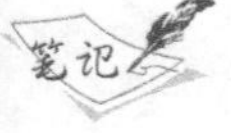

deletion by MLPA analysis in a family with classic 17 α -hydroxylase deficiency. Sex Dev，2015，9（2）：91-97.

7. YAO F X，HUANG S Z，KANG X D，et al. CYP17A1 mutations identified in 17 Chinese patients with 17 α -hydroxylase/17，20-lyase deficiency. Gynecol Endocrinol，2013，29（1）：10-15.

8. ACHERMANN J C，HUGHES I A. Pediatric disorders of sex development. Williams Textbook of Endocrinology. Amsterdam：Elsevier，2016：893-963.

9. EL-MAOUCHE D，ARLT W，MERKE D P. Congenital adrenal hyperplasia. Lancet，2017，390（10108）：2194-2210.

10. HAN T S，STIMSON R H，REES D A，et al. Glucocorticoid treatment regimen and health outcomes in adults with congenital adrenal hyperplasia. Clin Endocrinol（Oxf），2013，78（2）：197-203.

11. YANASE T，SIMPSON E R，WATERMAN M R. 17 alpha-hydroxylase/17，20-lyase deficiency：from clinical investigation to molecular definition. Endocr Rev，1991，12（1）：91-108.

12. UNAL E，YILDIRIM R，TAŞ F F，et al. A rare cause of delayed puberty in two cases with 46，XX and 46，XY karyotype：17 α -hydroxylase deficiency due to a novel variant in CYP17A1 gene. Gynecol Endocrinol，2020，36（8）：739-742.

13. MÜSSIG K，KALTENBACH S，MACHICAO F，et al. 17alpha-hydroxylase/17，20-lyase deficiency caused by a novel homozygous mutation（Y27Stop）in the cytochrome CYP17 gene. J Clin Endocrinol Metab，2005，90（7）：4362-4365.

14. KHOSLA S，MELTON L J 3rd，RIGGS B L. The unitary model for estrogen deficiency and the pathogenesis of osteoporosis：is a revision needed? J Bone Miner Res，2011，26（3）：441-451.

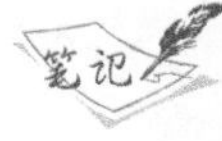

第 16 章 高血压低血钾——肾素瘤

【病史摘要】

患者，男性，23 岁，因“发现血压升高 4 年余”于 2018 年 6 月入院。

患者 2013 年 10 月（18 岁）大学入学体检发现血压升高，达 210/160 mmHg，当地医院查尿常规示尿蛋白（++），双肾彩超未见明显异常，具体治疗不详。2014 年 2 月，患者于外院住院测血压 180/123 mmHg，复查尿蛋白阴性，尿蛋白定量 0.21 g/24 h，肾功能正常，肾活检病理示 65 个肾小球，节段系膜区轻度增宽，系膜基质略增多，毛细血管袢开放好，囊壁节段增厚；肾组织 PASM-Masson 染色阴性，肾小管间质病变轻，散在肾小管萎缩、基膜增厚；肾间质散在单个核细胞浸润；小动脉节段透明变性，部分位于中膜及外膜，偶见葱皮样改变，小叶间动脉弹力层增厚分层；双侧肾上腺 CT 平扫未见明显异常；眼底未见异常；心脏超声示左室壁略增厚，颈部血管超声未见异常。诊断为“高血压（3 级，极高危），高血压肾损害”。给予炎黄保肾胶囊、健肾丸护肾，福辛普利片 10 mg qd 降压，血压控制在 130/80 mmHg。患者出院后未规律服用降压药物。2017 年 12 月患者午睡后突发左侧肢体无力，后意识丧失，送外院

急诊，诊断为脑出血，给予药物治疗（具体不详），2018 年 3 月恢复出院，无明显后遗症。出院后给予盐酸贝那普利 10 mg qd、氨氯地平 5 mg qd 降压，服药规律，血压控制在（130 ～ 150）/（80 ～ 100）mmHg。2018 年 5 月 4 日患者至我院门诊就诊，为进一步明确高血压原因，门诊嘱其停用贝那普利，换用缓释维拉帕米 240 mg qd、甲磺酸多沙唑嗪缓释片 4 mg qn 联合控制血压并预约收入院。

既往史：否认其他特殊药物服用史。生长发育正常。否认高血压家族史。

【体格检查】

T：36.5 ℃，P：90 次 / 分，R：20 次 / 分，BP：140/100 mmHg。身高：170 cm，体重：80 kg，BMI：27.7 kg/m^2。无满月脸、肢端肥大面容。神志清楚，对答切题，双侧瞳孔等大等圆，3 mm 大小，对光反射灵敏，眼球活动正常。全身皮肤黏膜无异常皮疹，无色素沉着。口角无歪斜，伸舌居中。四肢肌张力正常，肌力 5 级，腱反射正常。

【实验室检查】

（1）血、尿、粪常规 + 隐血、肝肾功能均未见明显异常；血钾：3.3 mmol/L。

（2）Cor（8am）：17.97 μg/dL；24h 尿皮质醇：58.4 μg。

（3）非卧位血醛固酮：620.7 pg/mL ↑，血肾素活性：> 12 ng/（mL · h）↑，血管紧张素 Ⅱ：537 pg/mL ↑。

（4）TSH：1.643 mIU/L，T_3：2.68 nmol/L，T_4：165.2 nmol/L，FT_3：6.47 pmol/L，FT_4：21.97 pmol/L。

（5）IGF-1：159 μg/L，随机 GH：< 0.1 mU/L ↓。

（6）24 h 尿 VMA：尿香草扁桃酸：31.8 μmol，尿量：1.6 L。

【辅助检查】

（1）心电图：窦性心动过速，T 波改变（Ⅱ、V_5、V_6 导联 T 波低直立 < R1/10；Ⅲ、aVF 导联 T 波浅倒）。

（2）双肾 CTA：无明显异常，附见左肾异常低强化灶。

（3）肾脏增强 CT（图 16-1）：左肾见类圆形低密度影，大小约 25 mm × 29 mm，

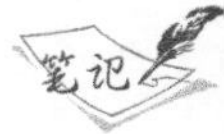

边界较清，平扫 CT 值约 29 HU，增强后皮髓质期 CT 值约 59 HU，实质期 CT 值约 76 HU，延迟期 CT 值约 75 HU，余双肾未见明显异常密度影。结论：左肾占位。

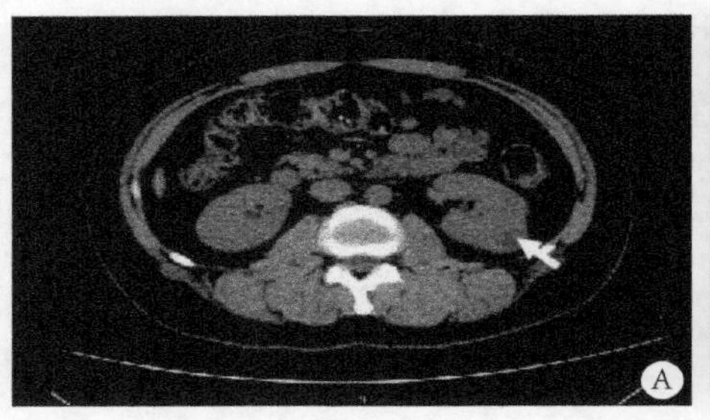
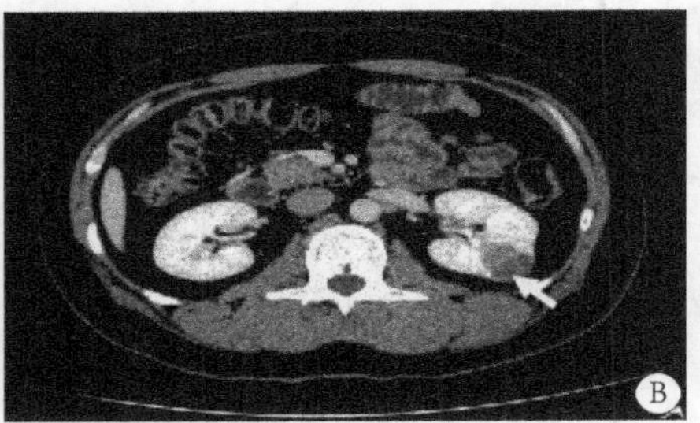

A：平扫；B：增强。

图 16-1 肾脏 CT

（4）肾脏增强 MRI（图 16-2）：左肾下极见类圆形长 T_1、长 T_2 信号，大小约 24 mm × 28 mm，边界较清，增强动脉期少许强化，延迟期变化不明显，余双肾未见明显异常密度影。结论：左肾占位。

（5）双侧肾静脉采血：左侧肾素活性：> 12 ng/（mL · h）；右侧肾素活性：4.2 ng/（mL · h）；倾向左肾肾素瘤可能性大。

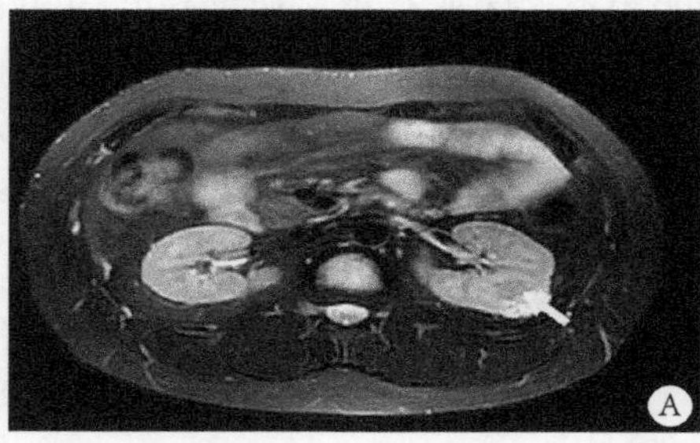
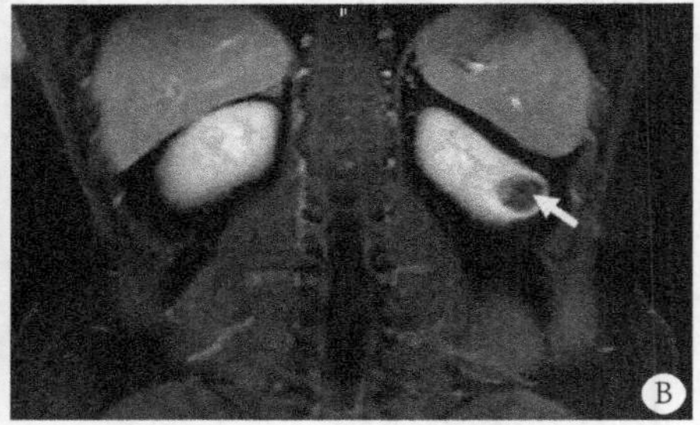

A：水平位；B：冠状位。

图 16-2 肾脏增强 MRI

【诊断与诊断依据】

临床诊断：继发性醛固酮增多症，左肾肾素瘤。

诊断依据：患者年轻起病，重度高血压伴低血钾，醛固酮升高、肾素活性升高，肾脏 CT 及 MRI 提示左侧肾脏占位。双侧肾静脉采血提示左肾静脉肾素活性显著高于右侧。

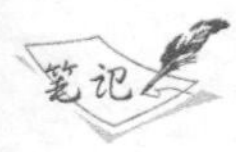

【诊疗经过及随访】

1. 诊断分析

患者高血压为年轻起病，血压重度升高，最高210/160 mmHg，曾并发右侧基底节脑出血，必须进行继发性高血压筛查。因为伴有低血钾，首先筛查肾素–血管紧张素–醛固酮水平、血尿皮质醇和小剂量地塞米松抑制试验，排除库欣综合征，因肾素升高同时醛固酮升高，排除原发性醛固酮增多症，确认继发性醛固酮增多症诊断。进一步查双肾动脉CTA未见异常，肾脏增强CT提示左肾类圆形低密度影，大小约25 mm × 29 mm，边界清，平扫CT值约29 HU，增强后CT值约59 HU，实质期CT值约76 HU，延迟期CT值约75 HU。进一步确诊为继发性醛固酮增多症，肾素瘤可能性大，双侧肾静脉采血证实左肾肾素瘤。

2. 治疗

患者于本院泌尿外科行腹腔镜下左肾肿瘤切除术。病理报告：左肾球旁细胞肿瘤，切缘未见肿瘤累及。免疫组化：CK7（–），VIM（+），CD117（+），HMB45（–），PAX–8（–），CD10（–），CK（–），P63（–），CD34（+），CgA（–），CD56（–），CD31（–），Syn（+），S100（–），SMA（+），Desmin（–），WT–1（–）。CD34（+）是肾素瘤较为特异的免疫组化指标。

3. 术后随访

术后第3天停用降压药物，监测血压正常。术后1周复查肾素活性0.59 ng/（mL · h），较术前显著下降。

【相关知识点】

1. 肾素瘤的概况

肾素瘤，又称肾球旁细胞肿瘤，多起源于肾小球球旁细胞。生理条件下，球旁细胞可受到肾血流调节，合成、储存肾素并将其分泌入血液循环，通过RAAS系统调节机体血压、血容量和电解质平衡。肾素瘤可以释放大量肾素，激活RAAS系统引起继发性醛固酮增多症，从而导致高血压、低血钾和碱中毒。

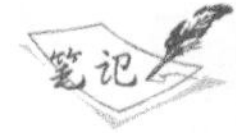

2. 肾素瘤的临床表现和诊断方法

肾素瘤十分罕见，到目前为止，世界范围内所报道的肾素瘤仅 100 余例。根据国内外的报道，本病多发生于青年，发病高峰在 20 ～ 30 岁，主要表现为高血压、低血钾、高肾素和继发性醛固酮增高。高血压常为首发症状，且通常为中重度高血压。有趣的是，与难治性高血压不同，肾素瘤的患者通常使用 1 ～ 3 种降压药即可控制血压，使用 ACEI 类降压药效果较好。本例患者采用氨氯地平和贝那普利 2 种降压药，血压控制良好。

B 超和 CT 是最常用的影像检查手段。B 超检查病变可表现为肾皮质内低或中强回声。CT 平扫 + 增强扫描是有效的定位诊断方法，敏感性接近 100%。肾素瘤在 CT 平扫时常表现稍低至等密度病灶，故单纯平扫可能导致漏诊。增强后在动脉期常与肾实质其他部位一致，但在门脉期或延迟期可有轻 – 中度强化而与周围肾实质存在差异。PET-CT 检查约有 1/2 的患者结果为阳性，奥曲肽扫描约有 1/2 的患者结果为阳性。肾素瘤需要与产生醛固酮或肾素的肾透明细胞癌相鉴别。

选择性肾静脉采血的敏感性不高，根据文献报道，以比值 1.5 为切点，敏感性为 56%，特异性为 94%。可能与降压药物的影响、肾素阶段性分泌、样本稀释及局部抑制有关。因此，对于肾素瘤的诊断，CT、MRI 影像学检查更有意义。肾素瘤主要位于肾脏，但也有肺癌、胰腺癌、输卵管腺癌等肾外肾素瘤的报道。另有文献报道，存在无功能性肾素瘤，临床表现为无功能，术后病理确诊为肾素瘤。

肾素瘤病理大体上多位于肾皮质，边界清楚，切面浅黄至灰白色，免疫组化染色 CD34（+）、actin（HHF-35）是较为特异性的指标。本例患者为 CD34（+）。

3. 肾素瘤的治疗

手术是肾素瘤最有效的治疗方法。内科药物控制血压可选用钙离子拮抗剂、ACEI 及螺内酯等，低钾需同时补充氯化钾。多数患者术后血压、血钾、血浆肾素可恢复正常，部分不能完全恢复。

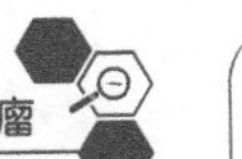

【病例点评】

高血压是常见病、多发病，继发性高血压的识别率和诊断率急需提高。该患者为重度高血压的年轻患者，但未行继发性高血压的筛查，同时未规律服药控制血压，以致并发脑出血。经过本次系统的筛查继发性高血压，顺利确认肾素瘤诊断并进行相应治疗，获得了完美的治疗效果。该病例的诊疗经过再次提醒我们，罕见病就在常见病中等着我们去发现。

撰写：王熠　审校：何敏　点评：叶红英

【参考文献】

1. KANG S H，CHEN F，ZHONG Y，et al. Preoperative diagnosis of juxtaglomerular cell tumors in eight patients. J Clin Hypertens（Greenwich），2016，18（10）：982-990.
2. WANG F，SHI C，CUI Y Y，et al. Juxtaglomerular cell tumor： clinical and immunohistochemical features. J Clin Hypertens（Greenwich），2017，19（8）：807-812.
3. FREUDENBERG L S，GAULER T，GÖRGES R，et al. Somatostatin receptor scintigraphy in advanced renal cell carcinoma. Results of a phase II-trial of somatostatine analogue therapy in patients with advanced RCC. Nuklearmedizin，2008，47（3）：127-131.
4. OSAWA S，HOSOKAWA Y，SODA T，et al. Juxtaglomerular cell tumor that was preoperatively diagnosed using selective renal venous sampling. Intern Med，2013，52（17）：1937-1942.
5. RUBENSTEIN J N，EGGENER S E，PINS M R，et al. Juxtaglomerular apparatus tumor：a rare，surgically correctable cause of hypertension. Rev Urol，2002，4（4）：192-195.
6. ENDOH Y，MOTOYAMA T，HAYAMI S，et al. Juxtaglomerular cell tumor of the kidney：report of a non-functioning variant. Pathol Int，1997，47（6）：393-396.
7. SAKATA R，SHIMOYAMADA H，YANAGISAWA M，et al. Nonfunctioning juxtaglomerular cell tumor. Case Rep Pathol，2013，2013：973865.
8. METE U K，NIRANJAN J，KUSUM J，et al.Reninoma treated with nephron-sparing surgery. Urology，2003，61（6）：1259.

第 17 章

难治性高血压伴右肾缩小——肾动脉纤维肌发育不良

【病史摘要】

患者，女性，29 岁，因“发现血压升高 8 个月”于 2019 年 4 月入院。

患者 2018 年 8 月因“感冒、头痛”至当地卫生院测血压 140/110 mmHg，未治疗，后自觉头痛好转，未复测血压。2018 年 11 月患者因头痛、恶心、呕吐至当地县人民医院急诊就诊，测血压 206/129 mmHg，头颅 CT 未见明显异常，血钾 2.75 mmol/L ↓，随后出现一过性抽搐伴意识丧失，具体治疗不详。急诊入院予多种降压药联合治疗（具体不详），多次测血压仍波动于（170 ～ 180）/（126 ～ 128）mmHg。头颅 MR：左颞叶及两侧枕叶异常信号，T_2 Flair 两侧额顶叶部分脑沟内高信号影，蛛网膜下腔出血待排，左横窦、乙状窦及颈内静脉管腔细小，考虑先天变异。肾上腺增强 CT 示左肾上腺体部小结节。行腰穿，脑脊液未见细菌、真菌生长，未见隐球菌，细胞数正常，潘氏试验阴性。患者遂于 2018 年 11 月 15 日就诊于当地省人民医院，查立位醛固酮 194.1 ng/dL ↑，肾素活性 3 ng /（mL · h）↑，醛固酮 / 肾素比：64.71 ↑，皮质醇（8am）：279 nmol/L；肾动脉 B 超示右肾主动脉内径细，右肾段血流速度偏低，双肾未见异常声像，予

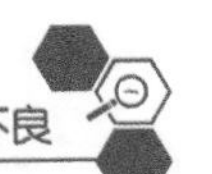

多种降压药联合治疗（具体不详），血压控制差。于 2019 年 4 月 25 日至我科门诊就诊，测左右臂血压 180/120 mmHg，予硝苯地平控释片 30 mg qd+ 多沙唑嗪缓释片 4 mg qd 降压（但就诊后患者未遵医嘱服药），为进一步诊治收入我科病房。

患者自患病以来精神好，胃纳可，睡眠好，大小便正常，无体重明显下降。

患者父母非近亲结婚，患者足月顺产，发育正常，已婚已育。月经规律，初潮 14 岁，末次月经 2019 年 4 月 15 日。否认高血压家族史。

【体格检查】

T：37.2 ℃，P：88 次 / 分，R：18 次 / 分，BP：191/132 mmHg，身高：150 cm，体重：40 kg，BMI：17.8 kg/m^2。神志清楚，发育正常，对答切题，自动体位，查体合作，步入病房；全身皮肤黏膜无色素沉着；甲状腺无肿大；双肺呼吸音清，未闻及干、湿性啰音；心率 88 次 / 分，律齐；腹部无紫纹，腹软，全腹无压痛，无肌紧张及反跳痛，肝脾肋下未触及，肠鸣音 3 次 / 分；腹部主动脉及肾动脉听诊区未闻及明显血管杂音；双下肢无水肿；四肢肌力、肌张力正常。

【实验室检查】

（1）血钾：2.8 mmol/L，同步 24 h 尿钾：42.8 mmol。

（2）晨非卧位 2 h 血醛固酮：165.85 ng/dL ↑，肾素：142.18 ng/L ↑，醛固酮 / 肾素：1.1。

（3）血皮质醇昼夜节律（8am—4pm—0am）：36.03 μg/dL—11.3 μg/dL—14.68 μg/dL。

（4）24 h 尿游离皮质醇：97 μg（尿量 2.5 L）。

（5）小剂量地塞米松抑制试验：次晨血皮质醇 1.31 μg/d（可被抑制）。

（6）血变肾上腺素：57.6 pg/mL，去甲变肾上腺素：257.5 pg/mL。

（7）24 h 尿 VMA：51 μmol。

（8）甲状腺功能正常：TSH：3.09 mIU/L，FT_3：6.34 pmol/L，FT_4：18.0 pmol/L。

（9）E_2：1342 pmol/L，孕酮：2.7 nmol/L，LH：37.15 IU/L，FSH：6.36 IU/L，PRL：38.25 ng/mL ↑，脱氢异雄酮：6.56 μmol/L，hCG：< 0.10 mIU/mL，睾酮：1.26 nmol/L。

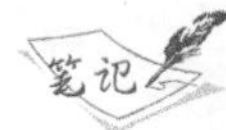

（10）血常规、粪常规+隐血、肝肾功能、血脂、凝血功能均未见明显异常。

（11）尿常规：蛋白（1+），余（–）。

（12）FPG：5.8 mmol/L，OGTT 2 h 血糖：8.5 mmol/L，HbA1c：5.3%。

（13）血沉：48 mm/h ↑，类风湿因子：< 9.50 IU/mL，抗链球菌溶菌素“O”：130 IU/mL，C 反应蛋白：12.5 mg/L。ENA 抗体、抗核抗体、ANCA 无异常。

【辅助检查】

（1）肾 CTA（图 17-1）：见右肾缩小；血管重建见右肾动脉狭窄。肠系膜上动脉与腹主动脉夹角未见明显变小，左肾静脉轻度受压。

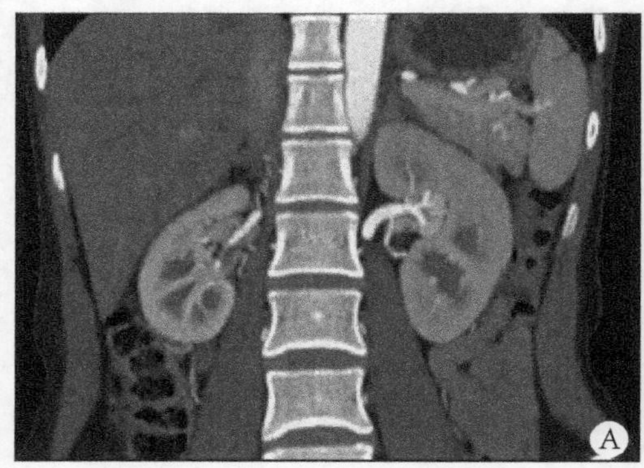

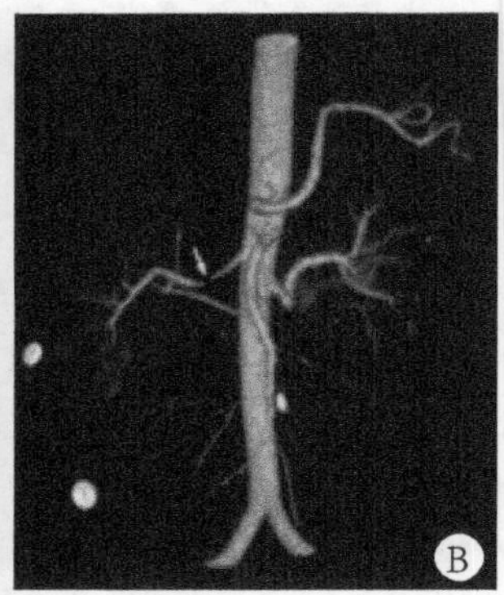

A：右肾缩小；B：血管重建见右肾动脉狭窄。

图 17-1 肾 CTA

（2）肾图：双肾有效肾血浆流量 90.61 mL/min，左肾 60.62 mL/min，右肾 29.99 mL/min。

（3）头颅 MR 平扫：两侧额叶散在缺血灶；见副鼻窦炎。

（4）心脏超声：静息状态下经胸超声心动图未见明显异常。左心收缩功能正常，左心舒张功能正常。

（5）超声（图 17-2）：双侧颈动脉、椎动脉、颈内静脉未见明显异常。双侧腋动脉、肱动脉、桡动脉、尺动脉及同名伴行静脉未见明显异常。右肾体积偏小，右肾动脉中段局部管腔狭窄，右肾动脉中段收缩期最大流速（peak systolic velocity，PSV）：225 cm/s，流速明显增高，与腹主动脉 PSV 比值为

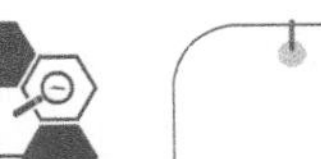

3.4 ： 1。结合病史，首先考虑肾动脉纤维肌发育不良。左肾、左侧肾动脉未见明显异常。左肾静脉局部明显扩张，考虑胡桃夹综合征。

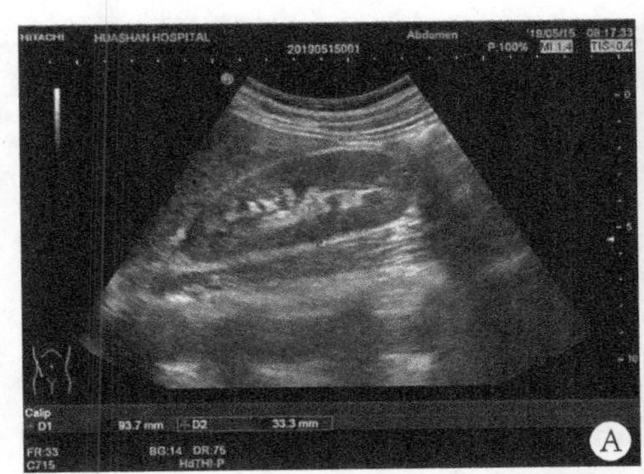

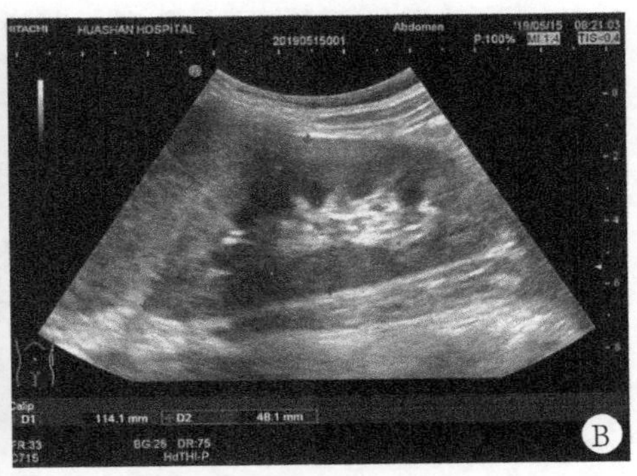

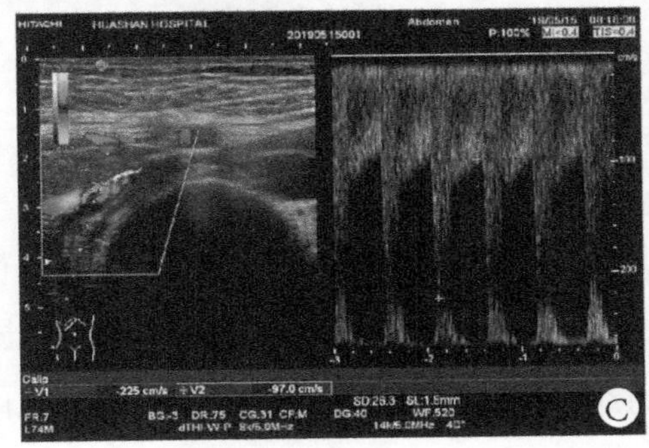

A：右肾 94 mm × 33 mm；B：左肾 114 mm × 48 mm；C：右肾动脉中段 PSV：225 cm/s。

图 17-2　双肾及肾动脉超声

【诊断与诊断依据】

临床诊断：继发性高血压，继发性醛固酮增多症，右侧肾动脉狭窄，考虑肾动脉纤维肌发育不良可能。

诊断依据：患者为青年女性，主要表现为突发的难治性高血压，病程短，起病急，伴低血钾、经肾失钾；继发性醛固酮增多（高肾素、高醛固酮），血沉升高，肾功能正常；超声及肾 CTA 提示右肾动脉中段局部管腔狭窄，右肾缩小；肾图提示右肾有效血浆流量明显低于左肾。

【诊疗经过】

1. 诊断思路

本例患者为年轻女性，有恶性高血压、低钾血症（经肾失钾），需要临床

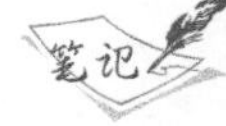

医生积极对症处理的同时也必须筛查继发性高血压病因。高血压伴经肾失钾的常见病因有（表 17-1）：①引起醛固酮受体活性上调的疾病，包括原发性醛固酮增多症、继发性醛固酮增多症（肾动脉狭窄、肾素瘤）、拟醛固酮效应（库欣病、先天性肾上腺增生症、表观盐皮质激素过多综合征、甘草制剂）、醛固酮受体高功能突变（Geller 综合征）；② Liddle 综合征。

表 17-1　高血压伴经肾失钾的常见病因

	肾素	醛固酮
原发性醛固酮增多症	↓	↑
继发性醛固酮增多症：肾动脉狭窄、肾素瘤	↑	↑
拟醛固酮效应：库欣病、先天性肾上腺增生症、甘草、表观盐皮质激素过多综合征	↓	↓
醛固酮受体高功能突变：Geller 综合征	↓	↓
Liddle 综合征	↓	↓

为明确高血压伴经肾失钾的病因，肾素水平的判断非常重要。患者入院后查立位肾素浓度与醛固酮水平均明显升高，考虑继发性醛固酮增多症，结合超声及 CTA 提示右肾动脉明显狭窄，考虑肾动脉狭窄所致高血压。

2. 治疗

入院后予多沙唑嗪缓释片 4 mg bid+ 硝苯地平控释片 30 mg bid 降压、氯化钾缓释片 1 g qid 口服补钾治疗，血压控制于（120 ～ 140）/（75 ～ 100）mmHg，血钾正常。针对右侧肾动脉狭窄，请血管外科会诊，考虑肾动脉纤维肌发育不良。血管外科会诊建议采用经皮腔内血管成形术（PTA）治疗。患者于 2019 年 7 月 29 日行右肾动脉血管扩张成形术。术后停用降压药及氯化钾缓释片，术后短期内于当地医院门诊多次随访血压正常。

【随访】

患者术后 3 个月再次出现高血压，血压波动于（140 ～ 150）/（90 ～ 100）mmHg，多次复查血钾正常。患者术后半年（2020-01-14）门诊复查肾 CTA（图 17-3A）：右肾动脉局部走行纤细、狭窄，较术前仍明显好转。非卧位 2 h 醛固酮 91.32 ng/dL ↑，肾素浓度：69.58 ng/L。建议患者口服钙离子拮抗剂类药物控制

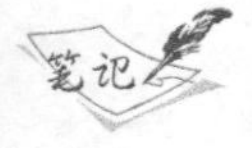

血压，患者服药依从性差，一直未遵医嘱治疗。术后 1 年（2020-07-13）门诊复查肾 CTA（图 17-3B）：右肾动脉局部狭窄，大致同前（2020-01-14）。患者血压仍波动于（140 ～ 150）/（90 ～ 100）mmHg，多次复查血钾及肾功能正常。

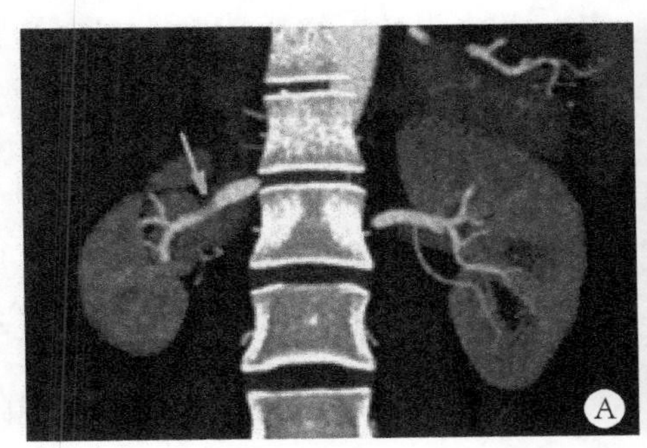

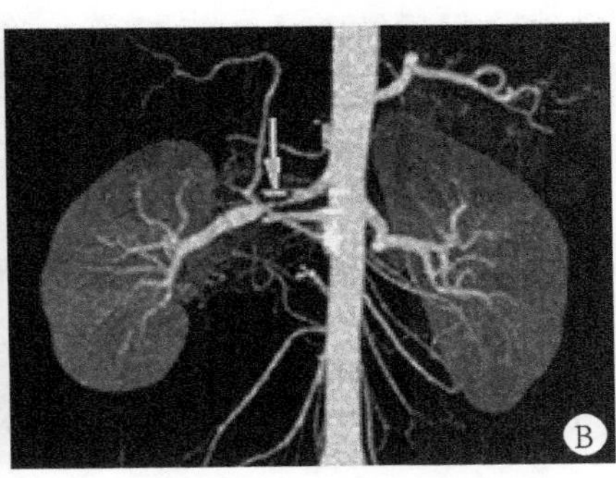

A：术后半年；B：术后一年。

图 17-3　术后复查肾 CTA

【相关知识点】

1. 高血压伴低血钾的鉴别诊断

本例患者为年轻女性，有恶性高血压、低钾血症（经肾失钾），需要临床医生积极对症处理的同时也必须筛查继发性高血压病因。为明确继发性高血压病因，肾素水平的判断非常重要。该患者入院前在外院曾查立位肾素活性仅轻度升高，接近正常上限，醛固酮水平则明显升高，原醛筛查“阳性”；而我院采用直接肾素浓度法测定，结果显示：立位肾素浓度明显升高，原醛筛查阴性，考虑继发性醛固酮增多症。

入院后排查嗜铬细胞瘤、皮质醇增多症依据均不足，行甲状腺及甲状旁腺功能检查亦未见明显异常。患者右肾偏小，但肾功能正常，故可除外慢性肾病所致高血压。患者系高肾素、高醛固酮血症，肾素水平明显升高，结合 CTA 提示右肾动脉明显狭窄，故考虑肾动脉狭窄所致恶性高血压。

肾动脉狭窄常见病因包括：动脉粥样硬化、纤维肌发育不良（fibromuscular dysplasia，FMD）、大动脉炎。肾动脉粥样硬化性狭窄主要见于老年人，该患者为年轻女性，无糖尿病、高脂血症、吸烟史等导致动脉粥样硬化的危险因素，无其他血管动脉粥样硬化斑块表现，故动脉粥样硬化不考虑。全身大血管超声

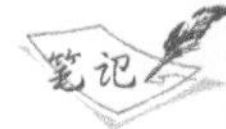

提示仅右肾动脉中段局部管腔狭窄，无其他大动脉及分支累及表现，故大动脉炎不考虑。结合超声影像和临床特点，考虑为典型的纤维肌发育不良。本例患者后续行 PTA 扩张术，术后停降压药及补钾治疗，虽然术后 3 个月发生右肾动脉再狭窄，但后续随访 2 年期间血压稳定，肾功能及电解质正常，亦支持肾动脉纤维肌发育不良诊断。

2. 纤维肌发育不良概述

纤维肌发育不良目前被定义为动脉壁肌肉组织的特发性、节段性、非炎症性和非动脉粥样硬化性疾病，可导致动脉狭窄、动脉瘤、动脉夹层和中小动脉（即肾和颈动脉）的阻塞。纤维肌发育不良在冠状动脉、髂动脉和腹部其他内脏动脉中较少见。历史上，Leadbetter 和 Burkland 于 1938 年在约翰 · 霍普金斯医学院首次描述了一个患有严重的难治性高血压的年轻男孩的肾动脉结构，该男孩的高血压最终经肾切除术治愈。

3. 纤维肌发育不良的临床表现

纤维肌发育不良的临床表现主要取决于受影响的动脉。当累及肾动脉时，患者可出现高血压，而颈动脉受累则可能导致头痛、搏动性耳鸣、短暂性脑缺血发作或卒中。纤维肌发育不良也可能没有症状，仅在针对其他临床症状进行影像学检查时意外发现。纤维肌发育不良最常见的临床表现是累及肾动脉的肾血管性高血压。由纤维肌发育不良引起的肾动脉狭窄可表现为各种严重程度的高血压，但通常在患有高血压 2 级或 3 级或突然出现难治性高血压的患者中被筛查到，因为上述患者往往接受了全面的继发性高血压病因筛查。肾动脉纤维肌发育不良患者常见上腹部或腰部血管杂音，但这一线索的诊断敏感性和特异性有限。肾动脉纤维肌发育不良患者多出现难治性高血压，但通常不会发展为肾功能不全。与动脉粥样硬化性肾动脉狭窄不同，肾动脉纤维肌发育不良很少引起血肌酐水平升高。纤维肌发育不良可能并发肾动脉夹层和肾梗死，并伴有突然的腰痛、血尿和快速进展的高血压。由于肾动脉狭窄，导致肾素 – 血管紧张素 – 醛固酮系统激活，可能会出现低钾血症，即继发性醛固酮增多症，特别是在并发肾动脉夹层和肾梗死的情况下。

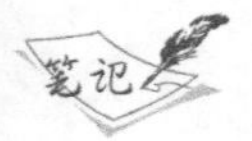

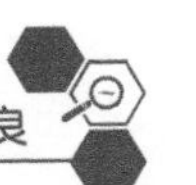

4. 肾动脉纤维肌发育不良的诊断

纤维肌发育不良是一种罕见的非炎症性、非动脉粥样硬化性动脉壁结构异常，病因未明，多见于年轻女性，常累及肾动脉、颈动脉。约10%的肾动脉狭窄由纤维肌发育不良引起，主要临床表现为难治性高血压或恶性高血压。对于骤然发生高血压的年轻患者或中老年患者原有高血压出现进行性加重时应考虑本病，需行血醛固酮、肾素水平测定，必要时完善肾动脉CTA检查，以免误诊、漏诊。绝大部分非侵入性筛查试验的敏感性与重复性不高，难以排除或确认肾动脉狭窄，一般需要通过CTA或肾动脉造影来确诊。

5. 肾动脉纤维肌发育不良的治疗

肾动脉纤维肌发育不良的治疗目标包括：控制血压、保护肾功能，以及避免并发症和治疗的不良反应。治疗方法包括内科治疗、介入手术干预（经皮血管成形术和支架置入）及外科血运重建。

肾动脉纤维肌发育不良的高血压源于继发性醛固酮增多，因此ACEI/ARB类药物对于控制血压非常有效，但是会引起肾功能损害急性加重，因此不推荐使用这类药物控制血压。ACEI/ARB导致的肾损害多为可逆性，停药后肾功能可恢复，可以选用长效钙通道阻滞剂控制血压和螺内酯控制低血钾。但肾动脉纤维肌发育不良仅靠内科治疗是远远不够的，患者血压往往难以达标，还将引起肾脏及其他靶器官的慢性损害。目前，经皮血管成形术被认为是纤维肌发育不良治疗的首选，它给患者提供了治愈高血压的可能性。经皮肾动脉血管成形术是肾动脉纤维肌发育不良的首选治疗方式。本病早期诊断非常重要，如诊断被延误，术后血压也不一定能恢复正常。经皮肾动脉血管成形术治疗后，仍需对患者进行持续随访，因术后仍可能发生血管再狭窄。

一项美国研究探讨了经皮血管成形术和支架置入术（RA-PTAS）治疗肾动脉狭窄（renal artery stenosis，RAS）术后再狭窄的发生率，研究共纳入112例动脉粥样硬化性肾动脉狭窄患者，结果显示，术后1年的再狭窄发生率为50%，术后1年半的再狭窄发生率为60%。类似的一项日本研究共纳入175例肾动脉狭窄患者，其中53例（30.3%）为纤维肌发育不良。平均随访

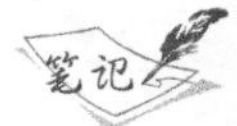

5 年，RA-PTAS 术后总的再狭窄比例为 32%（56 例）。一项来自德国的回顾性研究纳入了 101 例接受经皮血管成形术的肾动脉纤维肌发育不良患者，随访 5 年的再狭窄比例为 26%，经皮血管成形术的术后再狭窄平均出现时间为术后 33 个月。有日本学者随访了 22 例接受经皮血管成形术的肾动脉纤维肌发育不良患者，发现术后 1、2、3、4 年的血管再狭窄率分别为：10.0%、16.4%、26.6%、38.1% 。本例患者于血管成形术后 3 个月再次出现血压升高，术后半年复查肾动脉 CTA 证实右肾动脉发生再狭窄，但较手术治疗前血压水平明显下降，且血钾一直正常。

我科 2015 年曾收治 1 例因头痛就诊，主要表现为高血压、低血钾的 15 岁男性，肾 CTA 提示左侧肾动脉狭窄畸形。查体发现躯干、四肢多发大小不一咖啡色斑片，多为绿豆至黄豆大小，皮肤病理活检示神经纤维瘤。该患者最终经基因诊断证实为 *NF1* 基因突变的 1 型神经纤维瘤病伴左侧肾动脉狭窄。该患者多次行血管成形 / 支架置入术但疗效不佳，最终选择切除左侧肾动脉狭窄血管端之后，行自体肾移植。术后 5 年期间，多次随访血压、血钾及肾功能均正常。

笔者团队在临床实践中发现，肾动脉纤维肌发育不良采用扩张术和支架术有一定的再狭窄风险。如血管介入手术后出现再狭窄，可考虑行狭窄血管切除 + 自体肾移植术。

【病例点评】

对于 10% 的继发性高血压，还有待各级医生和各专科医护人员提高认识和实施评估，以提高筛查率和诊断率，也需要通过科普来提高民众认知并接受专业医生建议，进行全面评估。在继发性高血压筛查和精准诊断中，需要多学科特别是心内科提高警惕，内分泌科积极主导，检验科精准测定各种激素，影像科深入探查，泌尿科或血管外科等积极进行手术或介入治疗，确保团队合作，为每个患者精准诊断和治疗，以求最佳治疗效果。肾动脉纤维肌发育不良这一罕见高血压病因，尤需多学科合作。

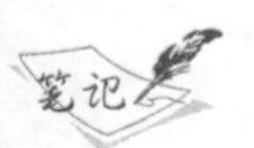

撰写：陈立立　审校：赵晓龙　点评：叶红英

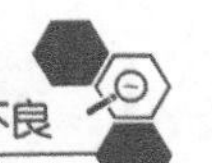

【参考文献】

1. SANIDAS E A，SEFEROU M，PAPADOPOULOS D P，et al. Renal fibromuscular dysplasia：a not so common entity of secondary hypertension. J Clin Hypertens（Greenwich），2016，18（3）：240-246.
2. VAN TWIST D J L，DE LEEUW P W，KROON A A. Renal artery fibromuscular dysplasia and its effect on the kidney. Hypertens Res，2018，41（9）：639-648.
3. MISHIMA E，UMEZAWA S，SUZUKI T，et al. Low frequency of cervicocranial artery involvement in Japanese with renal artery fibromuscular dysplasia compared with that of caucasians. Clin Exp Nephrol，2018，22（6）：1294-1299.
4. TANEMOTO M，OKAZAKI Y. Restenosis of renal artery fibromuscular dysplasia after percutaneous angioplasty. J Hypertens，2016，34（11）：2298.
5. CORRIERE M A，EDWARDS M S，PEARCE J D，et al. Restenosis after renal artery angioplasty and stenting：incidence and risk factors. J Vasc Surg，2009，50（4）：813-819.
6. IWASHIMA Y，FUKUDA T，YOSHIHARA F，et al. Incidence and risk factors for restenosis，and its impact on blood pressure control after percutaneous transluminal renal angioplasty in hypertensive patients with renal artery stenosis. J Hypertens，2016，34（7）：1407-1415.
7. REIHER L，PFEIFFER T，SANDMANN W. Long-term results after surgical reconstruction for renal artery fibromuscular dysplasia. Eur J Vasc Endovasc Surg，2000，20（6）：556-559.
8. FUJIHARA M，FUKATA M，HIGASHIMORI A，et al. Short- and mid-term results of balloon angioplasty for renal artery fibromuscular dysplasia. Cardiovasc Interv Ther，2014，29（4）：293-299.

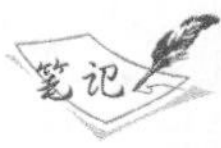

第 18 章
年轻女性继发高血压——大动脉炎

【病史摘要】

患者，女性，26 岁，因“头晕伴血压升高 6 年”于 2021 年 1 月入院。

患者 2015 年 2 月无明显诱因出现头晕、视物旋转，伴恶心呕吐，于当地医院测血压最高 200/120 mmHg，予尼莫地平、美托洛尔、福辛普利钠等药物治疗（具体剂量不详），当时未重视，也未进一步明确高血压病因。患者未坚持服药和监测血压。2020 年 1 月患者熬夜劳累后突发言语不清，无声音嘶哑、吞咽困难、肢体无力，至急诊测血压 194/125 mmHg，查体伸舌右偏，四肢肌力正常，头颅 MR 示左侧放射冠区急性梗死灶，考虑急性脑梗死，予他汀类药物、阿司匹林、硝苯地平控释片和替米沙坦氢氯噻嗪治疗，查甲功、电解质、肾功能、皮质醇、促肾上腺皮质激素、变肾上腺素、去甲变肾上腺素均正常，尿微量白蛋白 / 肌酐 40.8 mg/g，肾素 453.6 pg/mL ↑，血醛固酮 239.7 pg/mL ↑。2021 年 1 月 11 日肾上腺 CT 平扫未见明显异常；右肾 116 mm × 49 mm，左肾 98 mm × 50 mm；B 超：肾动脉未见异常。心脏超声、发泡试验、头部和颈部 CTA 均未见异常。

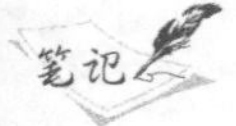

考虑脑梗死与高血压小动脉硬化有关。住院期间患者血压波动在（125 ～ 170）/（65 ～ 105）mmHg，予停用替米沙坦氢氯噻嗪，改用甲磺酸多沙唑嗪，建议至内分泌科就诊，筛查继发性高血压病因。2021 年 7 月 22 日患者至内分泌科门诊查肾素 239.2 pg/mL ↑，血醛固酮 924.8 pg/mL ↑，肾上腺增强 CT 示左侧肾上腺内支及结合部增生可能，左肾动脉狭窄；心电图示窦性心动过速，ST 段压低。为进一步诊治收入内分泌科。患者曾出现反复发作性头晕，4 ～ 5 次 / 年，近 2 月觉胸闷、心悸不适，伴有四肢乏力，偶有夜间惊醒，伴干咳、恶心，无视物模糊，无下肢水肿，无血尿、泡沫尿，无突眼，无间歇性跛行，无颈痛及腹痛。

患者自患病以来精神好，胃纳可，睡眠欠佳，大小便正常，无明显体重下降。

入院前用药：多沙唑嗪 4 mg qd。

父母非近亲结婚，患者足月顺产，过程顺利。目前发育正常，未婚未育。月经规律无异常，初潮年龄 13 岁，末次月经 2021 年 7 月 18 日。否认家族成员出现类似症状。否认家族高血压病史、多囊肾病史。过敏史、手术史、传染病史、输血史无特殊。

【体格检查】

T：37 ℃，HR：112 次 / 分，R：18 次 / 分，BP：158/109 mmHg，身高：158 cm，体重：55 kg，BMI：22.03 kg/m^2。正常步态，神志清楚，定向可，对答切题，双侧瞳孔等大等圆，直径 3 mm，对光反射可，眼球活动正常。四肢末端皮肤颜色正常，双侧颈动脉、桡动脉、足背动脉搏动饱满且对称存在，无压痛。未闻及颈动脉、锁骨下动脉、股动脉、肾动脉、腹主动脉杂音。心律齐，各瓣膜区未闻及病理性杂音。腹软，无压痛，肝区、肾区无叩击痛，无双下肢水肿。

测量四肢血压，上臂：左 160/110 mmHg，右 150/108 mmHg；下肢：左 158/106 mmHg，右 162/102 mmHg。

【实验室检查】

（1）血常规、粪常规、肿瘤标志物、凝血功能、甲状腺功能、心肌标志物、NT-proBNP、心肌酶谱、血糖、甲状腺激素水平均未见明显异常。

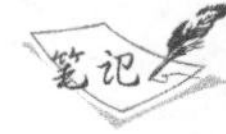

（2）肾素：239.2 pg/mL ↑，醛固酮：924.8 pg/mL ↑。变肾上腺素 24.76 pg/mL，

去甲变肾上腺素 375.00 pg/mL ↑，24 h 尿 VMA、血皮质醇、24 h 尿皮质醇、性激素水平、ACTH 均在正常范围内。

（3）C 反应蛋白：< 0.5 mg/L，血沉：26 mm/h ↑。

（4）风湿免疫指标：ANA、ENA、ANCA 均为阴性，IgG4：0.209 g/L，补体 C3：1.720 g/L ↑，补体 C4：0.242 g/L。

（5）肾功能正常；尿蛋白（3+），24 h 尿蛋白定量：2.6 g ↑，尿微量白蛋白 / 肌酐：837.88 mg/g ↑，尿转铁蛋白：24.20 mg/L ↑，尿免疫球蛋白 G：57.5 mg/L ↑，尿 α_1 微球蛋白、尿 β_2 微球蛋白正常，血钠正常，血钾波动于 3.1 ～ 3.8 mmol/L，血钾 3.3 mmol/L 时同步 24 小时尿钾：72.2 mmol。

【辅助检查】

（1）肾动脉 CTA（图 18-1）：右肾动脉走行自然，管腔未见明显狭窄或扩张改变，左肾动脉起始段纤细，腹主动脉壁多发低密度，管腔变窄，腹腔干起始段纤细。结论：左肾动脉及腹腔干起始段重度狭窄，腹主动脉多发低密度伴中度狭窄，考虑大动脉炎可能。

（2）全身血管 B 超：右侧颈内动脉起始段扁平斑块，双侧颈动脉分叉处、右侧锁骨下动脉起始段管壁增厚，考虑大动脉炎累及。腹主动脉腹腔干开口 – 肾动脉开口水平管腔狭窄，伴左侧肾动脉起始段重度狭窄，继发左肾缩小，右侧肾动脉 PSV 流速亦增高（考虑腹主动脉狭窄后表现）。双侧锁骨下动脉远端、髂总动脉起始段管腔未见明显异常。

（3）腹部 B 超：脂肪肝。右肾大小：119 mm × 52 mm，左肾大小：90 mm × 38 mm，PSV：右：140 cm/s，左：> 210 cm/s。

（4）心电图：①窦性心动过速；② ST 段改变（Ⅱ、Ⅲ、aVF 导联 ST 段水平压低≤ 0.5 mm）。

（5）心脏超声：左心收缩和舒张功能正常，LVEF：66%。

（6）眼底：网膜平，动脉细，视乳头界清，色可。

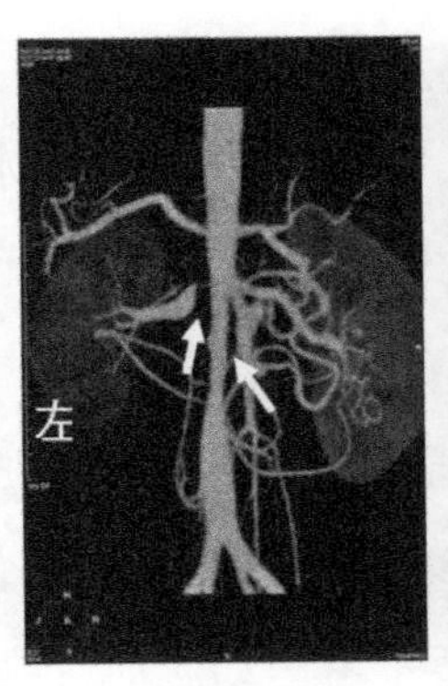

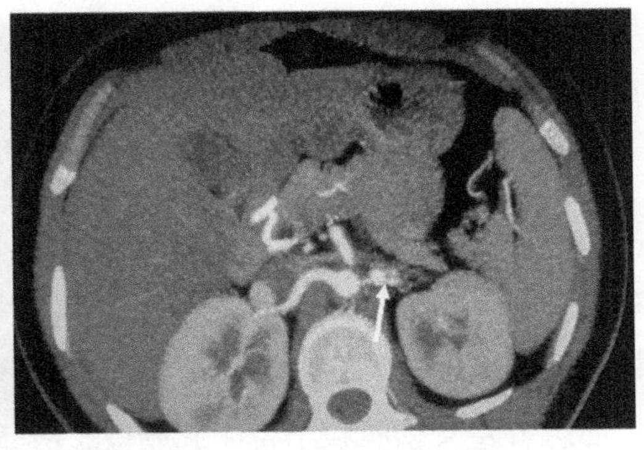

白色箭头示左肾动脉起始段纤细，腹腔干起始段纤细。

图 18-1　肾动脉 CTA

【诊断与诊断依据】

1. 临床诊断

继发性高血压，大动脉炎。

2. 诊断依据

（1）继发性高血压：①患者血压 > 140/90 mmHg；②起病年龄为 20 岁，查血肾素、血醛固酮均升高，血钾轻度降低伴尿钾不适当升高，为继发性醛固酮增多症。左肾动脉起始段重度狭窄，左肾缩小。

（2）大动脉炎：具体诊断依据见诊疗经过。

【诊疗经过】

1. 诊断分析经过

患者为青年女性，病程中主要表现为反复头晕和高血压，既往有一次脑梗死病史。入院后查肾素、血醛固酮均升高，血钾轻度降低伴尿钾不适当升高，为继发性醛固酮增多症。血沉升高，肾动脉 CTA 及全身血管 B 超提示全身多处大动脉狭窄、管壁增厚，包括右侧颈内动脉、右侧锁骨下动脉起始段，左肾动脉起始段、腹腔干起始段、腹主动脉（腹腔干开口 – 肾动脉开口水平）。符合 2018 年美国风湿病学会大动脉炎分类标准，得分共 6 分（女性 1 分 + 受累动脉≥ 3 支 2 分 + 有肾动脉受累 3 分），故大动脉炎诊断明确，因此患者高血压为大动脉炎相关高血压。

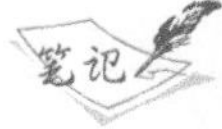

具体病因分析及鉴别诊断：

（1）患者发病年龄早，既往无吸烟、高血脂、糖尿病等导致动脉粥样硬化的危险因素，且受累血管病变段较长，CT 未见多发血管钙化，故暂不考虑动脉粥样硬化引起的血管狭窄。

（2）动脉肌纤维发育不良引起的肾动脉狭窄多位于中或远端 1/3，呈长或短段向心性狭窄，常伴有狭窄后扩张，典型者因多发节段性狭窄使肾动脉呈串珠状表现，而患者左肾动脉狭窄位于起始段，故暂不考虑动脉肌纤维发育不良引起的血管狭窄。

（3）患者乙肝、丙肝、艾滋、梅毒指标及肿瘤标志物均为阴性，无毒物接触史，无特殊药物服用史，暂不考虑感染、药物、肿瘤因素相关的血管炎。

（4）患者 ANA 抗体、ANCA 抗体、ENA 抗体谱阴性，IgG4 正常，无面部蝶形红斑，无光敏，无四肢关节疼痛史，暂不考虑狼疮性、类风湿性、复发性多软骨炎等系统性疾病相关的血管炎和 IgG4 相关疾病。

2. 治疗

（1）控制和监测血压：改服美托洛尔缓释片 47.5 mg qd，硝苯地平控释片 30 mg bid，以及螺内酯 20 mg qd 降压，每天监测血压，血压逐步达到控制目标 130/80 mmHg 左右。

（2）风湿科会诊：予以泼尼松 1 mg/kg 体重口服（60 mg qd 起始，2 周后逐渐减量，风湿科随诊），予补钾、补钙和护胃辅助治疗。

（3）患者蛋白尿明显但肾功能正常，肾内科会诊考虑为肾素 – 血管紧张素 – 醛固酮系统激活导致肾脏高灌注可能性大，且左肾相对缩小，存在肾穿刺相对禁忌。嘱避免使用肾毒性药物。治疗原发病和控制血压，随访尿常规和肾功能。

（4）密切随访，待炎症控制后再次评估肾动脉介入指征。

【相关知识点】

1. 继发性高血压筛查指征

高血压是威胁我国居民健康的头号杀手，据 2018 年发表的全国高血压调查（China hypertension survey，CHS）统计，我国成年居民高血压患病率为

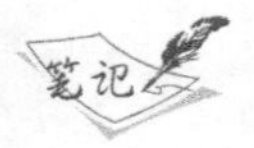

27.9%，总数达 2.44 亿人，其中 5% ～ 10% 为继发性高血压患者。虽然继发性高血压相对少见，但是识别这些继发性病因非常重要，因为在相应病因去除后，患者有可能在不使用降压药的情况下控制血压。继发性高血压的常见原因包括药物因素（如皮质类固醇、口服避孕药、抗抑郁药等）、原发性肾脏疾病、原发性醛固酮增多症、肾血管性高血压、阻塞性睡眠呼吸暂停、嗜铬细胞瘤、库欣综合征、甲状腺功能异常、甲状旁腺功能亢进、主动脉缩窄等。出现下列临床特征的患者血压需要进行筛查：① 30 岁以下、非肥胖、无高血压家族史及其他高血压危险因素的患者；②难治性高血压，即同时使用 3 种不同类型的降压药（包括一种利尿剂）进行充分治疗后，仍持续存在高血压；③既往血压平稳的患者血压急性升高或不稳定性增加；④恶性或急进型高血压病，即重度高血压合并终末器官损害征象；⑤高血压伴电解质紊乱，包括低钾血症和代谢性碱中毒；⑥出现提示继发性高血压其他类型的临床特征。近期中国研究发现新诊断高血压患者中原发性醛固酮增多症比例高达 5%，建议所有有高血压的患者至少进行一次继发性高血压筛查。该患者临床特征符合筛查指征。

2. 继发性醛固酮增多症

当血浆醛固酮浓度和血浆肾素活性均显著升高时，应考虑继发性醛固酮增多症，可见于以下情况。

（1）肾血管性疾病：肾血管狭窄可引起一侧或双侧肾脏入球小动脉血流量减少，激活球旁器，导致肾素分泌增加。若患者出现重度高血压伴不明原因的肾萎缩或两肾大小相差超过 1.5 厘米，需高度警惕肾血管性疾病。本例患者肾素和醛固酮水平均升高，且左肾缩小，CTA 及 B 超均提示左肾动脉狭窄，故考虑为肾血管性疾病引起的继发性醛固酮增多症。

（2）肾素分泌性肿瘤：包括肾素瘤和其他分泌肾素的肿瘤，如 Wilms 肿瘤及肺癌、胰腺癌等。肾素瘤是罕见的肾脏内分泌肿瘤，多见于青少年，平均年龄为 22 岁。多发生于肾皮质部，可有血浆肾素水平显著增高，且不受立、卧体位影响。检查首选肾脏增强 CT，手术切除肿瘤可治愈该病。

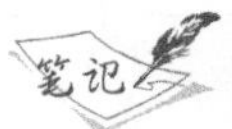

（3）Bartter 综合征和 Gitelman 综合征：是常染色体隐性遗传病，由于髓袢

（Bartter 综合征）或远端小管（Gitelman 综合征）中参与氯化钠重吸收的某一转运蛋白受损，导致经肾失钾性低钾血症，容量不足和肾素－血管紧张素－醛固酮系统继发激活，患者通常没有高血压。

3. 大动脉炎的概述、临床表现、诊断和鉴别诊断

大动脉炎（takayasu arteritis，TA）是一种累及大血管的血管炎症性疾病。炎症破坏管壁结构，引起血管狭窄、闭塞、扩张或完整性丧失，从而引起组织出血或缺血坏死。发病年龄通常介于 10 ～ 40 岁，女性患者多见，男女患病率为 1 ：（4 ～ 9），亚洲患病率最高，日本基于医院数据的年患病率为（12.9 ～ 40）/100 万，我国研究中心统计上海地区居民的患病率为 7.01/100 万。

大动脉炎多表现为亚急性病程，早期可有全身非特异性症状，包括体重减轻、低热、盗汗、乏力、食欲减退、关节痛和肌痛。随着血管病变逐渐进展，还可出现受累血管下游组织的缺血症状，如腹痛、胸痛、呼吸困难、头晕、视力减退、上下肢缺血性疼痛或发绀等。体格检查可发现高血压、四肢血压不对称（尤其是双上肢血压）、无脉和动脉杂音。

研究显示，大动脉炎中以高血压起病者占比 3.9％～ 57.5％，原因可能与其更容易累及肾动脉有关。大动脉炎患者中高血压发生率高且难治，导致的心、脑、肾、大血管等靶器官不良事件发生率高，如脑血管事件发生率为 8％～ 20％（本例患者即发生脑卒中事件），严重影响大动脉炎患者的预后。

由于对大动脉做组织病理检查难以实现，因此影像学检查对于诊断和评估血管病变范围至关重要。疑似患者首选 MRA 或 CTA 评估动脉管腔，颈总动脉和锁骨下动脉超声也可作为补充。怀疑心肌缺血时，可考虑心导管血管造影。此外，PET-CT 或 PET-MR 也越来越多的用于协助诊断。

大动脉炎的实验室检查缺乏特异性，因而不用于诊断。急性期可能出现炎症标志物升高，包括 C 反应蛋白和红细胞沉降率，但活动期也可能正常。

2018 年美国风湿学会制定的分类标准如下：

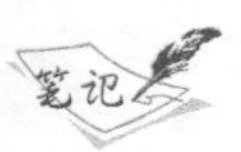

（1）诊断的必要条件：①确诊时年龄≤ 60 岁。②影像学检查提示存在血管炎。

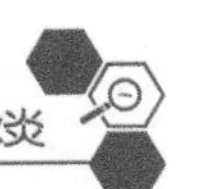

（2）其他临床标准：①女性，记为+1分。②心绞痛或缺血性心痛，记为+2分。③上肢/下肢活动不利，记为+2分。④血管杂音，记为+2分。⑤上肢脉搏减弱，记为+2分。⑥颈动脉异常，记为+2分。⑦双上肢收缩压差≥20 mmHg，记为+1分。

（3）其他影像学标准：①受影响的动脉数量：1条动脉，记为+1分；2条动脉，记为+2分；≥3条动脉，记为+3分。②对称动脉成对受累，记为+1分。③腹主动脉受累伴肾脏或肠系膜受累，记为+3分。

4. 大动脉炎的确诊标准

上述10项条目，得分≥5分可确诊大动脉炎。该诊断标准的敏感性为94%、特异性为99%。

在做出临床诊断之前，还需要排除继发因素和一些伴发主动脉病变的疾病。

（1）感染性主动脉炎：感染性动脉炎也可表现为非特异性症状，如发热和急性期反应物升高。主动脉感染通常会导致动脉瘤，感染性动脉瘤患者的CTA可见血管周围积液或壁内积气。50%～85%的患者可有血培养阳性，最常见的致病菌为葡萄球菌和沙门菌，其他病原体包括梅毒螺旋体和分枝杆菌。

（2）遗传缺陷导致的主动脉病变：遗传缺陷可导致结缔组织代谢异常，患者容易发生胸主动脉瘤和夹层，如马方综合征、Ehlers-Danlos综合征、Loeys-Dietz综合征和Turner综合征。这些疾病通常没有全身症状，而表现有特异性遗传学异常和其他典型临床特征。

（3）纤维肌性发育不良：纤维肌性发育不良（fibromuscular dysplasia，FMD）也可导致动脉狭窄、闭塞、动脉瘤、动脉夹层和动脉迂曲。最常受累的动脉是肾动脉和颈内动脉，其次是椎动脉、内脏动脉和髂外动脉。该病通常有典型影像学表现，多灶性FMD影像学显示受累动脉呈“串珠样”改变，局灶性FMD影像学显示动脉呈同心性、平滑的条带状局灶性狭窄或管状狭窄。

（4）动脉粥样硬化：动脉粥样硬化患者通常年龄较大，有典型的心血管危险因素，如血脂异常、糖尿病和吸烟史。在影像学表现上，非动脉粥样硬化病变组织往往更长、更平滑且没有钙化。但是，动脉粥样硬化也可伴有一定程度

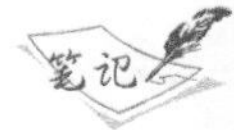

的炎症和 PET 信号增强，因此病变的管腔特征并不完全可靠。

（5）累及主动脉及其分支的其他炎症性疾病：包括 Cogan 综合征、复发性多软骨炎、脊柱关节炎、Behçet 综合征都可累及主动脉及其分支，导致中至大动脉扩张和动脉瘤形成。但这些疾病大多有其他的特异性临床特征，如 Behçet 综合征可有口腔和 / 或生殖器溃疡、眼病和关节炎。此外，IgG4 相关疾病是非感染性主动脉炎的罕见原因，它更多见于中老年男性，组织学表现以 IgG4+ 浆细胞和小淋巴细胞为主的淋巴浆细胞组织浸润，其纤维化通常具有“席纹状”特征。

5. 大动脉炎的治疗

大动脉炎治疗分为诱导缓解和维持缓解两个阶段。糖皮质激素是诱导缓解的主要药物，通常建议大剂量口服，除非有危及生命的情况，否则不建议静脉应用糖皮质激素。糖皮质激素的初始剂量取决于疾病性质和严重程度，通常为 0.5 ～ 1 mg/（kg · d），最大日剂量为 60 ～ 80 mg。基于病例系列研究及专家意见，通常建议患者初始治疗即联用糖皮质激素和免疫抑制剂。尚无权威的随机对照试验比较不同免疫抑制剂的效果。对于无严重并发症的患者，可使用甲氨蝶呤（15 ～ 25 mg qw po）、硫唑嘌呤［1.5 ～ 2 mg/（kg · d）］、吗替麦考酚酯（1.0 ～ 1.5 g bid po）或来氟米特（10 ～ 20 mg qd po）。对于危及生命或重要器官的重度患者，有报道称可使用环磷酰胺治疗 3 ～ 6 个月后改为毒性较小的免疫抑制剂。除了非生物类（化学合成的）的抗风湿药（disease-modifying antirheumatic drug，DMARD），也可考虑使用生物类 DMARD，主要包括 TNF α 抑制剂和托珠单抗。几项病例系列研究认为 TNF α 抑制剂有效，而托珠单抗的治疗研究结果混杂，但目前干扰 IL-6 的研究仍是研究热点之一。

评估大动脉炎的疾病活动度应考虑症状、体格检查结果、急性期反应物和影像学结果。当这 4 方面均提示无进一步进展时，即认为达到临床缓解状态。在维持缓解期应将激素和化学合成 DMARD 逐渐减量至维持剂量，且应保证病情稳定。CTX 或生物制剂可以换为其他化学合成 DMARD 维持治疗。

其他治疗包括血管并发症的外科治疗、血压管理、预防骨质疏松和机会性感染。

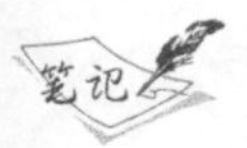

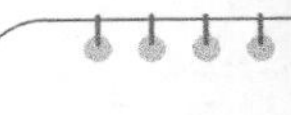

【病例点评】

高血压是十分常见的疾病，但在诊断为原发性高血压之前一定要对可疑人群进行继发性高血压的筛查，包括年轻起病、难治性高血压或伴有电解质紊乱等人群，以免漏诊误诊。本例年轻的高血压患者经筛查和进一步检查后被诊断为大动脉炎，需对病因进行积极治疗。

撰写：魏思迪　审校：张烁　点评：叶红英

【参考文献】

1. WATTS R A，ROBSON J. Introduction，epidemiology and classification of vasculitis. Best Pract Res Clin Rheumatol，2018，32（1）：3-20.
2. KOIDE K. Takayasu arteritis in Japan. Heart Vessels Suppl，1992，7：48-54.
3. PUGH D，KARABAYAS M，BASU N，et al. Large-vessel vasculitis.Nat Rev Dis Primers，2022，7（1）：93.
4. ARNAUD L，HAROCHE J，LIMAL N，et al. Takayasu arteritis in France： a single-center retrospective study of 82 cases comparing white，North African，and black patients. Medicine（Baltimore），2010，89（1）：1-17.
5. MWIPATAYI B P，JEFFERY P C，BENINGFIELD S J，et al. Takayasu arteritis：clinical features and management： report of 272 cases. ANZ J Surg，2005，75（3）：110-117.
6. 大动脉炎相关高血压诊治多学科共识中国专家组 . 中国大动脉炎相关高血压诊治多学科专家共识 . 复旦学报（医学版），2021，48（2）：12.
7. ADAMS J N，TRENT R J. Aortic complications of Marfan’s syndrome. Lancet，1998，352（9142）：1722-1723.
8. MOON J Y，LEE S J，KANG T S. The vascular aneurysms of Ehlers-Danlos syndrome type Ⅳ . Eur Heart J，2012，33（3）：415.
9. GALLO E M，LOCH D C，HABASHI J P，et al. Angiotensin Ⅱ-dependent TGF-β signaling contributes to Loeys-Dietz syndrome vascular pathogenesis. J Clin Invest，2014，124（1）：448-460.
10. SAVARD S，STEICHEN O，AZARINE A，et al.Association between 2 angiographic subtypes of renal artery fibromuscular dysplasia and clinical characteristics. Circulation，2012，126（25）：3062-3069.

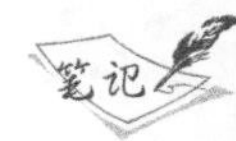

11. GRASLAND A，POUCHOT J，HACHULLA E，et al. Typical and atypical Cogan’s syndrome：32 cases and review of the literature. Rheumatology（Oxford），2004，43（8）：1007-1015.

12. YAZICI Y，HATEMI G，BODAGHI B，et al. Behçet syndrome. Nat Rev Dis Primers，2021，7（1）：67.

13. STONE J R.Aortitis，periaortitis，and retroperitoneal fibrosis，as manifestations of IgG_4-related systemic disease.Curr Opin Rheumatol，2011，23（1）：88-94.

14. MAZ M，CHUNG S A，ABRIL A，et al. 2021 American college of rheumatology/vasculitis foundation guideline for the management of giant cell arteritis and takayasu arteritis. Arthritis Rheumatol，2021，73（8）：1349-1365.

15. RODRíGUEZ-HURTADO F J，SABIO J M，LUCENA J，et al.Ocular involvement in Takayasu’s arteritis：response to cyclophosphamide therapy.Eur J Med Res，2002，7（3）：128-130.

第 19 章 阵发性心悸大汗伴高血压糖尿病——心脏副神经节瘤

【病史摘要】

患者，男性，17 岁，因“阵发性心悸、大汗 6 个月，发现血压升高 2 周”于 2021 年 7 月 14 日收入我科。

患者 2021 年 1 月无明显诱因出现阵发性心慌、胸闷、乏力、脸色苍白、大汗，无意识障碍，无大小便失禁，无抽搐，1 ～ 2 次 / 月，每次约半小时，可自行缓解。自 5 月份后发作次数较前增多，约 2 次 / 周。7 月初于当地医院就诊，查血压 218/101 mmHg，住院查电解质正常，甲状腺功能、晨 8 时皮质醇、性激素均正常，肾上腺素 88.66 pg/mL，去甲肾上腺素 227.91 pg/mL，多巴胺 27.15 pg/mL。OGTT 提示糖尿病，糖化血红蛋白 13.5%，糖尿病自身抗体阴性。肾上腺 CT 平扫示左侧肾上腺稍增粗，肺 CT 示左心房体积稍增大。当地医院予德谷胰岛素、门冬胰岛素、二甲双胍联合降糖，氨氯地平联合美托洛尔缓释片降压，并建议患者到上级医院进一步诊治。

患者自患病以来精神好，胃纳可，睡眠好，大小便正常，近 2 年来体重下降约 10 kg；近 1 年身高增长约 3 cm。

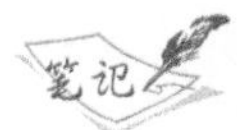

患者足月顺产，生长发育正常。否认高血压和糖尿病家族史。

【体格检查】

T：36.2 ℃，P：86 次 / 分，R：12 次 / 分，BP：128/71 mmHg，身高：178 cm，体重：75.7 kg，BMI：23.89 kg/m²。神志清楚，发育正常，步入病房，全身皮肤黏膜未见异常。颈软，无抵抗，甲状腺无肿大。双肺呼吸音清晰，未闻及干、湿性啰音。心率 96 次 / 分，律齐。腹平坦，腹壁软，肝脾肋下未触及，未及明显腹部包块。脊柱、四肢无畸形，关节无红肿，无杵状指（趾），双下肢无水肿。

【实验室检查】

（1）血常规、尿常规、粪常规 + 隐血均未见明显异常。

（2）血脂、心肌酶谱、凝血功能、肾功能均未见明显异常。

（3）电解质：钾：4.4 mmol/L，钠：139 mmol/L，氯化物：97 mmol/L ↓，血钙：2.67 mmol/L ↑，无机磷：1.42 mmol/L，血镁：0.90 mmol/L；同步尿钙：4.3 mmol/24 h；4 天后复查血钙：2.32 mmol/L。

（4）肝功能：ALT：119 U/L ↑，AST：57 U/L ↑，余正常；自身免疫性肝病抗体（–），肝炎抗体谱（–）。

（5）肿瘤标志物：癌胚抗原：8.46 ng/mL ↑，余正常。

（6）骨代谢：PTH：24.1 ng/L，骨钙素：42.45 ng/mL ↑，Ⅰ型胶原羧基段 β 特殊序列：1.14 ng/mL ↑，25 羟基维生素 D：61.70 nmol/L，降钙素：1.7 ng/L。

（7）HbA1c：10.9 %；糖尿病自身抗体：阴性；C 肽（μg/L）：空腹和餐后分别为 1.12 和 4.0。

（8）血醛固酮：173.9 pg/mL，肾素：59.0 pg/mL，ARR 比值 2.9。

（9）甲状腺功能正常；GH：0.54 ng/mL，IGF-1：392.0 μg/L。

（10）尿皮质醇 94.5 μg/24 h（尿量 2.1 L）。

（11）血皮质醇昼夜节律（8am—4pm—0am）：28.6 μg/dL ↑—10.2 μg/dL—2.19 μg/dL。

（12）ACTH 昼夜节律（8am—4pm—0am）：120 pg/mL ↑—23.4 pg/mL—5.1 pg/mL。

（13）血去甲变肾上腺素：1827.33 pg/mL ↑，变肾上腺素：15.19 pg/mL。

（14）24 小时尿 VMA（连续 3 天）：98.3 μmol/L ↑，159.1 μmol/L ↑，185.6 μmol/L ↑

（15）血浆人嗜铬粒蛋白 A：676.88 ng/mL ↑

【辅助检查】

（1）心电图：房室连接处逸搏心律（63 bpm），T 波改变（Ⅱ、Ⅲ、aVF、V_5、V_6 导联 T 波低直立 < R1/10，T 波平坦）。复查为正常。

（2）超声：甲状腺两叶结节，TI-RADS 3 类；双侧颈部淋巴结未见明显异常肿大；双侧甲状旁腺未显示；胆囊胆固醇结晶，肝脏、胰腺、脾脏、双肾、膀胱均未见明显异常；双侧输尿管未见明显扩张；双侧肾动脉未见明显异常；双下肢动脉血流通畅；双下肢深静脉未见明显血栓。

（3）骨密度：腰椎正位和左股骨颈骨密度，T 值分别为 –0.9 及 0.4，Z 值分别为 –0.2 及 0.4；结论：骨密度在同龄人范围内。

（4）肾上腺增强 MRI（图 19-1）：左肾上腺体部增粗，T_2W 及 DWI 未见明显异常信号，增强未见明显异常强化。结论：左肾上腺体部增生可疑。

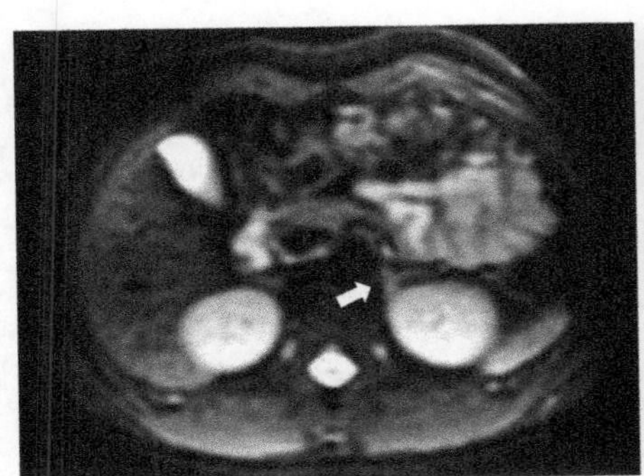
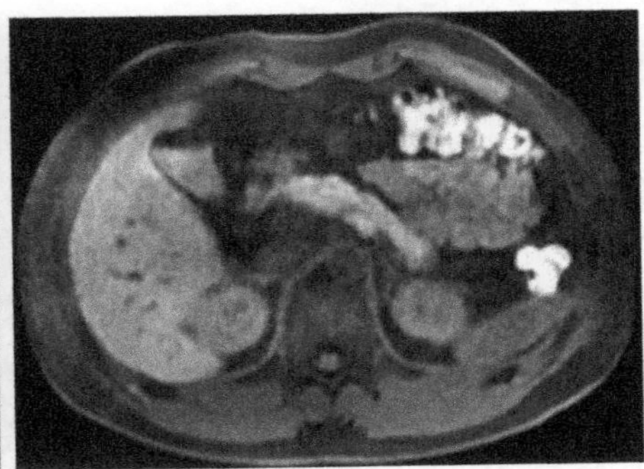

图 19-1　肾上腺增强 MRI

（5）心脏超声：左心房不增大，左房顶见一大小约 44 mm × 40 mm 占位附着（左心房内可能，不除外房顶外压迫），其内部回声不均，活动度差；结构诊断：左心房顶见占位附着，性质待定；功能诊断：左心收缩功能正常，左心舒张功能正常。

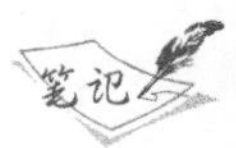

6. ^{18}F-DOPA PET-CT 显像（图 19-2）：纵隔隆突下及左心房区见不规则软组织密度影，边界欠清，放射性摄取不均匀增高，摄取范围为 5.5 cm × 5.3 cm × 5.9 cm，SUV 最大值 42.53；第 5 腰椎体局部骨质吸收伴类圆形骨硬化环形成，放射性摄取异常增高，摄取直径约 1.2 cm，SUV 最大值 17.9，考虑肿瘤性病变可能性大，建议结合病理；余全身 PET 显像未见明显异常增高灶；肝脏脂肪浸润；右肾复杂囊肿。

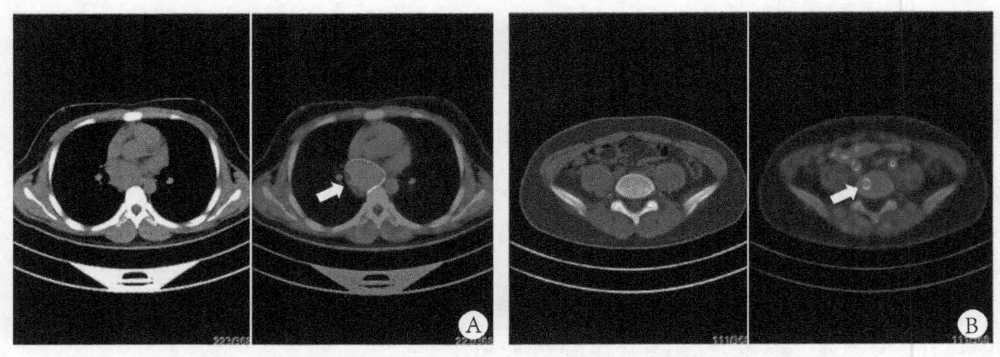

A. 左心房区放射性摄取增高灶；B. 第 5 腰椎体放射性摄取增高灶。

图 19-2 ^{18}F-DOPA PET-CT

【基因检测】

SDHB 基因杂合突变：NM_003000：c.194T > C：p.（Leu65Pro），*SDHB* 基因第 194 位核苷酸由胸腺嘧啶脱氧核苷酸变为胞嘧啶脱氧核苷酸，导致其编码的蛋白第 65 位氨基酸由亮氨酸变为脯氨酸。父母检测显示这个变异遗传自送检者的母亲（杂合状态）。ACMG 变异分类为 2 类（可能致病）。同时筛查其他内分泌肿瘤相关基因，如 *MEN1*、*NF1*、*RET*、*SDHA*、*SDHC*、*SDHDL*、*VHL* 等均未见基因突变。

【诊断与诊断依据】

1. 主要诊断

副神经节肿瘤伴转移可能；特殊类型糖尿病；肝功能异常。

2. 诊断依据

（1）副神经节肿瘤伴转移可能：患者为 17 岁男性，以阵发性心慌、胸闷、

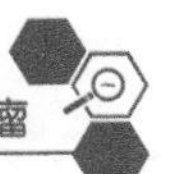

乏力、脸色苍白、大汗等症状起病，发病时测血压升高，218/101 mmHg。入院后查变肾上腺素 15.19 pg/mL，去甲变肾上腺素 1827.33 pg/mL（明显升高），3 次尿香草扁桃酸均偏高，血浆人嗜铬粒蛋白 A 增高；同时排查其他继发高血压病因未见阳性发现。定位诊断：复查肾上腺增强 MRI 示左肾上腺体部增生可疑；心脏超声示左房顶见占位附着（44 mm×40 mm）；^{18}F-DOPA PET-CT 示纵隔隆突下及左心房区不规则软组织密度影，SUV 最大值 42.53；第 5 腰椎骨质改变，代谢异常增高，SUV 最大值 17.9，考虑肿瘤性病变可能性大。结合患者临床表现、基因检查及各项检查结果，诊断为心脏副神经节瘤伴转移可能。

（2）特殊类型糖尿病：患者入院前 2 周于外院查糖化血红蛋白 13.5%，予德谷胰岛素、门冬胰岛素、二甲双胍联合降糖治疗。入院后空腹葡萄糖 8.1 mmol/L，餐后 2 小时血糖 7.1 mmol/L，C 肽 1.12 μg/L，胰岛素 4.0 mU/L，C 肽（2 h）1.75 μg/L，胰岛素（2 h）6.97 mU/L，糖尿病自身抗体阴性。BMI 23.89 kg/m^2，患者无糖尿病家族史，综上所述，考虑继发于副神经节瘤的特殊类型糖尿病可能性大。

（3）肝功能异常：患者谷丙转氨酶和谷草转氨酶升高，肝炎病毒、自身免疫性肝病抗体、巨细胞病毒、EB 病毒等均为阴性，予保肝治疗后肝功能好转。

【治疗经过】

降压及术前准备：患者入院前予美托洛尔缓释片联合氨氯地平降压治疗，入院即加用多沙唑嗪 4 mg qn，血压控制良好后停用氨氯地平，并改多沙唑嗪 4 mg q12 h 联合美托洛尔缓释片 47.5 mg qd 治疗，控制血压波动在（105 ～ 115）/（52 ～ 76）mmHg，心率在（75 ～ 85）次 / 分。调整降糖方案为三餐前门冬胰岛素早 8 U、中 4 U、晚 6 U+ 睡前德谷胰岛素 20 U，每天多点监测血糖波动在 5.5 ～ 7.9 mmol/L；予多烯磷脂酰胆碱胶囊 456 mg tid 口服改善肝功能。

患者服用多沙唑嗪 3 周余直至术前，血压持续≤ 140/90 mmHg，无阵发性高血压发作，无体位性低血压，且血糖控制平稳。于 2021 年 8 月行心胸外科手术，术中探查肿瘤位于左心房后外侧，大小约 6 cm×4 cm，质韧，与周围间隙不清，过程中见肿瘤与左房后壁、左右上下肺静脉粘连紧密，行体外循环后完

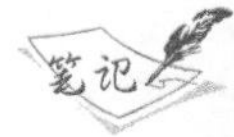

整切除肿瘤，包膜完整（图 19-3）。病理示镜下见成片上皮样细胞，血窦丰富，结合免疫组化结果，诊断为副神经节瘤，伴 SDHB 表达缺失。检出淋巴结 6 枚，其中 1 枚见肿瘤组织；检查结果示 CKpan（–），Syn（+），CgA（+），INSM1（+），Ki67（10％阳性），SSTR2（40％ ++），SSTR5（–），CAM5.2（–），S100（部分 +），SDHB（表达缺失），TFE3（–），GATA3（+）。

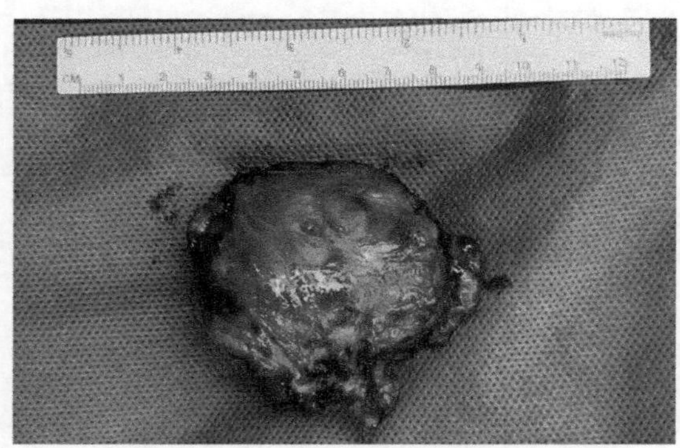

图 19-3　手术切除肿瘤组织大体样本

术后监测血压正常，停用多沙唑嗪，改为倍他洛克 12.5 mg bid，监测血压持续正常，波动在（110 ～ 120）/（60 ～ 80）mmHg，心率在 70 ～ 85 次 / 分，空腹血糖波动在 6.3 ～ 6.8 mmol/L，停用降糖药。复查去甲变肾上腺素从术前 2766.4 pg/mL 降至 232.8 pg/mL。

【随访和转归】

患者术后 3 个月随访，监测血压（110 ～ 130）/（60 ～ 100）mmHg，多汗、心悸等症状消失。复查变肾上腺素 21.41 pg/mL，去甲变肾上腺素 68.88 pg/mL；24 小时尿 VMA 30.9 μmol，均正常。复查心脏 B 超示 LVEF 64％，心脏结构和功能均未见异常。监测患者心率为 80 ～ 95 bpm，调整药物为美托洛尔缓释片 47.5 mg qd。复查糖化血红蛋白 5.1％，空腹血糖 5.2 mmol/L，OGTT 2 h 血糖 6.9 mmol/L。

术后半年复查血尿变肾上腺素和去甲变肾上腺素均正常；^{18}F-FDG PET-MR 提示第 5 腰椎体可见异常信号灶，直径约 0.8 cm，代谢明显升高，SUV 最大值 13.5，病灶较前缩小，暂未处理，定期随访。

【相关知识点】

本病例为青少年男性，阵发性心悸、大汗半年，发现重度高血压伴糖尿病，在积极对症处理的同时需立即筛查继发性高血压病因。查去甲变肾上腺素、尿香草扁桃酸、血浆人嗜铬粒蛋白 A 均显著升高，结合肾上腺未见明显占位、PET-CT 提示纵隔隆突下及左心房区不规则代谢异常增高灶，经手术病理证实为左心房后外侧副神经节瘤，伴骨转移可能。

1. 心脏副神经节瘤是罕见的神经内分泌肿瘤

副神经节瘤（paragangliomas，PGL）和嗜铬细胞瘤（pheochromocytoma，PCC）分别指起源于肾上腺外的交感神经节和肾上腺髓质的神经内分泌肿瘤，两者合称嗜铬细胞瘤和副神经节瘤（PPGL），主要合成、分泌和释放大量儿茶酚胺，如去甲肾上腺素、肾上腺素和多巴胺，可引起患者高血压、发作性头痛、大汗、心动过速等代谢性改变的临床症候群，还可以造成心、脑、肾、血管等严重并发症，甚至导致患者死亡。

心脏 PGL 起源于内脏或自主神经的副神经节，相应导致左心房和主动脉体肿瘤。虽然心脏 PGL 可见于所有心腔室，但以左心房 PGL 最为常见，其次是主动脉体肿瘤。2000—2019 年心脏副神经节瘤相关的病例报道及其基因突变情况见图 19-4。既往报道绝大多数心脏 PGL 为良性肿瘤，约 10% 为恶性。近年来基于遗传学的研究表明，多达 32% 的 PGL 患者存在一种或多种易感基因突变，包括琥珀酸脱氢酶家族（*SDHx*）、*VHL*、*RET* 等。在一项纳入 38 例心脏 PGL 患者的研究中，约 77% 的患者存在 *SDHx* 的突变，其中 *SDHB*、*SDHC*、*SDHD* 的突变例数分别为 11、6、21 例。更重要的是，*SDHB* 的突变可能与恶性 PGL 密切相关。本病例心脏超声和 PET-CT 示左心房区占位，手术探查肿瘤位于左心房后外侧，与左房后壁、左右上下肺静脉粘连紧密，考虑为左心房旁或主 – 肺动脉窗处的副神经节瘤，由于病灶的位置特殊，也可将其归纳为纵隔副神经节瘤。该患者 *SDHB* 基因存在杂合突变，并且 PET-CT 发现第 5 腰椎骨质改变伴代谢异常增高，考虑存在肿瘤转移可能。

笔记

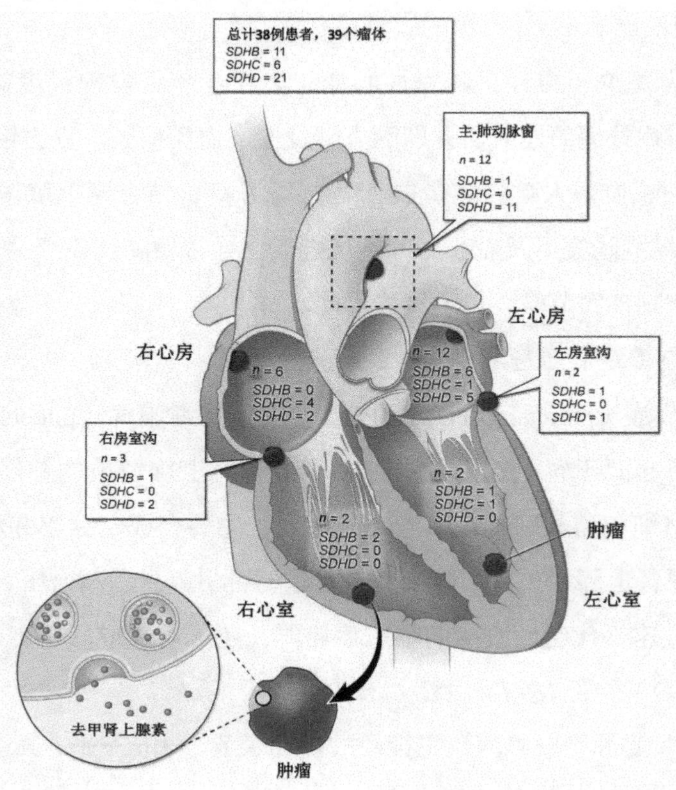

图 19-4　2000—2019 年报道的 *SDHx* 突变相关心脏副神经节瘤分布示意

引自：TELLA S H，JHA A，TAÏEB D，et al. Comprehensive review of evaluation and management of cardiac paragangliomas. Heart，2020，106（16）：1202-1210.

2. 心脏 PGL 的临床特点

PGL 的临床表现高度取决于肿瘤的生化特征。根据分泌的激素种类，PGL 可以分为 3 种生化表型：①去甲肾上腺素能（持续高血压、便秘、出汗、头痛、紧张 / 焦虑、恶心 / 呕吐、面色苍白、器官缺血）；②肾上腺素能（阵发性高血压、阵发性心悸 / 心动过速、头痛、紧张 / 焦虑、高血糖、高脂血症、焦虑、出汗，面色潮红发作较少）；③多巴胺能（一般无症状，可有低血压；多巴胺水平非常高时可有腹泻）。由于心脏 PGL 主要与 *SDHB* 突变相关，其主要表现为去甲肾上腺素能生化表型，很少出现多巴胺能生化表型。一项关于心脏 PGL 的 Meta 分析结果发现，队列中约 77% 的患者存在去甲肾上腺素升高的症状，如阵

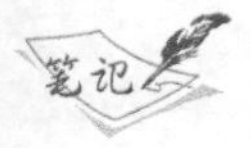

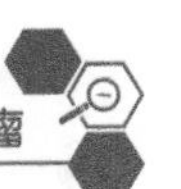

发性高血压、心悸、出汗、头晕。因为心脏特殊的解剖结构和位置，心脏PGL患者还可以出现胸痛、心力衰竭、二尖瓣关闭不全、心肌梗死等。

3. 心脏PGL的诊断

对有PGL症状和体征的患者，特别是有阵发性高血压伴头痛、心悸、多汗"三联征"，体位性低血压的患者，需要进行PGL的排查。PGL的诊断包括定性诊断、定位诊断、遗传学诊断及转移评估。

定性诊断：儿茶酚胺及其中间和终末代谢产物浓度的测定是PPGL定性诊断的主要依据，包括测定血/尿儿茶酚胺的原型物质（去甲肾上腺素NE、肾上腺素E和多巴胺CA）、中间代谢产物（去甲变肾上腺素NMN、变肾上腺素MN、3-甲氧基酪胺）、终末代谢产物（香草扁桃酸VMA、高香草酸HVA）。由于PPGL阵发性释放儿茶酚胺，并易被多种酶降解，测定肾上腺素和去甲肾上腺素水平可以正常。然而，NMN和MN仅在嗜铬细胞瘤或副神经节瘤的肿瘤体内生成并且以高浓度水平持续存在，半衰期较长且更加稳定，因而诊断PPGL的灵敏度和特异度高。由于NMN和MN的水平受患者体位和应激状态的影响，因此建议检测前患者应仰卧位或坐位至少休息30分钟后再采血。尿液中儿茶酚胺的终末代谢物（尿香扁桃酸）的测定灵敏度较低但特异度较高。其他的一些辅助检测指标包括：①嗜铬粒蛋白A，是一种酸性可溶性单体蛋白质，伴随NE在交感神经末梢颗粒中合成、储存及释放，也被证明可以很好地用于PGL的生化诊断；②神经元特异度烯醇化酶，约50%转移性PGL的患者神经元特异度烯醇化酶显著升高，因而可用于鉴别转移性/非转移性。该患者起病之初于外院发现血压异常升高，但血清肾上腺素、去甲肾上腺素、多巴胺水平均在正常参考值范围内。该患者收入我科评估，发现变肾上腺素正常，去甲变肾上腺素明显升高，尿香草扁桃酸偏高，血浆人嗜铬粒蛋白A增高，因此考虑诊断PPGL。所以，在临床诊疗中对疑诊PPGL的患者，推荐首选血或尿MN和NMN检测。

定位诊断：CT和MRI是定位PGL重要的影像学检查方法，多项研究表明，在诊断心脏PGL方面，MRI比CT扫描具有更高的敏感性和特异性。近年来，功能成像在定位心脏PGL中发挥着十分重要的作用。儿茶酚胺的类似

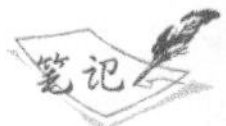

物如 ^{18}F- 氟苄基胍和 ^{18}F- 多巴及 ^{18}F- 二羟基苯丙氨酸（DOPA）均可被用于标记 PET-CT 显像。间位碘苄胍（MIBG）是肾上腺能神经阻断剂，可被肿瘤组织摄取，^{131}I-MIBG 是 PGL 功能定性和解剖定位的重要检查方法；对于不能手术治疗的转移性 PGL 患者，如果显像阳性，可进行 ^{131}I-MIBG 放射治疗；然而，它对 *SDHx*（尤其是 *SDHB*）基因相关 PGL 检出的灵敏度较低。研究表明，^{68}Ga-DOTATATE PET-CT 标记的生长抑素类似物对于有 *SDHx* 突变的 PGL 具有更高的敏感性，是首选的成像方式。同时，它对于转移性病灶的敏感性较高，可以作为心脏 PGL 分期的首选检测方法。

基因检测：鉴于心脏 PGL 存在很高的基因突变率，应行基因检测来协助诊断，尤其是 *SDHx* 的突变。此外，由于心脏 PGL 也可呈散发出现，因而可能存在未被发现的缺氧相关基因或其他细胞信号 / 调节基因参与心脏 PGL 的发生。因为 *SDHx* 基因不同亚型胚系突变患者除 PPGL 肿瘤外，还可以伴发其他实体肿瘤，如胃肠道间质瘤、肾细胞癌和垂体腺瘤，所以称为家族性 PGL 综合征。依据不同 SDH 亚型，可以分为 PGL-（1 ～ 5），其中 PGL-4 型为 *SDHB* 基因缺陷相关，约 30% 的患者可以出现远处转移，且肿瘤部位多位于胸腹部（约占 50%），易于伴发胃肠道间质瘤、垂体腺瘤、甲状腺乳头状癌和肾细胞癌。该例患者外周血全外显子检测示 *SDHB* 基因杂合变异（来源于患者母亲，后者无 PGL 和其他肿瘤的临床表现），PET-CT 评估其他伴发肿瘤，目前未见其他伴发肿瘤，故诊断家族性 PGL 依据不足。

PPGL 转移的评估：2017 年 WHO 将 PPGL 分为转移性和非转移性，如果在非嗜铬组织如骨、肝、肺、淋巴结、脑或其他软组织中出现了转移性病灶，即可称为转移性 PPGL。现有的研究表明，*SDHB* 突变、肿瘤体积大（＞ 5 ～ 6 cm）和去甲肾上腺素能 / 多巴胺能生化表型是转移高风险的可靠预测因子。结合该患者的 PET-CT（左心房和第 5 腰椎体放射性摄取增高）、基因结果（*SDHB* 基因杂合变异）、手术切除淋巴结病理阳性，考虑诊断为心脏 PGL 伴腰椎转移。

4. 心脏 PGL 的治疗

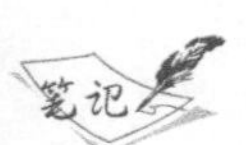

心脏 PGL 一旦确诊，手术是首选的治疗方法。术前需要对患者进行综合评

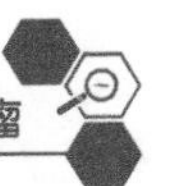

估，包括肿瘤与心脏的关系、肿瘤组织是否可以全切、是否需要重建心脏结构，甚至是否需要心脏移植。由于心脏 PGL 产生儿茶酚胺，患者容易出现危及生命的围手术期并发症，如高血压危象、心律失常甚至心肌梗死。为了防止此类并发症发生，这些患者应在术前至少 2 周使用 α- 肾上腺素受体（如酚妥拉明、酚苄明、多沙唑嗪），出现心动过速则再加用 β- 肾上腺素受体阻滞剂（如阿替洛尔、美托洛尔），同时予高钠饮食并增加液体摄入扩容。充分术前准备的标准包括：①持续性高血压患者血压≤ 140/90 mmHg，阵发性高血压发作频率减少、幅度降低；②血容量恢复：红细胞压积降低、体重增加、肢端温暖、无明显体位性低血压；③高代谢症群及糖代谢异常改善。

对于转移性 PGL 的治疗，指南推荐使用 ^{131}I-MIBG 对肿瘤的功能和解剖进行评价，对于无法手术的患者可使用 ^{131}I-MIBG 放射性核素治疗。另有研究发现，部分 PGL 肿瘤高表达生长抑素受体 ^{177}Lu-Dotatate 可试用于治疗转移性肿瘤。另外有一些潜在的治疗方案，如抗肿瘤药物联合化疗（如 CVD 方案、替莫唑胺和沙利度胺联合应用、EP 方案等）；酪氨酸激酶抑制剂靶向治疗（如舒尼替尼、卡博替尼、帕唑帕尼、阿昔替尼等）；对肿瘤及转移病灶的局部放疗、伽马刀、射频消融和栓塞治疗等，可减轻患者的部分临床症状和肿瘤负荷。该患者术后未再次出现 PGL 的临床表现，生化指标持续维持在正常水平，第 5 腰椎体结节灶目前评估诊断转移灶依据不足，建议患者定期复查变肾上腺素、去甲肾上腺素、尿 VMA、腰椎 MRI，必要时复查 DOPA PET-CT。

【病例点评】

心脏 PGL 是罕见病，多学科团队协作在疾病的诊治过程中发挥着至关重要的作用，其中包括内分泌、核医学、心内科、心胸外科和肿瘤科专家（在转移性疾病的情况下）。副神经节瘤的定位诊断至关重要，但有时也很困难。^{68}Ga-Dotatate PET/CT 及 ^{18}F-FDOPA-PET/CT 可以帮助寻找病灶，提供心脏 PGL 和远处转移灶的综合评价。展望未来，对于转移性心脏 PGL 的治疗还需要更多的临床研究为患者提供有效的治疗手段。

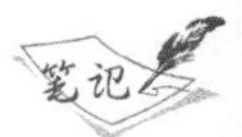

撰写：刘文娟　审校：张烁　点评：叶红英

【参考文献】

1. 中华医学会内分泌学分会．原发性醛固酮增多症诊断治疗的专家共识（2020 版）．中华内分泌代谢杂志，2020，36（9）：727-736.

2. LENDERS J W M，DUH Q Y，EISENHOFER G，et al. Pheochromocytoma and paraganglioma：an endocrine society clinical practice guideline. J Clin Endocrinol Metab，2014，99（6）：1915-1942.

3. 中华医学会内分泌学分会．嗜铬细胞瘤和副神经节瘤诊断治疗专家共识（2020 版）．中华内分泌代谢杂志，2020.36（9）：737-750.

4. TELLA S H，JHA A，TAÏEB D，et al. Comprehensive review of evaluation and management of cardiac paragangliomas. Heart，2020，106（16）：1202-1210.

5. FISHBEIN L，MERRILL S，FRAKER D L，et al. Inherited mutations in pheochromocytoma and paraganglioma：why all patients should be offered genetic testing. Ann Surg Oncol，2013，20（5）：1444-1450.

6. MARTUCCI V L，EMAMINIA A，DEL RIVERO J，et al. Succinate dehydrogenase gene mutations in cardiac paragangliomas. Am J Cardiol，2015，115（12）：1753-1759.

7. WANG J G，HAN J，JIANG T，et al. Cardiac paragangliomas. J Card Surg，2015，30（1）：55-60.

8. GEROULA A，DEUTSCHBEIN T，LANGTON K，et al. Pheochromocytoma and paraganglioma：clinical feature-based disease probability in relation to catecholamine biochemistry and reason for disease suspicion. Eur J Endocrinol，2019，181（4）：409-420.

9. TAÏEB D，JHA A，TREGLIA G，et al.Molecular imaging and radionuclide therapy of pheochromocytoma and paraganglioma in the era of genomic characterization of disease subgroups. Endocr Relat Cancer，2019，26（11）：R627-R652.

10. CRONA J，LAMARCA A，GHOSAL S，et al.Genotype-phenotype correlations in pheochromocytoma and paraganglioma：a systematic review and individual patient meta-analysis. Endocr Relat Cancer，2019，26（5）：539-550.

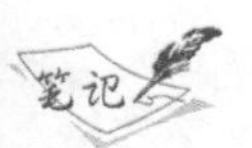

第 20 章 唐氏综合征合并糖尿病

【病史摘要】

患者，男性，30 岁，因“体重下降 3 周余，伴口干、多饮、多尿 3 日”于 2019 年 8 月入院。

患者无明显诱因于 2019 年 7 月初开始出现体重下降（3 周内体重下降 2.5 kg），于 2019 年 7 月 30 日开始出现明显口干，饮用大量含糖饮料（＞3000 mL/d），尿量明显增多（白天：20 余次 / 日，夜间：10 余次 / 夜），伴胸闷不适、胃纳差、乏力、口齿不清，体重快速下降。于 2019 年 8 月 2 日至我院急诊，测血压 109/69 mmHg，心率 120 bpm，氧饱和度 99%，血糖 88 mmol/L ↑，血酮（+），血气分析 pH：7.29 ↓，氧分压 11.61 kPa，二氧化碳分压 4.12 kPa ↓，血钾 6.2 mmol/L ↑，血钠 140 mmol/L，肌酐 173 μmol/L ↑，肌酸激酶 7186 U/L ↑，肌红蛋白＞3000.00 ng/mL ↑。诊断：糖尿病酮症酸中毒，横纹肌溶解。予补液扩容、静脉胰岛素降糖等治疗后，血糖降至 18.6 mmol/L，酮体（1+），血钾 3.4 mmol/L，CK：5663 U/L ↑。转入内分泌病房进一步诊治。

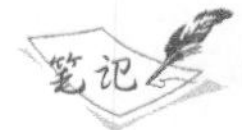

患者自患病以来精神萎靡，纳差，睡眠减少，体重共下降 10 kg。

患者足月顺产，出生诊断为唐氏综合征。自幼弱视。2011 年诊断为肠粘连，具体情况不详，未手术；2014 年曾患腮腺炎；否认高血压、先天性心脏病、听力下降、甲状腺相关疾病、血液病等其他疾病病史。外婆患糖尿病，具体不详。否认其他家族遗传病史，否认家族肿瘤史。

【体格检查】

T：36.5 ℃，P：109 次 / 分，R：15 次 / 分，BP：111/85 mmHg，身高：167 cm，体重：75 kg，BMI：26.89 kg/m^2。唐氏面容：头小而圆，眼距宽、眼裂小、眼角上斜、有内眦赘皮，鼻梁低平，外耳小，硬腭窄，无伸舌、流涎。神志清楚，可完成简单的对答，双腮腺区无肿大，气管居中，甲状腺无肿大，胸背部散在色素沉着，腹部数条萎缩纹，一足有灰指甲。心肺体征阴性，腹软，无压痛、反跳痛、肌紧张，双下肢无水肿。

【实验室检查】

（1）血钾：4.1 mmol/L，血钠：152 mmol/L，AST：99 U/L ↑，ALT：75 U/L ↑，GGT：89 U/L ↑，碱性磷酸酶：114 U/L，结合胆红素：0 μmol/L，非结合胆红素：17.4 μmol/L，总蛋白：68 g/L，球蛋白：28 g/L，白蛋白：38 g/L；肌酐：132 μmol/L ↑，尿素氮：10.6 mmol/L ↑，尿酸：0.858 mmol/L ↑，CK：5298 U/L ↑，乳酸脱氢酶：210 U/L，CHO：5.16 mmol/L，LDL：3.95 mmol/L ↑，HDL：0.66 mmol/L ↓，TG：2.64 mmol/L ↑。

（2）HbA1c：12.2%。

（3）空腹胰岛素：9.0 mU/L，C 肽：2.19 μg/L；餐后胰岛素：34.1 mU/L，C 肽：5.57 μg/L。

（4）胰岛素抗体：GADA > 2000 IU/mL ↑，IAA：(+)，ICA：(−)。

（5）风湿免疫疾病相关自身抗体指标（类风湿、红斑狼疮、血管炎相关等）：阴性。

（6）皮质醇（8am）：16.24 μg/dL。

（7）LH：10.91 IU/L，FSH：12.44 IU/L，PRL：20.42 ng/mL，脱氢异雄酮：

5.17 μmol/L，睾酮：8.10 nmol/L ↓，E_2：98.4 pmol/L，孕酮：0.3 nmol/L。

（8）TSH：18.90 mIU/L ↑，T_4：67.4 nmol/L，T_3：1.34 nmol/L，FT_4：12.90 pmol/L，FT_3：4.07 pmol/L，甲状腺球蛋白：< 0.04 ng/mL ↓，甲状腺过氧化物酶抗体：9.8 U/mL，甲状腺球蛋白抗体：1706.0 U/mL ↑，促甲状腺素受体抗体：0.85 IU/L。

【辅助检查】

（1）急诊 CT（肺部、腹部、头颅）：两肺纹理增多；肝脏密度不均匀减低，肝左叶片状低密度影，考虑不均匀脂肪肝；必要时行增强 CT 检查以除外占位性病变，胰腺脂肪浸润。头颅未见明显异常。

（2）腹部超声：脂肪肝；胆囊结石；甲状腺、肾脏无异常，双下肢血流通畅。

（3）眼科：眼底照相示右眼颞上方周边散在硬性渗出，双眼屈光不正。

（4）心脏超声：轻度二尖瓣反流；左心收缩功能正常，左心舒张功能轻度减退。

（5）颈部 CT：左侧舌根后方见软组织稍增厚，附见胸段食管扩张。

（6）心电图：正常心电图。

【诊断和诊断依据】

1. 临床诊断

（1）糖尿病酮症酸中毒，特殊类型糖尿病。

（2）桥本甲状腺炎，亚临床甲状腺功能减退。

（3）唐氏综合征 。

（4）高脂血症、脂肪肝、胆囊结石。

2. 诊断依据

（1）糖尿病酮症酸中毒，诊断依据：①体重下降伴口干、多饮、多尿；②血糖 88 mmol/L ↑，血酮（+），血 pH 7.29 ↓，糖化血红蛋白 12.2% ↑。糖尿病分型：患者有糖尿病家族史，空腹 C 肽 2.19 μg/L，胰岛素 9.0 mU/L，GADA > 2000.0 IU/mL ↑，IAA（+），ICA（－）。因伴唐氏综合征，分型考

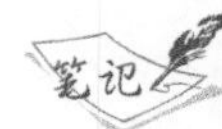

虑为特殊类型糖尿病。

（2）桥本甲状腺炎，亚临床甲状腺功能减退：入院后查 TSH：18.90 mIU/L ↑，甲状腺素 67.4 nmol/L，三碘甲状腺原氨酸 1.34 nmol/L，游离甲状腺素 12.90 pmol/L，游离三碘甲状腺原氨酸 4.07 pmol/L，甲状腺过氧化物酶抗体 9.8 U/mL，甲状腺球蛋白抗体 1706.0 U/mL ↑，诊断明确。

（3）唐氏综合征：出生时诊断为唐氏综合征，目前有典型的体征。未再进行染色体检测。除糖尿病和桥本甲状腺炎外，评估还发现：心脏超声提示轻度二尖瓣反流，眼底照相提示右眼颞上方周边散在硬性渗出。无胃肠功能紊乱，无乳糜泻，无听力减退等。

（4）根据化验和超声结果，血脂异常、高尿酸血症脂肪肝和胆囊结石诊断明确。

【诊疗经过】

1. 诊断和鉴别诊断

该患者鉴别诊断关键在于糖尿病分型。患者为唐氏综合征患者，糖尿病分型归为特殊类型糖尿病。查胰岛自身抗体阳性（GADA ＞ 2000.0 IU/mL），同时有桥本甲状腺炎，亚临床甲减（甲状腺球蛋白抗体 1706.0 U/mL ↑，TSH 18.90 mIU/L ↑），存在胰岛和甲状腺的自身免疫性疾病，为唐氏综合征的特征。但患者有糖尿病家族史，发病前肥胖，酮症酸中毒情况下空腹 C 肽 2.19 μg/L，餐后 C 肽 5.57 μg/L，更符合 2 型糖尿病的病理生理。综合来看，提示胰岛功能处于以 1 型糖尿病免疫异常为主的早期，胰岛功能尚未被破坏，本次糖尿病酮症酸中毒的发生与大量饮用含糖饮料密切相关。待治疗后随访胰岛功能、胰岛自身抗体和用药情况再行判断和调整。

2. 治疗

入院后按酮症酸中毒进行积极补液扩容、静脉注射胰岛素等治疗，酮症酸中毒纠正、肾功能和肌酶恢复正常，血糖好转后改三餐前短效和睡前长效胰岛素皮下注射治疗，再加用二甲双胍。根据血糖监测结果逐步停用餐前胰岛素，加用阿卡波糖。

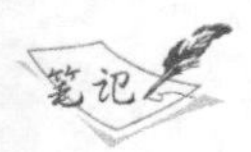

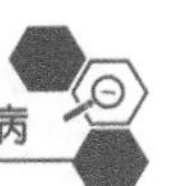

出院时治疗方案如下：

（1）特殊类型糖尿病：饮食运动治疗控制体重；予甘精胰岛素 12 U qn，阿卡波糖片 100 mg tid，二甲双胍片 500 mg tid；自我监测血糖，内分泌科随访糖化血红蛋白和胰岛功能。

（2）桥本甲状腺炎，亚临床甲状腺功能减退：予左甲状腺素钠片 25 μg qd，一个月后复查甲状腺功能。

【相关知识点】

1. 唐氏综合征概述

唐氏综合征（Down's syndrome，DS）是新生儿最常见的染色体异常突变，95%的唐氏综合征原因为 21 三体（47，+21），其余为染色体易位或嵌顿引起。有特征性外观畸形和不同程度的认知障碍，以及其他系统或脏器不同比例的异常，其中内分泌异常主要为 1 型糖尿病和自身免疫性甲状腺功能疾病。随着妊娠早期联合筛查项目的实施，唐氏综合征患者出生率显著下降。

2. 唐氏综合征合并糖尿病

研究发现 DS 儿童的 1 型糖尿病相关胰岛自身抗体阳性率（5.7%）显著高于普通人群（0.28%），其患 1 型糖尿病风险显著增高。DS 患者 1 型糖尿病确切患病率不详，不同研究报道介于 0.34%～1.7%。其糖尿病发生年龄多早于一般的 1 型糖尿病患者，但胰岛素用药相对较少且血糖控制较好；常可伴有其他自身免疫性疾病如甲状腺炎和乳糜泻等。虽目前未见 DS 人群 2 型糖尿病发生率相关研究，小样本成人 DS 研究发现 BMI ＞ 25 kg/m^2 比例＞ 70%，可以推测 DS 人群同样有患 2 型糖尿病的风险，且可能高于普通人群。

该患者有 2 型糖尿病家族史，出生即被诊断为 DS，平素肥胖。30 岁出现糖尿病症状，不适当摄入大量含糖饮料后诱发酮症酸中毒，虽 GADA 阳性，但胰岛功能部分尚存。根据指南将唐氏综合征患者的糖尿病归类在特殊类型糖尿病，但从病因和病理生理学分析本次血糖显著升高的本质具有 1 型和 2 型糖尿病的混合因素。酮症酸中毒纠正后的血糖被快速良好控制，且胰岛素迅速减量。加强饮食、运动等生活方式治疗，监测血糖，调整降糖方案和随

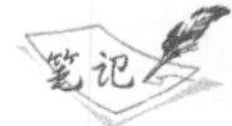

访胰岛功能和抗体变化，有助于动态了解患者的病理生理变化，制定最佳控糖方案。

3. 唐氏综合征患者和甲状腺相关疾病

DS 患者甲状腺疾病高发，并随年龄增加而增加发病率，至 45 岁时，其甲状腺异常率可高达 50%，包括先天性甲状腺功能减退、亚临床甲状腺功能减退、自身免疫性甲状腺炎（如桥本甲状腺炎、Graves’病或甲亢等），且可能是一个动态的变化。美国儿科协会建议 DS 患者在出生时、出生 6 个月、1 岁及以后每年筛查甲状腺功能。最常见的异常是 TSH 轻度升高（即亚临床甲减），单纯的轻度 TSH 升高是否需要 LT_4 治疗尚有争议，但建议伴随自身免疫性甲状腺炎的亚临床甲减积极治疗。该患者本次住院首次筛查 TSH 18.90 mIU/L ↑，甲状腺球蛋白抗体：1706.0 U/mL ↑，予以 LT_4 替代治疗。

4. 唐氏综合征合并疾病筛查

除了甲状腺疾病和糖尿病，许多疾病在唐氏综合征患者中的发病率高于普通人群，如先天性心脏病、肺动脉高压、吞咽困难、听力缺陷、神经发育障碍、血液和肿瘤性疾病、睡眠障碍、消化道疾病、免疫缺陷导致的感染等，部分疾病需要在出生时干预，更多的疾病需要终生监测，以早发现、早治疗、改善预后。

【病例点评】

2 型糖尿病患者可以因其他疾病或药物因素继发性加重。本病例为新诊断的糖尿病患者，虽然根据指南归为特殊类型，但其发生机制和分型是 1 型和 2 型的复合。胰岛素抵抗和胰岛素分泌不足依旧是病理生理变化及分型的核心，也是制定治疗方案的主要影响因素。

撰写：范琳玲　审校：刘晓霞　点评：叶红英

【参考文献】

1. BULL M J. Down syndrome. N Engl J Med，2020，382（24）：2344-2352.
2. WHOOTEN R，SCHMITT J，SCHWARTZ A. Endocrine manifestations of Down syndrome. Curr Opin Endocrinol Diabetes Obes，2018，25（1）：61-66.
3. GILLESPIE K M，DIX R J，WILLIAMS A J K，et al. Islet autoimmunity in children with Down' s syndrome. Diabetes，2006，55（11）：3185-3188.
4. BERGHOLDT R，EISING S，NERUP J，et al. Increased prevalence of Down' s syndrome in individuals with type 1 diabetes in Denmark： a nationwide population-based study. Diabetologia，2006，49（6）：1179-1182.
5. ROHRER T R，HENNES P，THON A，et al. Down' s syndrome in diabetic patients aged <20 years： an analysis of metabolic status，glycaemic control and autoimmunity in comparison with type 1 diabetes. Diabetologia，2010，53（6）：1070-1075.
6. BELL A J，BHATE M S. Prevalence of overweight and obesity in Down' s syndrome and other mentally handicapped adults living in the community.J Intellect Disabil Res，1992，36（Pt 4）：359-364.
7. ORGANIZATION W H. Classification of diabetes mellitus.（2019-04-21）. https：//www.who.int/publications/i/item/classification-of-diabetes-mellitus.

第21章 糖尿病伴胰腺占位——自身免疫性胰腺炎

【病史摘要】

患者，男性，68岁，因“血糖升高6年，发现胰腺占位1年”于2018年1月入院。

患者2012年（62岁）体检查空腹血糖6.7 mmol/L，未予重视。2015年体检空腹血糖7～8 mmol/L，餐后12～14 mmol/L，无明显口干、多饮、多尿和体重下降症状，在当地卫生所被诊断为“糖尿病”，予格列吡嗪控释片5 mg qd降糖，患者未控制饮食，未监测血糖。2017年7月患者出现腹泻、胃纳差，3个月体重下降12 kg，至医院门诊行腹部B超示肝内多发钙化灶，肝右叶稍高回声团，血管瘤可能，胆囊壁不均匀增厚，胰头部实质性占位。胰腺增强CT（图21-1）示胰腺形态异常并周围异常密度影，考虑自身免疫性胰腺炎可能性大；胆囊壁、肝总管及胆总管上段壁增厚伴肝内胆管轻度扩张，考虑炎症可能。为明确诊断，患者于2017年7月27日在全麻下行腹腔镜下胆囊切除术。术后病理示慢性胆囊炎伴淋巴、浆细胞浸润及淋巴滤泡形成，纤维组织增生。免疫组化IgG4（+）/CD138（+）＞40%，提示IgG4相关性疾病。结合病史，

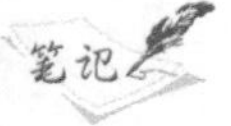

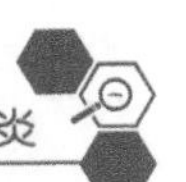

诊断为自身免疫性胰腺炎，予甲泼尼龙 32 mg/d 口服。患者监测血糖明显升高，餐后血糖最高达 20 ～ 24 mmol/L，予胰岛素强化治疗后血糖控制好转。后消化科随访，胰腺病灶较前好转，随访 IgG4 持续下降，予甲泼尼龙逐步减量至 12 mg/d 口服。甲泼尼龙减量后血糖下降，门诊随访调整降糖方案为二甲双胍 500 mg tid、瑞格列奈三餐前 1.5 mg—1.5 mg—1 mg、阿卡波糖 50 mg tid 口服。患者未规律监测血糖，自觉视物模糊，为明确糖尿病分型、调整血糖和评估并发症收入我科。

患者自患病以来精神好，胃纳可，睡眠好，小便正常，大便 2 次 / 日，不成形，近期体重无明显下降，无肢端麻木疼痛，无泡沫尿，无口干、多饮症状。

入院前用药：甲泼尼龙 12 mg qd，二甲双胍 500 mg tid，阿卡波糖 50 mg tid，瑞格列奈早 1.5 mg、中 1.5 mg、晚 1 mg。

既往史：2008 年因甲状腺结节行手术治疗，病理为“良性”。否认糖尿病家族史。

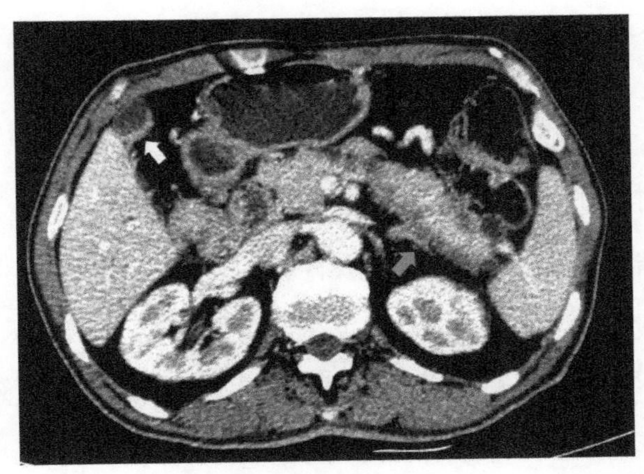

红色箭头：胰腺形态异常并周围异常密度影；白色箭头：胆囊壁增厚。

图 21-1 胰腺增强 CT

【体格检查】

T：37.1 ℃，P：81 次 / 分，R：20 次 / 分，BP：140/82 mmHg。身高：166 cm，体重：58 kg，BMI：21.0 kg/m^2。神志清楚，对答切题，全身皮肤黏膜无异常皮疹，无色素沉着。无腮腺肿大，无突眼。两肺呼吸音清，未闻及干湿啰音。腹

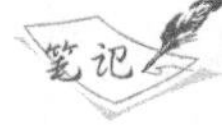

平坦，腹软，全腹无压痛，无肌紧张及反跳痛，肝脾肋下未触及，肝肾脏无叩击痛，肠鸣音 3 次 / 分。无满月脸、水牛背，无紫纹，无肢端肥大症面容，无足背动脉搏动减弱。

【实验室检查】

（1）血、尿、粪常规 + 隐血、肝肾功能、甲状腺激素、肿瘤标志物均未见明显异常。

（2）空腹血糖：5.7 mmol/L；餐后 2 h 血糖：10.8 mmol/L；空腹胰岛素：3.8 mU/L；餐后 2 h 胰岛素：4.7 mU/L；空腹 C 肽：1.02 μg/L；餐后 2 h C 肽：1.52 μg/L。

（3）HbA1c 9.4% ↑。

（4）糖尿病自身抗体：GADA、IAA、ICA（–）。

（5）血脂：CHO：6.46 mmol/L ↑，TG：1.74 mmol/L ↑，LDL-c：4.16 mmol/L，HDL-c：1.59 mmol/L。

（6）血清 IgG4：4.71 g/L ↑。

【辅助检查】

（1）心电图：正常心电图。

（2）超声：肝内回声增粗，肝内胆管轻度扩张。胆囊切除术后。胰腺轮廓显示欠清，显示部分未见明显异常。双肾囊肿。脾脏未见明显异常。甲状腺右叶切除术后，左叶结节，TI-RADS 2 类。双侧颈部淋巴结未见明显异常肿大。双侧甲状旁腺未显示。双侧颈动脉斑块形成，血流通畅。双侧椎动脉（显示段）、颈内静脉：未见明显异常。双下肢动脉内中膜多发小斑点。右小腿肌间静脉内径增宽，双下肢深静脉未见明显血栓。

（3）骨密度：腰椎正位和左股骨颈骨密度低于正常，Z 值分别为 –0.9 及 –2.1。

（4）胸部 X 线片：两肺纹理增多，右肺小结节。

（5）眼科会诊：白内障，双眼玻璃体混浊，玻璃体后脱离。

（6）VPT：左足凉温觉减弱。

【诊断与诊断依据】

1. 临床诊断

（1）2 型糖尿病继发加重。

（2）IgG4 相关性胰腺炎。

（3）混合性高脂血症。

（4）甲状腺结节：右叶切除术后，左叶结节（TI-RADS 2 类）。

（5）其他：肾囊肿、白内障。

2. 诊断依据

（1）2 型糖尿病继发加重：患者老年起病，体检发现血糖升高，无明显"三多一少"症状和体重下降，病程中口服降糖药治疗，无糖尿病急性并发症发生，入院后查空腹及餐后 2 小时胰岛素、C 肽显示胰岛功能尚存，糖尿病自身抗体阴性，血糖升高发生于自身免疫性胰腺炎（autoimmune pancreatitis，AIP）之前。诊断为 2 型糖尿病。患者在发现血糖升高后 5 年发现胰腺占位，手术证实 IgG4 相关性疾病，服用糖皮质激素治疗后血糖控制情况恶化。入院后空腹及餐后 2 小时胰岛素和 C 肽检查结果显示胰岛功能欠佳，监测空腹及三餐前血糖发现患者空腹血糖波动在 4 ～ 7 mmol/L，血糖在口服甲泼尼龙片后白天显著升高，晚餐前最高达 17 mmol/L，符合使用糖皮质激素后血糖变化特点。因此考虑 AIP、使用糖皮质激素使 2 型糖尿病加重。

（2）IgG4 相关性胰腺炎：患者 2017 年发现胰腺占位，手术病理提示淋巴、浆细胞浸润及淋巴滤泡形成，纤维组织增生，IgG4（+）/CD138（+）> 40%，本次入院查 IgG4 升高，符合 2011 年日本 IgG4 相关疾病综合诊断标准，IgG4 相关性胰腺炎诊断明确。

（3）混合型高脂血症、甲状腺右叶切除术后、甲状腺左叶结节、肾囊肿、白内障：根据住院期间生化检查、B 超和眼科检查诊断明确。

【治疗】

2 型糖尿病继发加重：予精蛋白生物合成人胰岛素注射液（预混 30 R）早餐前 12 U 皮下注射；口服二甲双胍早 500 mg、中 1000 mg；阿卡波糖 100 mg tid，

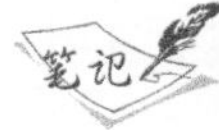

瑞格列奈中 2 mg、晚 1 mg 降糖治疗。患者血糖稳定在 4.8 ～ 9.1 mmol/L。

IgG4 相关性胰腺炎：评估胰腺情况并排查其他 IgG4 相关疾病累及部位，患者无腹痛及黄疸，腹部 B 超未见胰腺明显占位；否认口干、多饮、咳嗽、气急，查体无腮腺肿大，无突眼，B 超检查未见肾盂壁增厚，暂无其他器官受累的依据。查 IgG4 4.71g/L ↑，消化科会诊后考虑胰腺病灶好转，无其他部位受累表现，继续甲泼尼龙 12 mg qd 口服，并给予胰酶肠溶胶囊 300 mg tid 补充胰酶治疗，定期门诊随访。

【随访】

2022 年 5 月随访患者，IgG4 稳定于 2.5 ～ 3.0 g/L，甲泼尼龙已减量至每天早 10 mg。目前降糖方案为精蛋白生物合成人胰岛素注射液（预混 30R）早餐前 12 U 皮下注射，二甲双胍 500 mg tid 降糖，阿卡波糖早 50 mg—中 50 mg—晚 100 mg 餐中口服，瑞格列奈中餐前 1 mg 口服，血糖控制平稳。

【相关知识点】

1. 自身免疫性胰腺炎和 IgG4 相关性胰腺炎介绍

自身免疫性胰腺炎由 Yoshita 于 1995 年率先报道。由于其发病率相对较低，在不同地区的流行病学特点又有所不同，因此临床对 AIP 的认识仍相对不足。根据病理特点及发病机制的不同，目前将 AIP 分为两种类型。1 型 AIP 又称淋巴细胞浆细胞性硬化性胰腺炎（LPSP），即 IgG4 相关性胰腺炎，是 IgG4 相关性疾病（IgG4-RD）累及胰腺的表现，临床上可合并有 IgG4 相关性硬化性胆管炎、自身免疫性腮腺炎、自身免疫性肾炎、后腹膜纤维化等。2 型 AIP 是特发性导管中心型胰腺炎，与 IgG4 无关。

IgG4 相关胰腺炎占 AIP 中的大多数，不同文献报告的占比为 70%～ 90%，其发病年龄以 60 ～ 70 岁多见，男性明显多于女性。其缺乏特异性临床表现，我国患者常见的临床表现依次为梗阻性黄疸、腹部不适、体重减轻和血糖升高等。由于常表现为胰腺包块和梗阻性黄疸，容易被误诊为胰腺癌。

2. IgG4 相关性胰腺炎的诊断标准

IgG4 相关胰腺炎的诊断标准参照 IgG4-RD 的诊断标准。2021 年 IgG4 相

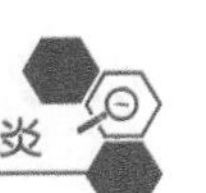

关性疾病诊治中国专家共识的推荐可根据 2011 年日本制定的 IgG4-RD 综合诊断标准和 2019 年美国风湿病协会（ACR）/ 欧洲抗风湿病联盟（EULAR）制定的 IgG4-RD 分类标准进行诊断。2011 年日本制定的 IgG4-RD 综合诊断标准包括：①临床检查显示 1 个或多个脏器特征性的弥漫性 / 局限性肿大或肿块形成。②血清 IgG4 升高（ > 1350 mg/L）。③组织病理结果显示：a. 大量淋巴细胞和浆细胞浸润，伴纤维化；b. 组织中浸润的 IgG4+ 浆细胞 /IgG+ 浆细胞比值 > 40%，且每高倍镜视野下 IgG4+ 浆细胞 > 10 个。符合以上 3 条标准可确诊，符合①和③者为可能诊断，符合①和②者为可疑诊断。本例患者符合 3 条标准，故确诊。然而，日本制定的 IgG4-RD 综合诊断标准的敏感性和特异度并不十分理想，因此，ACR/EULAR 在 2019 年底公布了 IgG4-RD 国际分类标准。该标准将诊断分为 4 步：①必须符合纳入标准；②不符合任何一项排除标准；③包含项目逐一评分；④总分≥ 20 分可诊断。采用该国际分类标准，可在缺乏病理诊断或血清 IgG4 不升高时仍将患者分类为 IgG4-RD。

3. IgG4 相关性胰腺炎的治疗

IgG4 相关胰腺炎的治疗参照 IgG4-RD 的治疗。2021 年 IgG4 相关性疾病诊治中国专家共识建议由风湿免疫科主导，多学科联合共同完成IgG4-RD的诊断、评估、治疗和随访。糖皮质激素是首选药物，推荐中等剂量激素：泼尼松从每日 40 mg 或 0.6 mg/kg 开始诱导缓解，症状较轻或合并糖尿病可酌情减为 30 mg 或 0.5 mg/kg。2 ～ 4 周后复查血清标志物及影像学检查，如无疗效应考虑是否需修改诊断。维持 1 个月后按每 1 ～ 2 周 5 mg 逐渐减量［根据病情改善情况、血清学指标（如肝肾功能、IgG4 等）］。一般来说治疗疗程在三年以上，如停药时间过早复发比例会明显上升。但激素最佳维持时间和维持剂量仍有待研究。对于存在激素禁忌或高复发风险的患者，也可考虑使用利妥昔单抗作为初治药物。约一半左右的 IgG4 相关胰腺炎患者初治缓解后会复发，大多数的复发在初次缓解后的 3 年内。对于复发患者，首选再次给予糖皮质激素治疗，使用初始治疗剂量或加量至每日 60 mg。诱导缓解后，需要更长时间的减药与维持治疗过程。对于激素无效或难以耐受的患者，利妥昔单抗是治疗复发的首选。另外，

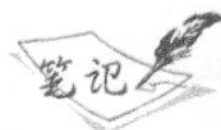

也有采用如硫唑嘌呤、霉酚酸酯等其他免疫抑制剂的报道，但往往需联合激素才能诱导缓解，缓解后再以单药维持。

IgG4 相关胰腺炎是 IgG4-RD 的胰腺表现。IgG4-RD 可累及全身多系统多器官，因此，应注意对其他脏器进行评估，以综合治疗。IgG4 相关性胰腺炎较常合并 IgG4 相关性硬化性胆管炎、腮腺炎、肾脏浸润、肺部结节、间质性肺病或肺纤维化。

4. IgG4 相关性胰腺炎与糖尿病

由于炎症纤维化导致胰腺内分泌功能受损，糖尿病是 IgG4 相关性胰腺炎较为常见的并发症之一。若处于疾病较早阶段，接受激素治疗后血糖可明显好转。但发病时间较长、胰岛功能较差的患者激素治疗后血糖可能不降反升。部分患者在 2 型糖尿病基础上合并 IgG4 相关性胰腺炎，在激素治疗后可出现血糖控制情况的恶化。此外，对于胰腺外分泌功能严重受损的患者，往往合并有腹痛、腹泻、腹胀等消化不良症状，血糖水平波动大，还可出现营养不良。因此，对于该类患者，胰岛素治疗应为首选，因为其有促进合成代谢的作用，并酌情补充胰酶制剂。

5. 外源性糖皮质激素对血糖的影响及处理

糖皮质激素是 IgG4 相关性胰腺炎的一线治疗药物。但糖皮质激素可通过增加胰岛素抵抗、直接损伤 β 细胞、减少 GLP-1 分泌等机制导致血糖升高。据文献报道，长期使用糖皮质激素会使新发糖尿病的风险增加 36% ～ 131%、糖尿病患者的高血糖状态加重、并发症和死亡的风险增加。清晨一次激素疗法常引起午餐后至睡前血糖升高，夜间血糖逐渐下降，空腹血糖可以正常。推荐在午、晚餐前或午、晚餐后 1 ～ 2 小时筛查血糖。对于血糖轻度升高的，可以选用起效迅速和增加餐后胰岛素分泌的口服降糖药（如磺脲类或格列奈类）和/或使用二甲双胍来增加胰岛素敏感性。对于口服降糖药控制欠佳或存在禁忌证的患者，可选择胰岛素治疗。结合糖皮质激素所致糖尿病的血糖谱特点，可使用三餐前短效或速效胰岛素治疗，或者早上注射中效或预混胰岛素，使胰岛素的持续时间尽量覆盖糖皮质激素的效应时间，并减少糖皮质激素失效后的低血

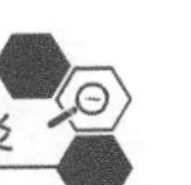

糖风险。对于空腹血糖明显升高的患者，可采用基础胰岛素＋餐时超短效胰岛素方案。

本例患者为老年男性，在 2 型糖尿病基础上合并 IgG4 相关性胰腺炎，胰岛功能受损，采用糖皮质激素早上顿服治疗，表现为空腹血糖正常，餐后血糖显著升高。因口服降糖药控制欠佳，在二甲双胍、瑞格列奈和阿卡波糖的基础上，早餐前加用预混胰岛素，血糖控制好转。

【病例点评】

糖尿病血糖控制不佳，可能是饮食运动或降糖药物调整不到位，但也可能是其他疾病在干扰血糖的控制。IgG4-RD 是个古老的，但又新被我们认识的疾病，可以累及全身多个系统，内分泌系统包括胰腺、垂体、甲状腺等，受累部位出现功能障碍，也可表现为炎症性占位。累及胰腺时表现为胰腺外分泌功能障碍，也可伴血糖升高或原有糖尿病的恶化。及时明确病因后针对病因进行治疗，可能可以缓解病情，但也要注意糖皮质激素治疗本身可能加重糖尿病。

撰写：俞一飞　审校：何敏　点评：叶红英

【参考文献】

1. YOSHIDA K，TOKI F，TAKEUCHI T，et al. Chronic pancreatitis caused by an autoimmune abnormality. Proposal of the concept of autoimmune pancreatitis. Dig Dis Sci，1995，40（7）：1561-1568.
2. OKAZAKI K，CHARI S T，FRULLONI L，et al. International consensus for the treatment of autoimmune pancreatitis. Pancreatology，2017，17（1）：1-6.
3. MENG Q Q，XIN L，LIU W Y，et al. Diagnosis and treatment of autoimmune pancreatitis in China： a systematic review. PLoS One，2015，10（6）：e0130466.
4. 张文，董凌莉，朱剑，等 .IgG4 相关性疾病诊治中国专家共识 . 中华内科杂志，2021，60（3）：192-206.
5. OKAZAKI K，CHARI S T，FRULLONI L，et al. International consensus for the treatment of autoimmune pancreatitis. Pancreatology，2017，17（1）：1-6.
6. HART P A，TOPAZIAN M D，WITZIG T E，et al. Treatment of relapsing autoimmune

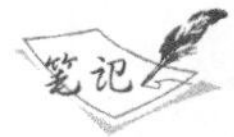

pancreatitis with immunomodulators and rituximab: the mayo clinic experience. Gut，2013，62（11）：1607-1615.

7. ITO T，NAKAMURA T，FUJIMORI N，et al. Characteristics of pancreatic diabetes in patients with autoimmune pancreatitis. J Dig Dis，2011，12（3）：210-216.
8. GULLIFORD M C，CHARLTON J，LATINOVIC R. Risk of diabetes associated with prescribed glucocorticoids in a large population. Diabetes Care，2006，29（12）：2728-2729.
9. 叶红英，李益明 . 糖皮质激素对血糖的影响及其处理 . 中华糖尿病杂志，2021，13（1）：1-4.

第22章 母系遗传糖尿病伴听力下降——线粒体糖尿病

【病史摘要】

患者，男性，61岁，因“发现血糖升高伴控制不佳31年”于2017年11月入院。

患者1986年（30岁）无明显诱因出现多饮、多食、多尿伴体重下降，于当地医院查空腹血糖约18 mmol/L，诊断为糖尿病，其余相关检查结果不详，予饮食控制及磺脲类、二甲双胍等口服降糖药治疗，控制不佳（具体不详）。2004年开始精蛋白生物合成人胰岛素注射液（预混30R）早18 IU、晚14 IU治疗，2014年调整为精蛋白生物合成人胰岛素注射液（预混30R）早18 IU，精蛋白生物合成人胰岛素注射液（预混50R）晚14 IU，联合伏格列波糖治疗，监测空腹血糖6～8 mmol/L，餐后2小时血糖10～12 mmol/L。胰岛素治疗期间常有头晕、心慌、冷汗等“低血糖症状”（未监测血糖），每周约2次。2017年10月起调整降糖方案为门冬胰岛素三餐前8 IU—7 IU—7 IU皮下注射，地特胰岛素睡前10 IU皮下注射。近1个月有上述“低血糖症状”发作2～3次（未监测血糖）。病程中患者无视物模糊、手足麻木及泡沫尿，无酮症酸中毒病史，

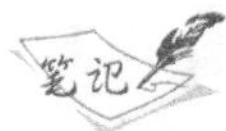

有活动后胸闷气促（具体不详），为进一步诊疗收入我科。

患者自患病以来精神好，胃纳可，睡眠好，大小便正常，体重无明显下降。

入院时用药：门冬胰岛素，地特胰岛素，呋塞米片，贝那普利，美托洛尔缓释片。

既往史：患者 2003 年（49 岁）出现双耳听力下降，未明确诊断，目前自配助听器。2007 年发现血压升高，最高 150/90 mmHg，目前予呋塞米、贝那普利及美托洛尔缓释片治疗，血压控制可。2014 年诊断为“肥厚型心肌病”，心脏冠脉造影未见冠脉主干及各分支明显狭窄。

家族史：患者母亲、舅舅、哥哥及弟弟皆患糖尿病，母亲、哥哥及弟弟双耳听力下降。家系图见图 22-1。

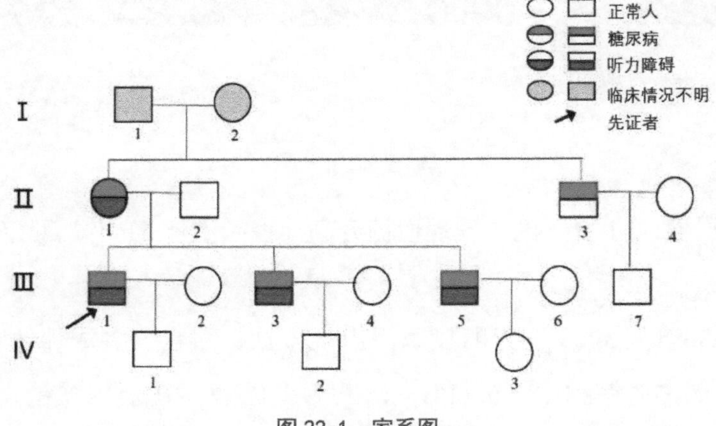

图 22-1　家系图

【体格检查】

T：36.5 ℃，P：71 次 / 分，R：18 次 / 分，BP：134/80 mmHg，BMI：20.1 kg/m^2。

听力下降，佩戴助听器中。神志清楚，发育正常，全身皮肤黏膜未见异常，全身浅表淋巴结无肿大。颈软，甲状腺无肿大。双肺呼吸音清晰，未闻及干、湿性啰音。心率 71 次 / 分，律齐，心尖区可闻及收缩期杂音。腹平软，无压痛，肝脾肋下未触及。无杵状指（趾），双下肢无水肿，足背动脉搏动正常。肌力、肌张力正常。

【实验室检查】

（1）血常规、尿常规、粪便常规+隐血、肝功能、肾功能、电解质、血脂、DIC 均未见明显异常，尿微量白蛋白 / 肌酐、甲状腺功能均正常。

（2）空腹：血糖：8.3 mmol/L ↑，胰岛素：50.1 mU/L ↑，C 肽：0.4 μg/L ↓。餐后 2 h：血糖：6.5mmol/L，胰岛素：53.1 mU/L，C 肽：0.44 μg/L ↓。

（3）糖化血清白蛋白比值：20% ↑，HbA1c：7.7% ↑。

（4）糖尿病自身抗体：GADA：< 5.0 IU/mL，IAA：阴性，ICA：阳性（+）。

（5）心肌酶谱：CK：155 U/L，CK-MB：31 U/L ↑，LDH：319 U/L ↑，TnT：0.086 ng/mL ↑，MYO：54.22 ng/mL，CK-MB mass：27.57 ng/mL ↑，NT-pro BNP：1874 pg/mL ↑。

（6）乳酸：1.65 mmol/L。

【辅助检查】

（1）心电图：①窦性心律；②异常 Q 波（Ⅰ、aVL、V_5、V_6 导联呈 QR 型，Q 波 > 同一导联 R 波的 1/4，V_5、V_6 导联 ST 抬高 2 ～ 3 mm）请结合临床考虑；③ ST 段改变（ST 段 V_1、V_2、V_3 导联压低 0.5 ～ 0.75 mm）；④Ⅰ度房室传导阻滞；⑤左前分支传导阻滞。

（2）血管 B 超：双侧颈动脉内中膜增厚，强回声斑块、双侧椎动脉（显示段）、颈内静脉：未见明显异常。双下肢动脉硬化，内中膜多发小斑点。双下肢深静脉未见明显血栓。

（3）VPT：严重病变。

（4）ABI：正常。

（5）肌电图：多发性周围神经病电生理表现，以累及四肢感觉神经、轴索损害为主。

（6）眼底检查：（-）。

（7）心脏超声：左室壁增厚（20 mm），左心室整体收缩活动减弱，以心尖段为甚；左房增大伴轻中度二尖瓣反流；心房水平细小左向右分流，卵圆孔未闭或小房缺可能；中度肺动脉高压（71 mmHg）；少量心包积液。功能诊断：

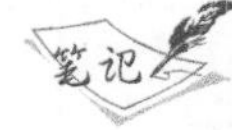

左心收缩功能轻度减退（LVEF 43%），左心舒张功能重度减退。

（8）头颅增强 MR：双侧额顶叶及侧脑室旁、脑干多发缺血腔隙灶，左侧小脑小软化灶；枕大池蛛网膜囊肿，脑萎缩。

（9）听力检查：双耳神经性听力下降，电测听气导通路：右耳 66 dB，左耳 68 dB，声导抗双耳 B 型。

【基因检测】

线粒体 tRNA 基因突变携带：*MT_TRNL1*：NC_012920：m.3243A ＞ G，线粒体亮氨酸转运 RNA 基因第 3243 位点的腺嘌呤脱氧核苷酸突变为鸟嘌呤脱氧核苷酸，改变了 tRNA Leu（UUR）双氢尿苷环。未进行亲属的线粒体基因检测。ACMG 变异分类为 1 类（致病突变）。

【诊断与诊断依据】

1. 临床诊断

（1）线粒体病：① 糖尿病（并发周围神经病变）；② 心肌病（心功能Ⅱ级，心肌肥厚）；③ 神经性耳聋。

（2）高血压病（2 级，很高危）。

2. 诊断依据

（1）线粒体病：患者为青年起病，糖尿病同时合并非缺血性心肌病、神经性听力下降、多器官受累；母系遗传糖尿病及特征性神经性听力下降家族史；线粒体基因检测结果：*MT_TRNL1*：NC_012920：m.3243A ＞ G。

1）糖尿病（并发周围神经病变）：青年起病，体型偏瘦，功能差，对胰岛素治疗敏感，无酮症倾向，且有母系遗传糖尿病家族史；VPT 示严重病变；肌电图示多发性周围神经病电生理表现，以累及四肢感觉神经、轴索损害为主。

2）心肌病（心功能Ⅱ级，心肌肥厚）：患者为老年男性，体力活动后胸闷气促；多次复查心肌酶谱示 CK-MB、LDH、α 羟丁酸脱氢酶升高；3 年前行冠脉造影未见冠脉主干及主要分支明显狭窄；心脏超声示左室壁增厚，左心室整体收缩活动减弱，左心收缩功能轻度减退（LVEF 43%），左心舒张功能重度减退。

3）耳聋：耳鼻喉科听力检查：双耳神经性听力下降，电测听气导通路：

右耳 66 dB，左耳 68 dB，声导抗双耳 B 型诊断明确。

（2）高血压病（2 级，很高危）：高血压病史 10 年，最高血压 150/90 mmHg；血管 B 超：双侧颈动脉内中膜增厚，强回声斑块；心脏超声：左心室肥厚；合并糖尿病、心脏疾病，故诊断明确。

【诊疗经过】

1. 诊断分析经过

患者有母系遗传糖尿病和耳聋家族史；青年起病糖尿病，体型偏瘦，口服降糖药治疗效果差，但无酮症倾向；胰岛功能差，对胰岛素治疗敏感；合并神经性听力下降和非缺血性心功能不全，心肌肥厚，提示单基因糖尿病且为线粒体糖尿病可能。行线粒体基因组全长的检测和分析，发现 *MT-TRNL1* 基因变异 m.3243A ＞ G。故诊断特殊类型糖尿病——线粒体糖尿病。

2. 治疗

（1）糖尿病：予门冬胰岛素三餐前 9 IU—5 IU—7 IU 及地特胰岛素睡前 6 IU 皮下注射控制血糖，监测血糖，避免低血糖。慎用二甲双胍等影响线粒体能量代谢的药物。

（2）糖尿病周围神经病变：予甲钴胺 1 片 tid po 营养神经。考虑患者存在线粒体病，暂不予他汀类药物治疗。

（3）高血压和心肌病：贝那普利及美托洛尔缓释片控制血压在（110 ～ 120）/（70 ～ 80）mmHg，同时抑制心肌重构。

（4）大剂量辅酶 Q_{10}（400 mg tid po）改善线粒体能量代谢。

（5）对症支持处理：佩戴助听器改善神经性耳聋，避免耳毒性药物及噪声。

【相关知识点】

1. 线粒体糖尿病概况

线粒体糖尿病，也被称为母系遗传的糖尿病伴耳聋（maternally inherited diabetes and deafness，MIDD），最早家系报道见于 1992 年。是线粒体基因突变导致胰岛 β 细胞功能缺陷所致；是最常见的单基因糖尿病，占中国成人糖尿病的 0.6%，但诊断率极低。特征性临床表现为母系遗传伴耳聋。根据临床特征易

被诊断为 1 型或 2 型糖尿病，其治疗方案有别于其他类型糖尿病之处在于应尽早开始胰岛素治疗，避免使用双胍类药物。

该患者诊断为糖尿病 30 余年，先使用多种口服降糖药后改为胰岛素治疗，有特征性的母系遗传和耳聋特点，一直未被识别。

2. 线粒体糖尿病发病机制

线粒体基因组 DNA 长度 16 569 bp，呈双闭合环状，分编码区和控制区。由于精子内的线粒体在进入卵子时被破坏，因此线粒体病为母系遗传。已报道的线粒体糖尿病突变位点多达 20 余个，但 85% 以上为亮氨酸转运 RNA 基因［tRNA Leu（UUR）］3243 位的 A → G（A3243G）突变。m.3243A ＞ G 突变造成转运亮氨酸的 tRNALEU 结构异常及功能缺陷，引起线粒体内呼吸链复合物 1 和 4 活性不足，最终引起包括胰岛 β 细胞在内的细胞 ATP 生产不足，细胞能量代谢障碍，引发胰岛素分泌不足而致糖尿病（＞ 85%）及其他功能障碍。

3. 线粒体糖尿病临床表现和特点

不同患者 m.3243A ＞ G 突变的比例不同（1%～40%），遗传异质性高，临床差异较大，常需要基因诊断技术确诊。但总体来说 MIDD 常具有以下临床特征：起病年龄较早，发病的中位年龄为 37 岁（11 ～ 68 岁）；起病多缓慢，类似 2 型糖尿病，另有 20% 患者为急性起病，或以酮症酸中毒起病；一般无肥胖及胰岛素抵抗。糖尿病自身抗体阴性。

作为线粒体疾病表型，MIDD 常合并 m.3243A ＞ G 突变引起的其他脏器功能异常。

（1）耳聋：与 MIDD 相关的听力下降约占所有感音神经性听力损失的 7.4%。MIDD 中有超过 75% 的患者存在听力下降，通常是非传导性，表现为双侧感音神经性耳聋。可以早于糖尿病的发生，并且男性的发生率及疾病进展速度常高于女性。该患者在 49 岁时即出现双侧神经性耳聋，符合该病特点。为了延缓耳聋的发生，应避免使用耳毒性药物如氨基糖苷类抗生素，也要避免过度噪音对听力的损伤，必要时早期使用辅助听力设备。

（2）眼病：黄斑营养不良是 MIDD 特征性的视网膜病变，其在 MIDD 中的

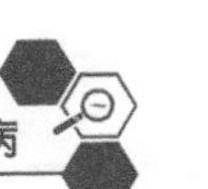

发生率高达 86%，但通常大多数患者的视力下降并不明显。

（3）脑病：脑组织也是线粒体病常累及的部位。MIDD 常合并线粒体性脑肌病伴乳酸酸中毒和卒中样发作综合征（mitochondrial encephalomyopathy，lactic acidosis，and stroke-like episodes syndrome，MELAS），病者除有肌无力外，还会伴发肌阵挛性癫痫、共济失调、视神经萎缩、周围神经病，以及神经性耳聋和智能低下等症状。中枢神经系统的病变是 MELAS 的特征性改变，年轻的 MIDD 患者若出现卒中，要警惕合并 MELAS 的可能。即使没有 MELAS 的典型表现，半数以上的 MIDD 患者有头颅影像学的异常表现，如 CT 显示双侧基底神经节钙化和广泛性脑或小脑萎缩，以及磁共振成像 T_2 加权图像上双侧皮质下和基底节神经节高信号病变等。

（4）肌病：线粒体肌病主要累及近端肢体肌肉，表现为运动后痉挛或虚弱。有报道显示 43% 的 MIDD 患者伴有肌病，病理见红肌纤维紊乱。

（5）心脏病：MIDD 患者的心脏病变常首先表现为左心室肥大，左室壁的增厚将减少舒张期充盈并最终导致心力衰竭。这主要与心肌细胞 ATP 生成减少、收缩能力减弱引起左心室舒张末期容积和舒张末期压力增加进而导致心室重构有关。MIDD 患者的高血压及血脂代谢异常发生率低于 2 型糖尿病患者，同时大多数患者冠脉造影结果阴性，为非缺血性心肌病。此外，心脏自主神经病变的发生率亦明显增高，表现为心率变异度降低。某些被诊断为特发性心肌病的患者后来证实为 m.3243A > G 突变。而在治疗上包括血管紧张素转换酶抑制剂、β 受体阻滞剂、辅酶 Q_{10} 等药物都可以积极使用，此外根据病情也可以考虑起搏器或可植入的心脏除颤器治疗。该患者有糖尿病、耳聋，同时伴有非缺血性心肌病、心肌肥厚、心功能不全伴肺动脉高压，结合基因检测结果，线粒体心肌病诊断明确。

（6）肾病：MIDD 患者易发生终末期肾病，患者在疾病早期就可能出现蛋白尿，并且肾脏病变甚至可能发生在糖尿病和耳聋之前，成为 m.3243A > G 突变唯一的临床表现。治疗上建议应用血管紧张素转换酶抑制剂和进行严格的血压控制来早期治疗 MIDD 患者。肾活检揭示最常见的病变为局部节段性肾小球

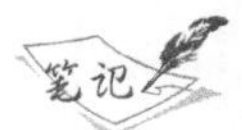

硬化，但有研究报道该类患者对糖皮质激素治疗反应不佳。

（7）其他：MIDD 患者也常会罹患胃肠道疾病，如便秘、假性肠梗阻及餐后恶心呕吐等，在这些患者的肠壁或胃壁黏膜上可检出高水平的 m.3243A ＞ G 突变，电镜也发现在小肠平滑肌细胞内见到肿胀的线粒体，说明胃肠道表现源于平滑肌异常而非糖尿病患者常见的自主神经病变。

4. 对因治疗及进展

治疗上由于 m.3243A ＞ G 突变引起 ATP 生产不足，在胰岛 β 细胞上主要是引起胰岛素分泌减少，因此有研究指出起病初期常不需要胰岛素治疗，在口服降糖药中宜选用磺脲类等促胰岛素分泌剂，而目前一线的降糖药物二甲双胍因为有抑制葡萄糖氧化磷酸化及促进乳酸生成进而抑制线粒体呼吸链的作用，因此建议避免使用。后期随着胰岛功能逐渐衰退，最终需要胰岛素治疗。辅酶 Q_{10} 被认为是线粒体呼吸链的电子载体，可能改善 MIDD 中与突变相关的功能障碍。有研究表明，150 mg 辅酶 Q_{10} 对预防听力损失和延缓糖尿病的进展可能具有长期益处，并且未见明显副作用。

5. 识别和遗传咨询

结合 MIDD 的发病机制和临床特征，对具有下列一种尤其是多种情况者应怀疑为线粒体基因突变糖尿病：①存在糖尿病家族遗传史，且符合母系遗传；②起病早伴病程中胰岛 β 细胞分泌功能明显进行性减退或伴体质指数低且胰岛自身抗体检测阴性的糖尿病患者；③伴神经性耳聋的糖尿病患者；④伴中枢神经系统表现、骨骼肌表现、心肌病、视网膜色素变性、眼外肌麻痹或乳酸性酸中毒的糖尿病患者或家族中有上述表现者，MIDD 为母系遗传性疾病，男性患者不影响后代健康。对于 MIDD 女性患者可通过遗传咨询采取合适的措施如植入前遗传学诊断技术，可助下一代健康。

【病例点评】

在糖尿病患者众多的基层医院，大家对单基因糖尿病的警惕和识别能力有待提高。随着继续教育的不断推进、糖尿病分型共识发布、基因检测费用的下降和可及性，各种单基因糖尿病的识别和诊断水平定会有很大提高。

线粒体糖尿病（MIDD）是国内研究较多、临床上病例相对较多、临床特征明显（母系遗传，伴随神经性耳聋、运动耐力下降等）的单基因糖尿病。有相应临床特征者，均建议进行最常见的 tRNA Leu（UUR）A3243G 突变检测，必要时进行线粒体基因组全序列检测来明确诊断并予调整治疗。同时重视对线粒体肌病、心脏病、脑病等并发症的筛查及多学科综合管理。对线粒体糖尿病患者一级亲属进行筛查，需要时给予干预和筛查并提供遗传咨询。

撰写：崔巧丽　审校：苗青　点评：叶红英

【参考文献】

1. VAN DEN OUWELAND J M，LEMKES H H，RUITENBEEK W，et al. Mutation in mitochondrial tRNA（Leu）（UUR） gene in a large pedigree with maternally transmitted type II diabetes mellitus and deafness. Nat Genet，1992，1（5）：368-371.
2. 中华医学会糖尿病学分会 . 中国 2 型糖尿病防治指南（2020 年版）. 中华糖尿病杂志，2021，13（4）：315-409.
3. MCMILLAN R P，STEWART S，BUDNICK J A，et al. Quantitative variation in m.3243A ＞ G mutation produce discrete changes in energy metabolism. Sci Rep，2019，9（1）：5752.
4. UIMONEN S，MOILANEN J S，SORRI M，et al. Hearing impairment in patients with 3243A：>G mtDNA mutation： phenotype and rate of progression. Hum Genet，2001，108（4）：284-289.
5. TAKESHIMA T，NAKASHIMA K. MIDD and MELAS：a clinical spectrum. Intern Med，2005，44（4）：276-277.
6. SALLES J E，MOISÉS V A，ALMEIDA D R，et al. Myocardial dysfunction in mitochondrial diabetes treated with Coenzyme Q10. Diabetes Res Clin Pract，2006，72（1）：100-103.
7. MURPHY R，TURNBULL D，WALKER M，et al. Clinical features，diagnosis and management of maternally inherited diabetes and deafness （MIDD） associated with the 3243A ＞ G mitochondrial point mutation. Diabetic medicine ：a journal of the British. Diabet Med，2008，25（4）：383-399.
8. 中国医师协会检验医师分会线粒体疾病检验医学专家委员会 . 线粒体糖尿病临床检验诊断专家共识 . 中华糖尿病杂志，2021，13（9）：846-851.

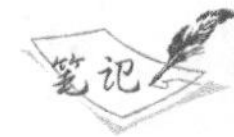

第23章 单基因突变所致特殊类型糖尿病

【病史摘要】

患者，女性，16岁，因"口干、多饮、多尿1年余"于2019年12月入院。

患者2018年底无明显诱因出现口干、多饮及多尿，每日饮水量8000 mL左右，伴易疲劳，无明显易饥、多食，无体重下降。2019年3月8日于当地医院查空腹血糖15.3 mmol/L，给予精蛋白人胰岛素混合注射液（30R）早14 U、晚10 U餐前30分钟皮下注射，后调整为精蛋白人胰岛素混合注射液（30R）早18 U、晚14 U，测空腹血糖7.63 mmol/L，口干、多饮症状明显改善。2019年6月停用胰岛素，改用格列齐特缓释片60 mg qd、维格列汀50 mg bid，监测空腹血糖逐渐升高。2019年9月18日查胰岛细胞抗体及谷氨酸脱羧酶抗体阴性，糖化血红蛋白8.4%，餐后2小时血糖11.0 mmol/L，调整为格列美脲早2 mg、晚1 mg，沙格列汀5 mg qd，阿卡波糖50 mg tid；2019年10月复查空腹血糖10.41 mmol/L，停格列美脲，加德谷胰岛素10 U睡前皮下注射，血糖控制仍欠理想。2019年11月29日来我院门诊，为进一步明确糖尿病分型和控制血糖收入院。

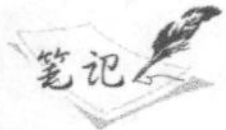

患者平时无头晕、头痛，无手足麻木，无视力下降，无听力改变，无胸闷、胸痛，无腹痛。自患病以来精神好，胃纳可，睡眠好，大小便正常，无体重明显下降。

患者既往体健，无癫痫等病史。近一年曾查甘油三酯 5.67 mmol/L，短期应用降脂药物治疗（具体不详）。有明确糖尿病和血脂异常家族史：外婆 60 岁后诊断糖尿病，无听力下降，目前口服降糖药物治疗（具体不详），血糖控制可；母亲曾空腹血糖 6.8 mmol/L，未诊治。患者住院期间，其母亲测随机血糖在 17 mmol/L，否认听力异常；爷爷血糖轻度升高但未确诊糖尿病；奶奶因胆囊癌去世，无糖尿病史；父亲无糖尿病。母亲及舅舅和一表哥有高脂血症病史（诊治经过不详）。否认家族肿瘤史。患者 14 岁月经初潮，(4～20)/(30～90) 天，欠规律。

【体格检查】

T：36.7 ℃，HR：80 次 / 分，R：17 次 / 分，BP：116/73 mmHg，身高：168 cm，体重：56 kg，BMI：19.8 kg/m^2。神志清楚，精神好，发育正常，浅表淋巴结未触及肿大，双肺呼吸音清，未闻及湿啰音。心率 80 次 / 分，律齐。腹软，无压痛，四肢无水肿，肌力及肌张力正常。

【实验室检查】

(1) 常规检查：WBC：11.87 × 10^9/L ↑，中性粒细胞绝对值：6.35 × 10^9/L ↑，淋巴细胞绝对值：4.29 × 10^9/L ↑，单核细胞绝对值：0.75 × 10^9/L ↑。

(2) GADA < 5.0 IU/mL，IAA：(+)，ICA：(–)。

(3) 空腹血糖 5.7 mmol/L，餐后 2 小时血糖 8.4 mmol/L；空腹 C 肽：2.67 μg/L，餐后 2 小时 C 肽：8.84 μg/L；空腹胰岛素：11.4 mU/L，餐后 2 h 胰岛素：107.00 mU/L；糖化血红蛋白：9.0%；血酮：(–)；乳酸：1.45 mmol/L，三次尿蛋白比肌酐正常。

(4) 免疫指标：ANA 1 ∶ 100 (+)，ds-DNA 在正常范围，ENA：(–)，IgG4 正常。

(5) 肿瘤标志物：细胞角蛋白 19 片段（CY211）：3.89 ng/mL ↑，神经元

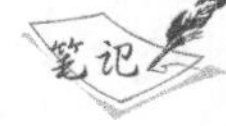

特异性烯醇酶（NSE）：20.90 ng/mL ↑，其余正常。

（6）生化：TG：1.87 mmol/L ↑，LDL：2.39 mmol/L、TC：5.16 mmol/L、HDL：1.3 mmol/L；尿酸：0.445 mmol/L ↑，肝功、肾功、电解质正常。

（7）雌二醇、孕酮、黄体生成素、卵泡刺激素、生长激素、IGF-1 均正常；24 h UFC：37.05 μg。

【辅助检查】

（1）心电图：窦性心律不齐。

（2）超声检查：肝脏、胆囊、胰腺、脾脏、双肾、膀胱均未见明显异常。双侧输尿管未见明显扩张。子宫、双侧卵巢未见明显异常。甲状腺两叶滤泡小结节，TI-RADS 2 类。双侧颈部淋巴结未见明显异常肿大。双侧甲状旁腺未显示。双侧颈动脉、椎动脉（显示段）、颈内静脉均未见明显异常。

（3）胸部 CT 扫描：双侧腋窝、纵隔散在小淋巴结；附见轻度脂肪肝；随访。

【基因检测】

筛查单基因糖尿病基因包，发现*ABCC8*杂合突变：NM_000352：c.3307C > T（p.Arg1103Trp），*ABCC8* 基因第 3307 位核苷酸由胞嘧啶脱氧核苷酸变为胸腺嘧啶脱氧核苷酸，导致其编码的蛋白第 1103 位氨基酸由精氨酸变为色氨酸。父母检测显示这个变异遗传来自送检者的母亲（杂合突变）。计算机辅助预测该突变影响蛋白质结构 / 功能的可能性较大。ACMG 变异分类为 3 类（意义未明）。

【诊断及诊断依据】

临床诊断：特殊类型糖尿病（MODY12）。

诊断依据：糖尿病家族史（外婆和母亲）；患者 15 岁发病，有口干、多饮症状，无酮症倾向；糖尿病自身抗体阴性；基因检测提示 *ABCC8* 基因杂合变异 c.3307C > T（p.R1103W），诊断为 MODY12。

【诊疗经过及随访】

1. 诊断分析经过

患者 15 岁发病，有口干、多饮症状，无酮症倾向，血糖控制后症状缓解。完善胰岛功能及糖尿病相关抗体检测，不支持 1 型糖尿病诊断。入院后检查发

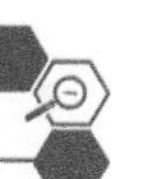

现抗核抗体弱阳性；心肌酶及心脏超声无异常，无肌痛、皮肤增厚等风湿免疫性疾病外在表现，经风湿科会诊后建议 3 个月后复查。同时患者不支持皮质醇增多症诊断，甲功及 IGF-1 正常，无胰腺相关疾病等病史。家族史提示患者母亲及外婆均有糖尿病病史。患者起病年龄较小，有糖尿病家族史，胰岛功能好，考虑特殊类型糖尿病可能，经患者父母同意后，行遗传性糖尿病相关基因检测。检测结果提示 *ABCC8* 基因杂合变异 c.3307C > T（p.R1103W），该变异来源于母亲。

2. 治疗

明确诊断后调整降糖方案为甘精胰岛素 12 U 睡前皮下注射、二甲双胍 500 mg tid 和瑞格列奈 1 mg tid，检测血糖波动于 5 ～ 10 mmol/L。

3. 随访

2022 年 3 月 24 日电话随访，患者出院后因餐后血糖欠佳，停二甲双胍，加阿卡波糖 50 mg tid，控制血糖空腹多在 7 mmol/L 左右，餐后 2 小时大多在 10 ～ 15 mmol/L。建议患者注意饮食稳定，必要时增加格列奈类剂量以良好控制血糖。

【相关知识点】

1. 单基因糖尿病的筛查

单基因糖尿病是指由于单个基因的突变引起胰岛 β 细胞功能障碍或胰岛素作用缺陷导致的糖尿病，占所有糖尿病的 1%～ 5%。2022 年糖尿病分型诊断中国专家共识中提到有以下特征之一应考虑单基因糖尿病可能，需要进行基因筛查：① 6 个月龄前发病；②起病 < 20 岁 + 胰岛自身抗体阴性；③起病在 20 ～ 30 岁 + 胰岛自身抗体阴性 + 非肥胖；④持续轻度升高的空腹血糖和 HbA1c；⑤新生儿期有高胰岛素性低血糖症；⑥母系遗传，伴听力受损、视神经萎缩或骨骼肌表现等；⑦与肥胖程度不符合的显著黑棘皮表现，有严重胰岛素抵抗；⑧合并先天性心脏病、胃肠道缺陷、脑畸形、视力听力异常、智力发育迟缓、生长发育障碍、严重腹泻、肾发育异常或其他自身免疫病等可疑与基因突变相关者。

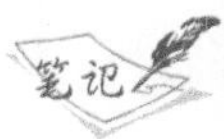

2. MODY 概况

青少年发病的成年人糖尿病（maturity-onset diabetes of the young，MODY）属于单基因糖尿病，最早于 1974 年被发现。一般来说 MODY 是一种常染色体显性遗传疾病，多发病于 25 岁以前，胰岛 β 细胞抗体阴性，没有胰岛素抵抗，仍存在一定的胰岛 β 细胞分泌功能。但现在发现 MODY 患者并不一定符合上述临床表现，因此对于 MODY 的诊断更依赖于基因筛查。不同分型的 MODY 患者临床表现、治疗方案及预后有所不同，明确基因分型非常重要。

目前至少有 14 种 MODY 相关的突变被报道（表 23-1），MODY 在所有糖尿病患者中所占比例为 1%～5%，在儿科糖尿病中占 1%～6%。

表 23-1　MODY 1～14 型的基本介绍

MODY 类别	突变基因简称	突变基因全名	MODY 中占比
MODY1	*HNF4α*	肝细胞核因子 4 α	5%～10%
MODY2	*GCK*	葡萄糖激酶	30%～70%
MODY3	*HNF1α*	肝细胞核因子 1 α	30%～70%
MODY4	*PDX1*	胰十二指肠同源盒	非常罕见
MODY5	*HNF1β*	肝细胞核因子 1 β	5%～10%
MODY6	*NEUROD1*	神经元分化因子 1	非常罕见
MODY7	*KLF11*	Kruppel 样因子 11	非常罕见
MODY8	*CEL*	羧基脂肪酶	非常罕见
MODY9	*PAX4*	成对盒基因 4	非常罕见
MODY10	*INS*	胰岛素基因	罕见，占比 < 1%
MODY11	*BLK*	B 淋巴细胞激酶	非常罕见
MODY12	*ABCC8*	ATP 结合 C 家族 8 因子	罕见，占比 < 1%
MODY13	*KCNJ11*	内向整流性钾离子通道 J 家族 11 因子	罕见，占比 < 1%
MODY14	*APPL1*	血清磷酸酪氨酸衔接蛋白 1	非常罕见

尽早识别和明确诊断有助于制定最精准最合适治疗方案，并指导预后。以往的研究发现，约 80% 的 MODY 患者被误诊为 1 型或 2 型糖尿病，这对我们准确诊断和治疗提出了挑战。MODY 患者通常会有一定的胰岛 β 细胞功能，葡萄糖兴奋后 C 肽水平会升到 200 pmol/L 以上，通常不需要胰岛素或少量胰岛素即可获得较好控制。青年起病的 2 型糖尿病与 MODY 临床表现非常类似，但前者一般会有明显的肥胖。当然，也有部分 MODY 患者会合并肥胖，而

MODY 和 2 型糖尿病都有明显的家族遗传倾向。因此，MODY 的诊断和分型最终还是需要依赖基因检测。

3. 认识 MODY12

MODY12 于 2012 年被 Bowman 等首先报道，该类型由 ATP 结合 C 家族 8 因子（*ABCC8*）突变引起。胰岛素的分泌是与胰岛 β 细胞上的 ATP 敏感性钾通道（K_{ATP}）密切相关，K_{ATP} 是调节胰岛 β 细胞膜电位的关键蛋白，是由四个形成钾通道的 Kir6.2（由 KCNJ11 编码）亚基和四个 SUR1（由 *ABCC8* 编码）亚基（每个 SUR1 亚基分别与 Kir6.2 亚基结合）形成的类似“螺旋桨”样结构。SUR1 是磺脲类、格列奈类等药物结合位点，SUR1 及 Kir6.2 的相关突变均会影响到钾通道的开关。SUR1 对钾通道的影响与其核苷酸结合域（NBD）有关。在 Mg^{2+} 存在的情况下，ATP 或 ADP 与 SUR1 上的 NBD 结合会促进钾通道开放，钾离子外流，膜超极化，胰岛素分泌减少。SUR1 基因突变会导致两种后果：ATP 或 ADP 与 SUR1 结合能力下降，引起钾通道关闭，从而出现持续的高胰岛素血症，会导致新生儿低血糖；而 ATP 或 ADP 与 SUR1 结合能力增强，引起对钾通道的抑制作用减弱，通道开放，胰岛素分泌减少，导致糖尿病。研究表明 *ABCC8* 突变可导致不同的临床表型，包括从新生儿到成年的糖耐量异常、显性糖尿病或需要胰岛素的糖尿病。此外还可能出现神经系统症状，包括发育迟缓、肌肉紧张、自闭症和多动障碍，神经症状的出现与 K_{ATP} 通道在脑神经细胞中表达有关。发育迟缓、癫痫和新生儿糖尿病是由 *ABCC8* 突变引起的永久性新生儿糖尿病最严重的临床表现。

磺脲类药物可很好地恢复进食后胰岛素分泌，对大多数 MODY12 患者有效。胰岛素治疗的患者换用磺脲类药物后，血糖控制良好。有研究发现，患者需要较大剂量的磺脲类药物才能良好控制血糖，起病第 1 年使用格列本脲剂量中位数约 0.37 mg/（kg · d），随发病时间的延长磺脲类药物需求量逐渐下降，第 10 年中位数为 0.25 mg/（kg · d）。也有研究发现联用达格列净可使血糖控制更平稳。

基因检测发现该患者 *ABCC8* 基因杂合变异 c.3307C ＞ T（p.R1103W）来

源于其母亲，该突变位点尚无相关报道。根据基因检测结果，调整患者治疗方案为甘精胰岛素 12 U 每晚睡前皮下注射、二甲双胍 500 mg tid 和瑞格列奈 1 mg tid，测空腹血糖 5 ～ 6 mmol/L，餐后血糖大部分在 10 mmol/L 以内，在住院期间血糖控制可。但患者出院后餐后血糖升高明显，偶然可能会升到 15 mmol/L 左右，不排除与饮食不当有一定关系，建议规范饮食，同时建议根据血糖增加瑞格列奈的剂量。

【病例点评】

糖尿病作为流行病、高发病，其分型诊断需要各级临床医生重视，特别是继发性和单基因糖尿病的识别。不同的病因或分型有不同的治疗方案和预后。每天面对大量糖尿病患者的内分泌医生，需要了解糖尿病分型的重要性，提高警惕，进行必要的筛查，随着基因检测费用下降和可及性的提高，越来越多的单基因糖尿病患者将得以识别和诊断。

撰写：宋晓　审校：张烁　点评：叶红英

【参考文献】

1. TATTERSALL R B. Mild familial diabetes with dominant inheritance. Q J Med，1974，43（170）：339-357.
2. FROGUEL P，VAXILLAIRE M，SUN F，et al. Close linkage of glucokinase locus on chromosome 7p to early-onset non-insulin-dependent diabetes mellitus. Nature，1992，356（6365）：162-164.
3. HORIKAWA Y，IWASAKI N，HARA M，et al. Mutation in hepatocyte nuclear factor–1β gene（TCF_2）associated with MODY. Nat Genet，1997，17（4）：384-385.
4. STOFFERS D A，FERRER J，CLARKE W L，et al. Early-onset type-II diabetes mellitus（MODY4）linked to IPF_1. Nat Genet，1997，17（2）：138-139.
5. VIONNET N，STOFFEL M，TAKEDA J，et al. Nonsense mutation in the glucokinase gene causes early-onset non-insulin-dependent diabetes mellitus. Nature，1992，356（6371）：721-722.
6. YAMAGATA K，FURUTA H，ODA N，et al. Mutations in the hepatocyte nuclear factor-4alpha gene in maturity-onset diabetes of the young（MODY1）. Nature，1996，384（6608）：458-460.

笔记

7. YAMAGATA K, ODA N, KAISAKI P J, et al. Mutations in the hepatocyte nuclear factor-1alpha gene in maturity-onset diabetes of the young (MODY3). Nature, 1996, 384 (6608): 455-458.
8. KAVVOURA F K, OWEN K R. Maturity onset diabetes of the young: clinical characteristics, diagnosis and management. Pediatr Endocrinol Rev, 2012, 10 (2): 234-242.
9. KIM S H. Maturity-onset diabetes of the young: what do clinicians need to know? Diabetes Metab J, 2015, 39 (6): 468-477.
10. THANABALASINGHAM G, PAL A, SELWOOD M P, et al. Systematic assessment of etiology in adults with a clinical diagnosis of young-onset type 2 diabetes is a successful strategy for identifying maturity-onset diabetes of the young. Diabetes Care, 2012, 35 (6): 1206-1212.
11. HATTERSLEY A T, GREELEY S A W, POLAK M, et al. ISPAD clinical practice consensus guidelines 2018: the diagnosis and management of monogenic diabetes in children and adolescents. Pediatr Diabetes, 2018, 19 (Suppl 27): 47-63.
12. PEIXOTO-BARBOSA R, REIS A F, GIUFFRIDA F M A. Update on clinical screening of maturity-onset diabetes of the young (MODY). Diabetol Metab Syndr, 2020, 12: 50.
13. SHIELDS B M, HICKS S, SHEPHERD M H, et al. Maturity-onset diabetes of the young (MODY): how many cases are we missing? Diabetologia, 2010, 53 (12): 2504-2508.
14. BOWMAN P, FLANAGAN S E, EDGHILL E L, et al. Heterozygous $ABCC_8$ mutations are a cause of MODY. Diabetologia, 2012, 55 (1): 123-127.
15. RORSMAN P, ASHCROFT F M. Pancreatic β-cell electrical activity and insulin secretion: of mice and men. Physiol Rev, 2018, 98 (1): 117-214.
16. PIPATPOLKAI T, USHER S, STANSFELD P J, et al. New insights into KATP channel gene mutations and neonatal diabetes mellitus. Nat Rev Endocrinol, 2020, 16 (7): 378-393.
17. OVSYANNIKOVA A K, RYMAR O D, SHAKHTSHNEIDER E V, et al. $ABCC_8$-related maturity-onset diabetes of the young (MODY12): clinical features and treatment perspective. Diabetes Ther, 2016, 7 (3): 591-600.
18. DE FRANCO E, FLANAGAN S E, HOUGHTON J A, et al. The effect of early, comprehensive genomic testing on clinical care in neonatal diabetes: an international cohort study. Lancet, 2015, 386 (9997): 957-963.
19. KARSCHIN C, ECKE C, ASHCROFT F M, et al. Overlapping distribution of K_{ATP} channel-forming Kir6.2 subunit and the sulfonylurea receptor SUR1 in rodent brain. FEBS Lett, 1997, 401 (1): 59-64.

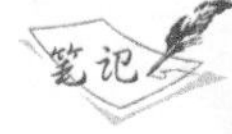

20. CLARK R H，MCTAGGART J S，WEBSTER R，et al. Muscle dysfunction caused by a KATP channel mutation in neonatal diabetes is neuronal in origin. Science，2010，329（5990）：458-461.

21. ZWAVELING-SOONAWALA N，HAGEBEUK E E，SLINGERLAND A S，et al. Successful transfer to sulfonylurea therapy in an infant with developmental delay，epilepsy and neonatal diabetes（DEND）syndrome and a novel $ABCC_8$ gene mutation. Diabetologia，2011，54（2）：469-471.

22. IVELINE J P，ROUSSEAU E，REZNIK Y，et al. Clinical and metabolic features of adult-onset diabetes caused by $ABCC_8$ mutations. Diabetes Care，2012，35（2）：248-251.

23. FANCIULLO L，IOVANE B，GKLIATI D，et al. Sulfonylurea-responsive neonatal diabetes mellitus diagnosed through molecular genetics in two children and in one adult after a long period of insulin treatment. Acta Biomed，2012，83（1）：56-61.

24. BOWMAN P，MATHEWS F，BARBETTI F，et al. Long-term follow-up of glycemic and neurological outcomes in an international series of patients with sulfonylurea-treated $ABCC_8$ permanent neonatal diabetes. Diabetes Care，2021，44（1）：35-42.

第 24 章 糖尿病伴左肾、胰尾和子宫缺如——17q12 染色体微缺失综合征

【病史摘要】

患者，女性，18 岁，因“多饮、多尿 2 年，恶心、腹痛 1 天”于 2018 年 3 月 31 日至急诊就诊。

患者于 2016 年（16 岁）开始出现“口干、多饮、多尿”，在外院就诊查血糖升高，予胰岛素治疗后症状好转，未进一步检查。2017 年 10 月患者自行停用胰岛素，且未使用其他降糖药物，未控制饮食，未监测血糖。2018 年 3 月 31 日患者出现恶心、腹痛，伴食欲减退至急诊就诊，查随机血糖 32 mmol/L，动脉血气 pH 7.1，腹部 CT（图 24-1）示“左肾缺如、子宫及附件缺如”，以“糖尿病酮症酸中毒”收住入院。

个人史：父母非近亲结婚，母亲否认孕期用药史，孕期未正规产检。足月顺产，系第 4 胎第 3 产，出生体重约 3 kg，自幼生长与同龄人相仿。原发闭经，未就诊。既往史无特殊。

家族史：父亲体健，母亲刚诊断为糖尿病，否认其他家族成员存在类似症状。

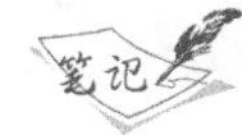

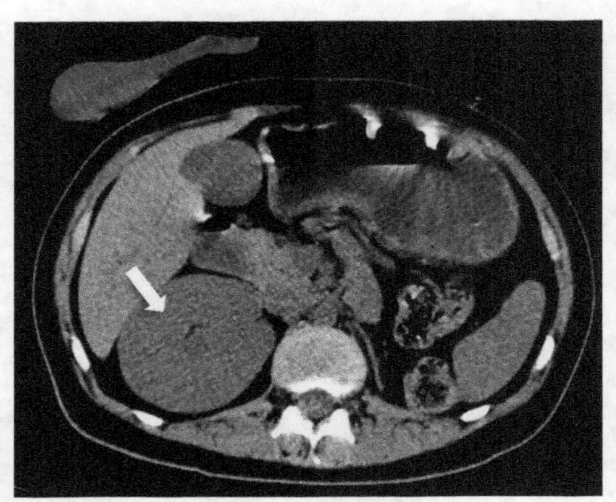

白色箭头所指处为右肾，未见左肾。

图 24-1　腹部 CT 平扫

【体格检查】

T：36.5 ℃，P：112 次 / 分，R：20 次 / 分，BP：90/50 mmHg，身高：160 cm，体重：51 kg，BMI：19.9 kg/m^2。神志清，皮肤、巩膜无黄染。甲状腺未触及肿大，无突眼。双手无细颤。锁骨上浅表淋巴结未触及。双肺未闻及干、湿啰音，心律齐，未闻及病理性杂音。腹平软，无压痛、反跳痛，肝脾未扪及，未扪及腹部包块，移动性浊音阴性，肠鸣音无亢进。双下肢无水肿，双足背动脉搏动可扪及。双乳房发育 Tanner Ⅳ期，外阴检查可见大阴唇，未见小阴唇。

【实验室检查】

（1）谷丙转氨酶测不出，谷草转氨酶：10 U/L，白蛋白：43.3 g/L，总胆红素：13.0 μmol/L，肌酐测不出，尿酸：297 μmol/L，钾：2.72 mmol/L ↓，钠：126 mmol/L ↓，氯：91.5 mmol/L，镁：0.42 mmol/L ↓，CHO：31.27 mmol/L ↑，TG：78.60 mmol/L ↑，HDL：8.72 mmol/L ↑，LDL：3.97 mmol/L，肌酸激酶：50 U/L，肌酸激酶同工酶：16.6 U/L，乳酸脱氢酶：200 U/L，C 反应蛋白：10.9 mg/L（血脂干扰，部分结果测不出）。

（2）血常规、粪常规+隐血未见明显异常。尿蛋白：（1+）↑，尿酮：（3+）↑，24 h 尿蛋白：0.13 g。

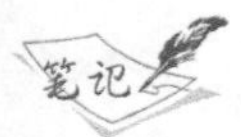

（3）馒头餐试验：空腹血糖：6.0 mmol/L，餐后 1 h 血糖：14.6 mmol/L，

餐后 2 h 血糖：16.8 mmol/L，空腹 C 肽：0.77 μg/L，餐后 1 h C 肽：1.54 μg/L，餐后 2 h C 肽：1.96 μg/L。

（4）糖尿病自身抗体：抗谷氨酸脱羧酶抗体、抗胰岛细胞抗体、胰岛素自身抗体均为阴性。

（5）FSH：5.6 IU/L，LH：8.5 IU/L，E_2：127 pmol/L，孕酮：1.1 nmol/L，睾酮：1.6 nmol/L，PRL：11.6 ng/mL。

（6）血皮质醇昼夜节律（8am—4pm—0am）：13.7 μg/dL—3.6 μg/dL—2.9 μg/dL，ACTH 昼夜节律（8am—4pm—0am）：13.4 ng/L—4.9 ng/L—4.1 ng/L。

（7）FT_3、FT_4、TSH、随机生长激素、IGF-1、甲状旁腺素、17-羟孕酮均正常。

【辅助检查】

（1）头颅 CT：未见明显异常。

（2）腹部 CT（图 24-1）：左肾、胰腺体尾部、子宫缺如，右侧肾盂、输尿管轻度积水扩张，两侧腹股沟多发小淋巴结肿。

（3）子宫双侧附件超声（经腹部）：先天性无子宫。经直肠超声未见阴道、卵巢。

（4）乳腺超声：未见明显异常。

（5）染色体核型分析：46，XX。

（6）眼科检查：白内障。

【基因检测】

Seq17q12（34，806，052-36，285，009）×1（图 24-2）。第 17 号染色体 q12（34，806，052-36，285，009）区段缺失一个拷贝，长度约为 1.48 Mb，涉及 *AATF*、*ACACA*、*DDX52*、*GGNBP2*、*HNF1B* 等 23 个基因。父母拒绝检测。

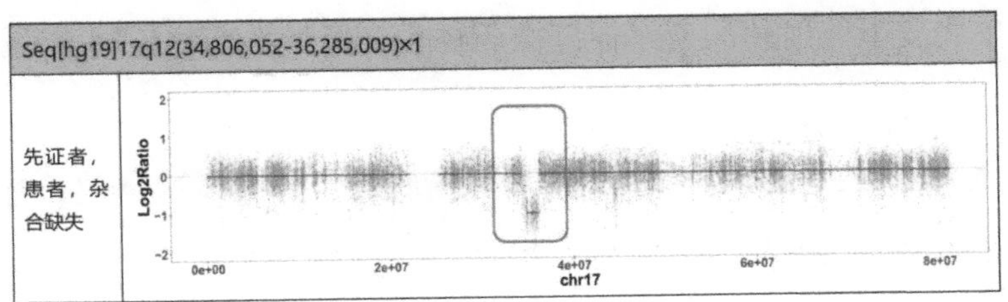

图 24-2　患者基因检测结果

【诊断与诊断依据】

1. 临床诊断

（1）糖尿病酮症酸中毒（diabetic ketoacidosis，DKA）。

（2）17q12 染色体微缺失综合征——青少年发病的成人型糖尿病 5 型（MODY5），胰腺体尾部、左肾、子宫缺如。

（3）混合型高脂血症。

2. 诊断依据

（1）糖尿病酮症酸中毒诊断依据：①恶心、腹痛，伴食欲减退的症状；②随机血糖 32 mmol/L，动脉血气 pH 值 7.1，尿酮（3+）。

（2）17q12 染色体微缺失综合征诊断依据：①糖尿病、泌尿和生殖系统结构异常，肾小管功能异常（低镁血症），胰腺发育异常；②基因检测示第 17 号染色体 q12（34，806，052-36，285，009）区段缺失一个拷贝。

（3）混合型高脂血症诊断依据：血脂总胆固醇 31.27 mmol/L，甘油三酯 78.60 mmol/L。

【诊疗经过及随访】

1. 诊断分析经过

患者为青少年起病糖尿病，有酮症倾向，胰岛功能差，但糖尿病自身抗体阴性，伴有多内脏器官发育异常，考虑为特殊类型糖尿病或遗传相关综合征，因此行全外显子扫描。结合基因检测结果，诊断为 17q12 染色体微缺失综合征。

2. 治疗

DKA 急诊入院治疗：积极补液扩容、小剂量胰岛素降糖，补钾对症治疗以纠正 DKA。病情好转同时联合皮下注射胰岛素（三餐前短效 + 睡前长效），病情平稳后单用皮下注射胰岛素，他汀类药物联合贝特类药物控制血脂。

出院后治疗：

（1）血糖控制：餐前赖脯胰岛素加甘精胰岛素每日 4 次强化治疗，联合阿卡波糖优化餐后血糖控制。

（2）血脂控制：低脂饮食，非诺贝特片、阿托伐他汀交替控制血脂。

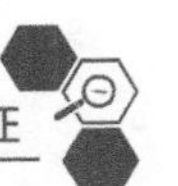

（3）随访肝肾功能。

3. 治疗后随访

患者出院后维持胰岛素控制血糖，阿托伐他汀及非诺贝特交替控制血脂，复查胆固醇水平 6.3 mmol/L，甘油三酯 3.49 mmol/L，随访肝肾功能正常，停用氯化钾后多次复查血钾正常，血镁 0.4 ～ 0.6 mmol/L。

【相关知识点】

1. 17q12 染色体微缺失综合征

17q12 染色体微缺失综合征是一种罕见的临床综合征，目前全球报告仅 276 例。17q12 染色体微缺失综合征系由 17 号染色体长臂 1 区 2 带上部分 DNA 序列缺失所导致，缺失长度可在 1.06 ～ 2.46 Mb，涉及多个基因，包括 *AATF*、*ACACA*、*C17orf78*、*DDX52*、*DHRS11*、*DUSP14*、*GGNBP2*、*HNF1β*、*LHX1*、*MRM1*、*MYO19*、*PIGW*、*SYNRG*、*TADA2A* 和 *ZNHIT3* 等。该综合征以常染色体显性方式遗传。然而，中南大学湘雅医院对 2005—2020 年报告的 276 例病例进行汇总分析发现，新发缺失约占 81.7%（98/120），其中 18.3%（22/120）来自父母遗传，156 例未提及遗传模式。本例患者父母拒绝进行基因检测，未能明确该患者的遗传方式。但患者父亲无相关表型，母亲刚刚发现糖尿病，患者为第四胎第三产，但兄姐无表型，推测患者为新发缺失可能性大。

17q12 染色体微缺失综合征的临床表现复杂，涉及泌尿系统和生殖系统的先天性畸形和功能障碍、神经发育障碍、糖尿病和轻度畸形改变，临床表现呈明显的异质性，即便同一家系中的受累成员，也可表现为不同的表型。根据文献报告，泌尿系统异常是最常见的临床表现，80%～ 85%的患者出现肾结构和功能异常（多囊性肾发育不良、肾囊肿、肾脏回声增强、单肾、马蹄肾、肾衰竭、高尿酸血症、尿液浓缩能力下降、低镁血症、低钾血症、蛋白尿和肾小管间质纤维化），其次为内分泌系统异常（糖尿病、甲状腺功能减退症、甲状旁腺功能亢进）、消化系统异常（肝酶升高、胰腺异常、胃食管反流）、生殖系统异常（男性隐睾症、"披肩"阴囊、包皮过长、尿道狭窄和冠状沟型尿道下裂；女性阴道、子宫颈和子宫上部全部或部分缺失，双圆状子宫和子宫发育不良）、

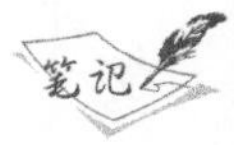

面部畸形（高额头、额部隆起、鼻梁下垂、眼睛深陷和睑裂下斜等）、神经心理异常（自闭、学习困难、癫痫、精神发育障碍）及其他异常（骨骼发育不良、十二指肠闭锁、马方综合征体征、肺部异常、大动脉改变、心脏缺陷、听力障碍、视力障碍）。本例患者的临床表现包括糖尿病、泌尿和生殖系统结构异常，肾小管功能异常（低镁血症），胰腺发育异常。17q12 染色体微缺失综合征临床表现异质性大的原因目前尚不清楚。有学者认为可能是染色体 17q12 缺失区域之外的一些遗传修饰物，可以与缺失区域发生作用导致基因可变表达。

本例患者眼科检查还提示白内障。据报告，36% 的 17q12 染色体微缺失综合征患者有眼部异常，表现为白内障、斜视、近视、远视、水平震颤和眼角缺损，但具体机制尚不清楚。

17q12 染色体微缺失综合征多于 2 岁之前发病，相当一部分患者在胎儿期经产检被诊断。本例患者在 18 岁因糖尿病被诊断，但并非 18 岁起病。患者存在泌尿生殖系统结构先天异常，但其母亲孕期未规范产检，既往未就诊，故未被第一时间诊断。

2. MODY5 机制、临床特点和治疗

约 40% 的 17q12 染色体微缺失综合征患者发生 MODY5。MODY5 是由于 *HNF1β* 基因缺陷导致，目前已发现 230 多种 *HNF1β* 基因异常。基因缺失的发生率高于点突变。*HNF1β* 在胰腺发育早期是必需的，其激活胰腺特异转录因子 1α 和调节胰岛素启动因子 -1，与胰腺和胰岛 β 细胞发育不良相关。由于胰岛 β 细胞功能障碍导致胰岛素缺乏，MODY5 应采用胰岛素治疗。如本例患者表现为 C 肽低水平、易发酮症酸中毒，治疗上应予胰岛素治疗控制血糖。

HNF1β 与泌尿生殖系统发育相关。在泌尿生殖系统发育过程中，*HNF1β* 被招募到肾脏调节肾脏发育中的关键因子，其中一些因子在中肾管和输尿管芽的上皮中表达，用于启动肾脏和性腺发生。因此，MODY5 患者可出现胰腺、肾脏和生殖道的发育和功能障碍。本例患者存在左肾和子宫缺如；B 超及 CT 检查还提示卵巢缺如，但患者乳腺发育正常，LH、FSH 无显著升高，雌二醇水平正常，提示卵巢组织存在。张雪莲等曾报告 1 例 12 岁的女性 17q12 染色体微缺

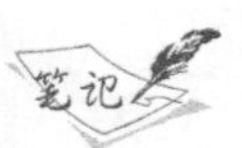

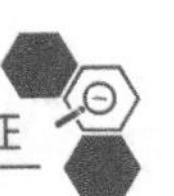

失综合征患者双侧卵巢偏小，类似本例患者未找到卵巢的表现，既往的病例中也无报告。本例患者是否由于卵巢体积过小未能探及，或者是否可能存在异位卵巢组织，仍有待进一步研究。

3. 17q12 染色体微缺失综合征与脂代谢

本例患者糖尿病病史 2 年，治疗不规范，既往血脂不详。本次 DKA 就诊发现重度混合性高脂血症，通过胰岛素控制血糖、他汀及贝特类药物降脂和后续生活方式干预，血脂异常得到控制。DKA 与血脂异常密切相关。Chreitah 等报道了一例 1 型糖尿病的 10 岁女性患者表现为严重的 DKA 伴有严重的高甘油三酯血症和高胆固醇血症。轻度血脂异常是 DKA 的常见特征，但如此重度血脂异常非常罕见，其病理生理学尚未完全阐明。在 DKA 情况下，胰岛素缺乏无法抑制脂肪组织的分解，游离脂肪酸释放增加，从而加速肝脏中极低密度脂蛋白的形成；外周组织脂蛋白脂肪酶活性的降低导致极低密度脂蛋白水平增加，从而导致 DKA 中的高甘油三酯血症。既往病例未报告 17q12 染色体微缺失综合征和 MODY5 患者血脂异常风险与严重程度数据。考虑该患者血脂异常与 DKA 严重高血糖、饮食因素相关。

4. 单基因糖尿病的识别、筛查指征

单基因糖尿病由影响胰岛 β 细胞发育、功能或胰岛素作用的单个基因突变所致，占所有糖尿病的 1%～5%，包括新生儿糖尿病、MODY、线粒体糖尿病、自身免疫单基因糖尿病、遗传综合征单基因糖尿病、严重胰岛素抵抗单基因糖尿病及脂肪萎缩单基因糖尿病。迄今已发现 70 余个单基因糖尿病的致病基因，大多数通过影响胰岛 β 细胞功能而致血糖异常。

值得注意的是，由于单基因糖尿病与 1 型、2 型糖尿病在临床表现上存在很大的重叠性，且同一基因不同位点的突变引起的糖尿病，临床表型也可存在很大的异质性，因此，单基因糖尿病在临床上存在较高的误诊率。正确分型对于治疗具有重要的指导意义，基因诊断的可及性也越来越高，因此临床上越来越重视对单基因糖尿病的识别和诊断。

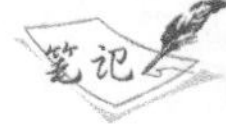

美国糖尿病学会（American Diabetes Association，ADA）建议对出生后 6 个

月内发生糖尿病的婴儿立即进行新生儿糖尿病的基因检测；建议对儿童或成人早期发病，糖尿病特征与 1 型、2 型糖尿病不符，有数代家族史的糖尿病患者进行 MODY 筛查。David Broome 等建议对起病年龄 < 35 岁，糖尿病自身抗体阴性，曾经有新生儿低血糖和 / 或多位家系成员有糖尿病，临床特征与 1 型和 2 型糖尿病不符的患者进行 MODY 筛查。与 1 型糖尿病不符的临床特点包括：①糖尿病自身抗体阴性；②治疗所需胰岛素剂量小［如 < 0.5 U/（kg · d）］；③诊断 3 ～ 5 年后血糖 > 4 mmol/L 时，C 肽 > 0.6 ng/mL（0.2 nmol/L）；④停用胰岛素后不发生酮症。与 2 型糖尿病不符的临床特点包括：① 45 岁前起病，BMI 正常或偏低；②无黑棘皮症；③甘油三酯正常，HDL 正常或升高。

基因诊断是单基因糖尿病重要的诊断手段。需要注意的是，对于大片段或全基因缺失，既往的一代测序无法发现，容易漏诊该类患者。在采用二代测序时，需注意采用相应的算法进行深入分析，以免漏诊。多重连接探针扩增（multiplex ligation-dependent probe amplification，MLPA）技术是较好的用于检测核苷酸序列拷贝数改变的方法。

【病例点评】

对于儿童青少年起病的糖尿病，需重视特殊类型糖尿病的筛查。对于糖尿病合并肾脏和泌尿系统结构和功能异常的患者，考虑 MODY5 可能。对于基因检测结果明确 *HNF1β* 基因缺失的患者，应注意排查 17q12 染色体微缺失综合征。一代测序容易漏诊大片段缺失，对于表型典型的患者，如一代测序未提示突变，需进行二代测序结合算法分析或 MLPA 进一步诊断。

撰写：徐赵钕 王蒙　审校：何敏　点评：何敏

【参考文献】

1. WU H，LI L，ZHANG H，et al. Accurate diagnosis and heterogeneity analysis of a 17q12 deletion syndrome family with adulthood diabetes onset and complex clinical phenotypes. Endocrine，2021，73（1）：37-46.

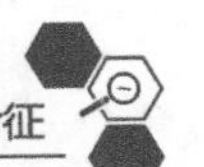

2. ROEHLEN N，HILGER H，STOCK F，et al. 17q12 deletion syndrome as a rare cause for diabetes mellitus type MODY5. J Clin Endocrinol Metab，2018，103（10）：3601-3610.

3. COFFINIER C，THÉPOT D，BABINET C，et al. Essential role for the homeoprotein $vHNF_1$/HNF1beta in visceral endoderm differentiation. Development，1999，126（21）：4785-4794.

4. MORENO-DE-LUCA D，CONSORTIUM SGENE，MULLE J G，et al. Deletion 17q12 is a recurrent copy number variant that confers high risk of autism and schizophrenia. Am J Hum Genet，2010，87（5）：618-630.

5. ECKARDT K U，ALPER S L，ANTIGNAC C，et al. Autosomal dominant tubulointerstitial kidney disease：diagnosis，classification，and management—a KDIGO consensus report. Kidney Int，2015，88（4）：676-683.

6. LOKMANE L，HELIOT C，GARCIA-VILLALBA P，et al. $vHNF_1$ functions in distinct regulatory circuits to control ureteric bud branching and early nephrogenesis. Development，2010，137（2）：347-357.

7. 张雪莲，孔晓牧，金仙，等 . 17q12 微缺失导致中国青少年的成年起病型糖尿病 5 型二例并文献复习 . 中华糖尿病杂志，2021，13（11）：1084-1089.

8. TITTEL S R，SONDERN K M，WEYER M，et al. Multicentre analysis of hyperglycaemic hyperosmolar state and diabetic ketoacidosis in type 1 and type 2 diabetes. Acta Diabetol，2020，57（10）：1245-1253.

9. CHREITAH A，HIJAZIA K，DOYA L，et al. Severe dyslipidemia associated with diabetic ketoacidosis in newly diagnosed female of type 1 diabetes mellitus. Oxf Med Case Reports，2021，2021（10）：omab036.

10. 中国医师协会内分泌代谢科医师分会，国家代谢性疾病临床医学研究中心 . 糖尿病分型诊断中国专家共识 . 中国医师杂志，2022，24（2）：18.

11. BROOME D T，PANTALONE K M，KASHYAP S R，et al. Approach to the patient with MODY-monogenic diabetes. J Clin Endocrinol Metab，2021，106（1）：237-250.

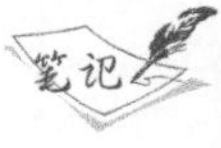

第 25 章 年轻糖尿病伴家族史——MODY3 型糖尿病

【病史摘要】

患者，女性，32 岁，因“发现血糖升高 7 年余”于 2021 年 6 月入院。

患者于 2014 年（25 岁）第一次妊娠 24 周发现血糖升高，具体不详，未用药，分娩后血糖正常。2016 年第二次妊娠 26 周查空腹血糖 8 ～ 10 mmol/L，未用药。2017 年分娩后于当地医院查空腹血糖大于 8 mmol/L，使用二甲双胍及阿卡波糖治疗，用药数周后血糖正常，患者自行停药。2019 年患者因月经量少就诊于妇科，查血糖升高，餐后血糖最高 13 mmol/L，予阿卡波糖 50 mg tid 口服。患者 2021 年起规律监测血糖，空腹 6 ～ 7 mmol/L，餐后 10 ～ 13 mmol/L。为求进一步诊治来我院就诊。

自患病以来患者精神好，胃纳可，睡眠好，大小便正常，体重无明显下降，无明显口干、多饮、多尿、视物模糊、泡沫尿、手足麻木等症状。

患者月经规律，初潮 13 岁,（3 ～ 4）/28 天。已婚，育有两子。患者父母非近亲结婚。患者母亲、舅舅和妹妹均患糖尿病。外公、外婆、舅舅的孩子无糖尿病。

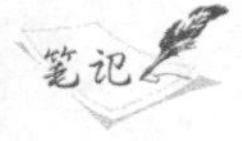

【体格检查】

T：36.3 ℃，P：92 次 / 分，R：20 次 / 分，BP：112/70 mmHg，身高：150 cm，体重：44.8 kg，BMI：19.91 kg/m^2。神志清楚，对答切题，双侧瞳孔等大等圆，对光反射可，听力正常。全身皮肤黏膜无异常皮疹，无色素沉着。两肺呼吸音清，未闻及干、湿啰音。腹平坦，腹软，全腹无压痛，肝脾肋下未触及，肠鸣音 3 次 / 分。双下肢无溃疡，足背动脉搏动正常，下肢震动觉、温度觉正常，双侧踝反射正常。

【实验室检查】

（1）血、粪常规 + 隐血、肝功能、电解质、甲状腺激素、皮质醇、IGF-1、变肾上腺素及去甲变肾上腺素均未见明显异常。

（2）空腹及餐后 2 小时血糖：6.6 mmol/L 和 10.6 mmol/L。空腹及餐后 2 小时胰岛素：3.91 mU/L 和 5.10 mU/L；空腹及餐后 2 小时 C 肽：0.95 μg/L 和 3.59 μg/L。

（3）HbA1c：7.9 %，血乳酸：0.9 mmol/L，糖尿病自身抗体：GADA、IAA、ICA 均为阴性。

（4）胆固醇：5.04 mmol/L，甘油三酯：0.35 mmol/L，低密度脂蛋白：3.48 mmol/L，高密度脂蛋白 1.25 mmol/L。

（5）肾功能：Scr：29 μmol/L，BUN：6.9 mmol/L，UA：0.141 mmol/L。尿白蛋白 / 肌酐：19.1 mg/g 。

【辅助检查】

（1）心电图：正常心电图。

（2）超声：肝脏、胆囊、胰腺、脾脏、双肾、膀胱均未见明显异常。双侧颈动脉、椎动脉、颈内静脉未见明显异常。左股总动脉斑块形成，下肢动脉血流通畅。双下肢深静脉未见明显血栓。

（3）骨密度：腰椎正位和左股骨颈骨密度低于正常，Z 值分别为 –0.6 及 –0.3。

（4）眼科会诊：眼底未见明显异常。

（5）心脏超声：左心收缩功能正常（LVEF 67%），左心舒张功能正常。

（6）肌电图：未见明显异常。

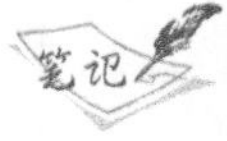

【基因检测】

HNF1A 杂合突变，NM_000545：c.872dupC：(p.G292Rfs*25)，*HNF1A* 基因第 872 位胞嘧啶重复，导致其编码的蛋白第 292 位氨基酸由甘氨酸变为精氨酸，并在其后第 24 位提前出现终止密码子。ACMG 分类为致病性变异。既往文献已报道。突变来源于其母亲。

【诊断与诊断依据】

临床诊断：青少年起病的成人型糖尿病（ maturity-onset diabetes of the young，MODY ）3 型。

诊断依据：25 岁起病，口服降糖药治疗，无酮症倾向，体型偏瘦。糖尿病自身抗体阴性，空腹 C 肽：0.95 μg/L，餐后 2 h C 肽：3.59 μg/L，胰岛功能欠佳。有糖尿病家族史（母亲、妹妹、舅舅），基因诊断确定 *HNF1A* 杂合突变，来源于母亲。

【诊疗经过及随访】

1. 诊断分析经过

根据患者空腹血糖多次大于 7 mmol/L，其他非空腹血糖多次大于 11.1 mmol/L，HbA1c 大于 6.5%，糖尿病诊断明确。关于糖尿病分型的鉴别诊断：患者体型偏瘦，胰岛素及 C 肽检查无明显胰岛素抵抗表现，不符合 2 型糖尿病。患者口服降糖药治疗，无酮症倾向，胰岛功能尚存，糖尿病自身抗体阴性，不符合 1 型糖尿病。患者皮质醇、生长激素、甲状腺功能、变肾上腺素及去甲变肾上腺素等均在正常范围，不符合内分泌激素异常导致的特殊类型糖尿病。患者青少年起病，胰岛功能虽存在但欠佳，有糖尿病家族史（母亲、妹妹、舅舅），需考虑遗传性单基因糖尿病可能。患者及其母亲、妹妹、舅舅均无听力下降，乳酸水平正常，线粒体糖尿病临床诊断依据不足。给予完善单基因糖尿病基因 panel 检测，提示 *HNF1A* 杂合突变，母亲来源。诊断为 MODY3。

2. 治疗

予瑞格列奈 0.5 mg tid、阿卡波糖 50 mg tid 口服，监测四点血糖空腹 5 ～ 7 mmol/L，餐后 6 ～ 8 mmol/L。评估糖尿病慢性并发症，患者视网膜、尿

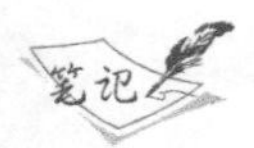

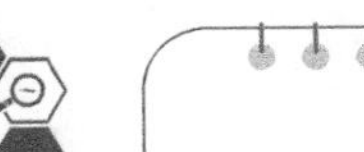

白蛋白 / 肌酐、肾功能、肌电图等无异常，暂无慢性并发症依据。嘱规律用药，自我监测血糖，3 ～ 6 个月后复查糖化血红蛋白，每年评估糖尿病慢性并发症。

3. 随访

2022 年 5 月电话随访患者，仍维持瑞格列奈 0.5 mg tid、阿卡波糖 50 mg tid 方案控制血糖，血糖控制良好。

【相关知识点】

1. MODY3 的发病机制

MODY3 是最常见的 MODY 亚型，由位于第 12 号染色体上的肝脏转录因子即肝细胞核转录因子（*HNF1A*）基因突变导致，至今已发现了 450 多种 *HNF1A* 基因突变。*HNF1A* 基因在胰腺、肾脏、肝脏等器官中表达，是由 10 个外显子组成，可调节胰岛素基因的转录。突变的 *HNF1A* 以单倍体不足或显性负性方式的机制通过影响胰岛 β 细胞分化与编码胰岛素及糖酵解相关基因的转录，致使胰岛 β 细胞发育不良、代谢 – 分泌偶联受损，最终导致进行性胰岛素分泌减少。MODY3 外显率高，有明确的糖尿病家族史，符合常染色体显性遗传。本病例的突变位点为 c.872dupC 杂合突变，导致氨基酸发生移码突变（p.G292Rfs*25），后续验证试验证实患者母亲有该位点突变，且有该位点突变的文献报道。因此，判定该变异为致病性变异。

2. MODY3 的临床表现和治疗

MODY3 患者发病年龄较早，有研究显示在青少年时期就可表现出现糖耐量异常。发病早期，监测其空腹血糖多在正常范围，但餐后或 OGTT 2 h 血糖较空腹升高可达 5 ～ 6 mmol/L。患者的 C 肽比正常值偏低，但高于 1 型糖尿病。后随着病情进展，会出现空腹血糖进行性升高，少数可表现为“三多一少”症状，但几乎无酮症倾向。该患者早在 25 岁妊娠过程中即发现血糖升高，由此推测实际糖尿病发病可能早于 25 岁。

MODY3 患者对磺脲类药物治疗非常敏感，在病程早期，磺脲类药物常能平稳控制血糖，甚至优于胰岛素。通常从小剂量开始使用，可采用常规起始剂量的 1/4，以免发生低血糖。*HNF1A* 缺陷引起胰岛 β 细胞 ATP 产生减少从而

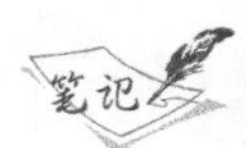

影响胰岛素分泌，而磺脲类药物可绕过 ATP 降低的影响，直接与 ATP 敏感钾通道（KATP）亚基的磺脲类受体结合使通道关闭。该患者入院前已使用 2 年 α-糖苷酶抑制剂治疗，HbA1c 7.9%，血糖欠佳，换用瑞格列奈 0.5 mg tid 后，血糖控制佳。但如果随着胰岛素分泌功能进行性降低，磺脲类药物不能很好控制血糖，则需要使用胰岛素治疗。

研究表明，MODY3 患者同样会出现糖尿病慢性并发症，其发生率与 2 型糖尿病类似，且大血管及微血管并发症往往出现的更早，与血糖控制不良密切相关。该患者血糖控制欠佳，已有下肢动脉斑块形成，符合这一特点。今后治疗随访过程中更要关注及预防心血管并发症。

【病例点评】

MODY 患者发病年龄较早，临床异质性较强，易与 1 型糖尿病和 2 型糖尿病相混淆。约有 80% MODY 被误诊，导致其实际患病率被低估。随着分子诊断技术的发展，可以对患者进行精准的基因诊断，有利于临床上早期识别、预后判断和个体化治疗。早期识别 MODY3，在确诊后用磺脲类药物取代胰岛素治疗，可以改善患者血糖的控制和提高生活质量，延缓糖尿病慢性并发症的发生，特别是心血管并发症的发生，并为患病家庭提供遗传咨询，减轻患者医疗负担。

撰写：俞一飞　审校：何敏　点评：叶红英

【参考文献】

1. SHIH D Q，SCREENAN S，MUNOZ K N，et al. Loss of HNF-1alpha function in mice leads to abnormal expression of genes involved in pancreatic islet development and metabolism. Diabetes，2001，50（11）：2472-2480.

2. ÇUBUK H，ÇAPAN Ö Y. A review of functional characterization of single amino acid change mutations in HNF transcription factors in MODY pathogenesis. Protein J，2021，40（3）：348-360.

3. YAMAGATA K，ODA N，KAISAKI P J，et al. Mutations in the hepatocyte nuclear factor-1alpha gene in maturity-onset diabetes of the young（MODY3）. Nature，1996，384（6608）：455-458.

4. STRIDE A，ELLARD S，CLARK P，et al. Beta-cell dysfunction，insulin sensitivity，and glycosuria precede diabetes in hepatocyte nuclear factor-1alpha mutation carriers. Diabetes Care，2005，28（7）：1751-1756.

5. BISHAY R H，GREENFIELD J R. A review of maturity onset diabetes of the young（MODY）and challenges in the management of glucokinase-MODY. Med J Aust，2016，205（10）：480-485.

6. VALKOVICOVA T，SKOPKOVA M，STANIK J，et al. Novel insights into genetics and clinics of the HNF1A-MODY. Endocr Regul，2019，53（2）：110-134.

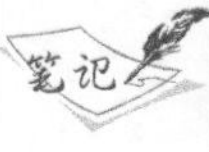

第 26 章
IgG4 相关性垂体炎两例

病例 1　IgG4 相关性垂体炎——中枢性尿崩症

【病史摘要】

患者，男性，55 岁，因“口干、多饮、多尿 2 月余”于 2019 年 4 月入院。

患者 2019 年 2 月无明显诱因出现口干、多饮，每日饮水量 3000 ～ 6000 mL，伴尿频，白天每 1 ～ 1.5 h 一次，夜间 4 ～ 6 次，每次尿量 200 ～ 300 mL，伴尿不尽感，无尿急、尿痛，无多食、体重下降。2019 年 3 月于当地医院行禁水加压试验提示中枢性尿崩症；查自身抗体、肿瘤标志物均正常；垂体 MRI 示垂体柄增粗伴神经垂体信号消失（图 26-1）；肺 CT 示支气管炎表现，右肺上叶前段肺大疱，双肺多发小结节、纤维灶、钙化灶，纵隔内、右肺门多发钙化淋巴结（图 26-2）；上腹部 CT 未见明显异常。给予口服醋酸去氨加压素片 0.05 mg qd

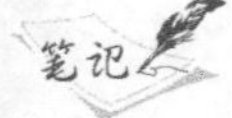

治疗，多饮、多尿症状好转。为明确诊断及进一步治疗收入我科。

患者自患病以来精神好，胃纳可，睡眠欠佳，大便正常，小便如上述，体重无明显改变。

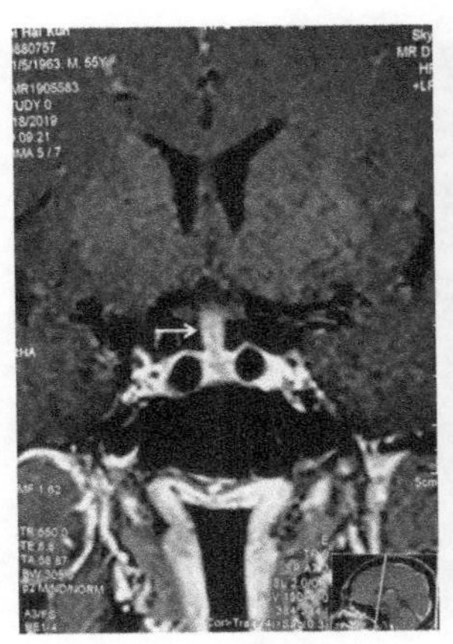
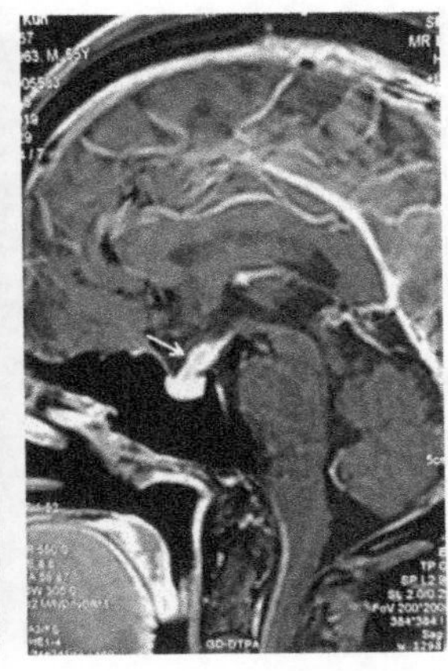

图 26-1　垂体增强 MRI（2019 年 3 月）：垂体柄增粗

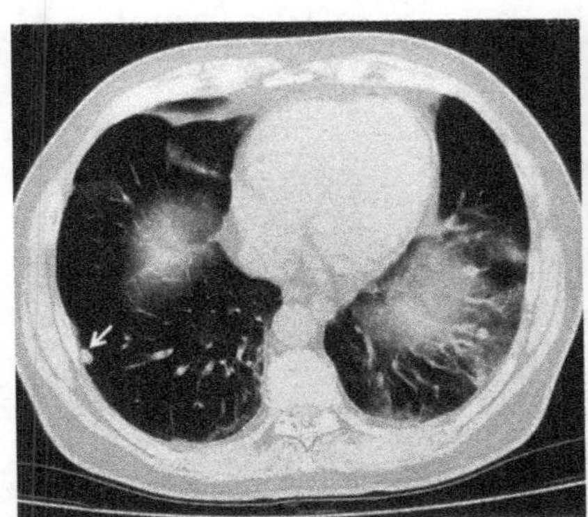
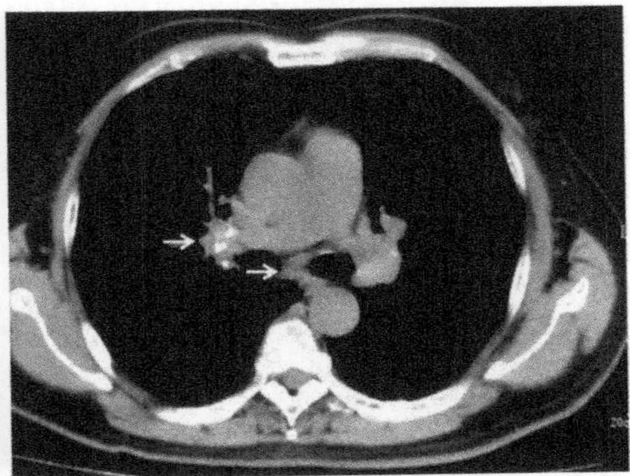

支气管炎表现，右肺上叶前段肺大疱，双肺多发小结节、纤维灶、钙化灶，纵隔内、右肺门多发钙化淋巴结。

图 26-2　肺 CT（2019 年 3 月）

既往史：患者幼年有肺结核病史。20 年前行阑尾切除术，术后恢复好。持续鼻塞 10 余年，未诊治。高血压病史 10 年，血压最高达 180/90 mmHg，规律服用非洛地平缓释片 5 mg qd 治疗，血压控制良好。高尿酸血症病史 6 年，曾间断口服苯溴马隆治疗，未定期复查。高脂血症数年，平时服用非诺贝特 0.16 g qd 降血脂治疗。个人史及家族史无殊。

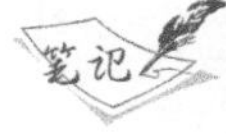

【体格检查】

T：36.9 ℃，HR：70 次 / 分，R：20 次 / 分，BP：136/86 mmHg，身高：170 cm，体重：77 kg，BMI：26.6 kg/m^2。神志清楚，发育正常，回答切题，自动体位，余体格检查无阳性发现。

【实验室检查】

（1）血、尿、粪常规 + 隐血、肝肾功能、电解质、血糖、血脂、尿酸、肿瘤标志物均未见明显异常。血沉：5 mm/h，C 反应蛋白：5.05 mg/L。

（2）Cor（8am）：11.69 μg/dl，ACTH：23.2 pg/mL。

（3）TSH：2.15 mIU/L，T_3：1.3 nmol/L，T_4：78.9 nmol/L，FT_3：3.56 pmol/L，FT_4：12.3 pmol/L。

（4）LH：2.07 IU/L，FSH：3.78 IU/L，睾酮：0.22 nmol/L ↓，脱氢异雄酮：2.03 μmol/L。PRL：14.15 ng/mL，GH：0.15 ng/mL，IGF-1：78.2 μg/L。

（5）血渗透压：295 mOsm/（kg · H_2O），尿渗透压：497 mOsm/（kg · H_2O）（去氨加压素治疗中）。

（6）hCG：＜ 0.10 mIU/mL，AFP：2.96 μg/L。

（7）免疫球蛋白 G4（IgG4）：5.11 g/L ↑，余自身免疫指标阴性。

（8）G 试验：阴性，隐球菌凝集试验：阴性，T-SPOT TB：阳性，抗原 A（ESAT-6）孔：26，抗原 B（CFP-10）孔：18，痰抗酸染色涂片：未找到抗酸杆菌，痰普通细菌培养 + 鉴定：正常菌群（3+），痰真菌涂片 + 培养：阴性。

【辅助检查】

（1）全身扁骨摄片：头颅侧位片未见明显异常；L_3 椎体形态稍扁，全脊柱退行性改变；骨盆及双肩关节退行性改变；双侧肋骨骨质未见明显异常。

（2）骨密度：腰椎正位骨密度降低，T 值及 Z 值分别为 –2.5 及 –2.0，提示骨质疏松。

（3）上腹部 CT：未见明显异常。

（4）胸部增强 CT：双肺上叶结节，考虑良性增生灶可能，双肺散在炎性条索伴有局限性肺气肿。肺门、纵隔淋巴结肿大。

（5）CT 引导下肺结节穿刺活检病理：（右下肺）少量肺组织，未见 IgG4 阳性细胞。

（6）超声引导下经支气管针吸纵隔淋巴结活检病理：（10R 组淋巴结）涂片内见成堆淋巴细胞及少量浆细胞。（10R 组淋巴结）穿刺组织内见淋巴细胞巢状聚集，免疫组化见散在 IgG4 阳性细胞（10 余个），IgG4 相关疾病诊断依据不足。免疫组化结果：CD138（个别细胞 +），IgG（+），IgG4（个别细胞 +），CD1a（散在 +），CK（–）特殊染色结果：特染 PAS（–），银染（–），抗酸（–）。

（7）鼻窦 CT 扫描：双侧上颌窦及筛窦慢性鼻窦炎。

（8）鼻内镜：双侧鼻黏膜略充血，双下甲肥大，左侧中鼻甲后段息肉，左侧中鼻道见息肉样物，表面光滑。鼻中隔右侧偏曲。鼻咽部淋巴组织增生。

（9）鼻息肉活检病理：（左中鼻道）慢性炎症伴纤维组织增生及大量浆细胞浸润，结合免疫组化结果：IgG4（+），CD138（+）；特殊染色结果：特染 PAS（–），银染（–）。IgG4 /CD138 > 40%，提示为 IgG4 相关性疾病。

【诊断与诊断依据】

1. 临床诊断

（1）功能诊断：中枢性尿崩症，中枢性性腺功能减退。

（2）病因诊断：IgG4 相关疾病（累及鼻部、垂体柄、纵隔淋巴结）。

（3）伴随疾病：骨质疏松症（继发性可能）；潜伏性结核感染；高血压病 3 级，高危；高脂血症；高尿酸血症。

2. 主要诊断依据

（1）中枢性尿崩症，IgG4 相关疾病累及垂体柄，中枢性性腺功能减退：①有口干、多饮、多尿症状，24 小时尿量 3000 ～ 6000 mL；禁水加压试验提示中枢性尿崩症；②醋酸去氨加压素治疗有效；③ MRI 示垂体柄增粗伴神经垂体信号消失；④血免疫球蛋白 G4：5.11 g/L ↑；⑤鼻息肉活检病理提示为 IgG4 相关性疾病；⑥纵隔淋巴结活检 IgG4 阳性细胞；⑦评估垂体前叶功能示皮质醇、甲状腺功能、PRL、GH、IGF-1 均为正常，血睾酮水平低于正常，但 LH、FSH 在正常范围内。

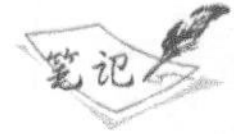

（2）高血压病 3 级，高危：①患者有明确高血压病史，血压最高达 180/90 mmHg；②无其他危险因素；③入院后查血醛固酮、肾素、血管紧张素均正常，且无其他继发性高血压相关临床特征。

（3）其他诊断根据病史及检查，诊断明确。

【诊疗经过】

1. 诊断分析

患者诊断难点在于明确垂体柄增粗的病因。我院垂体柄增粗的病因诊断流程见图 1-5。

该患者尿崩症状为亚急性起病，MRI 示垂体柄增粗并均匀强化。入院后查血常规、血沉、CRP、G 试验、隐球菌凝集试验均正常，T-SPOT 阳性，抗原 A（ESAT-6）孔 26，抗原 B（CFP-10）孔 18，但结核感染累及垂体柄多为结核颅内播散所致，患者无发热、咳嗽、咳痰等呼吸道症状，亦无头痛、呕吐等颅高压症状，查体无脑膜刺激征，血常规和炎症指标未见异常，头颅 MRI 除垂体柄增粗外未见其他异常。经感染科会诊后考虑结核活动依据不足，诊断为“潜伏性结核感染”；亦无其他细菌感染或真菌感染依据，暂不考虑感染性垂体柄增粗。入院后查肿瘤标志物正常，头颅、胸部、腹部影像检查未见明显肿瘤，全身扁骨摄片亦未见异常，肿瘤性垂体柄增粗依据不足。

患者于外院查自身抗体阴性，入我院后多次查 IgG4 升高，考虑 IgG4 相关疾病（IgG4-related disease，IgG4-RD）可能，但需病理确诊。IgG4 相关疾病的典型特征是多器官受累，受累器官呈肿瘤样肿胀，易误诊为肿瘤。患者肺 CT 示双肺多发小结节，纵隔内右肺门多发钙化淋巴结。CT 引导下肺结节穿刺，病理未见 IgG4 阳性细胞。再行超声引导下经支气管针吸纵隔淋巴结活检，见散在 IgG4 阳性细胞（10 余个），但未达到 IgG4-RD 诊断标准，不排除与细针穿刺活检取样量较少有关。因患者有持续鼻塞症状，鼻内镜检查发现左侧中鼻道见息肉样物，活检病理证实 IgG4-RD 诊断。一元论解释垂体柄病变性质和肺部病变，治疗后随访病灶变化进一步确认诊断。

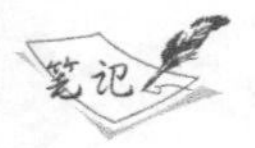

2. 治疗经过

（1）IgG4-RD：2019 年 5 月 2 日起甲强龙 40 mg qd 静脉滴注两周后改为口服甲泼尼龙片 20 mg bid 两周。2019 年 6 月 1 日减为甲泼尼龙片 20 mg qd 口服。2019 年 6 月 18 日于当地复查垂体增强 MRI 见垂体柄病灶较前明显缩小，IgG4 1.74 g/L，尿量较前明显减少，去氨加压素逐渐减量至 2019 年 7 月 15 日停用，停药后 24 小时尿量在 2000 mL 左右。2019 年 8 月 1 日起甲泼尼龙片减量至 16 mg qd。2019 年 8 月 7 日复查 IgG4 0.740 g/L，垂体增强 MRI 检查示病灶较前明显缩小（图 26-3），垂体各轴功能评估提示 HPG 轴功能较前好转，HPT 轴功能减退，考虑受外源性糖皮质激素影响，复查胸部 CT 示纵隔内部分肿大淋巴结，较前明显缩小（图 26-4）。考虑治疗有效，继续予甲泼尼龙片 16 mg qd 口服，每两周减半片，每月随访 IgG4 指标。甲泼尼龙片减量至 2 mg qd 后维持 2 周并于 2019 年 11 月中旬停用。甲强龙治疗过程中患者鼻塞症状明显缓解，2019 年 8 月复查鼻内镜示鼻息肉较前明显缩小。

（2）潜伏性结核感染：考虑潜伏性结核感染可能，糖皮质激素治疗同时予异烟肼 0.3 g qd 口服预防性抗结核治疗 6 个月。用药期间密切复查肝肾功能、血常规、肺部 CT，关注有无外周神经炎等不良反应。

（3）骨质疏松症：碳酸钙 D_3 1 粒 qd 和阿仑膦酸钠维 D_3（70 mg/2800 IU）1 粒 qw 治疗。

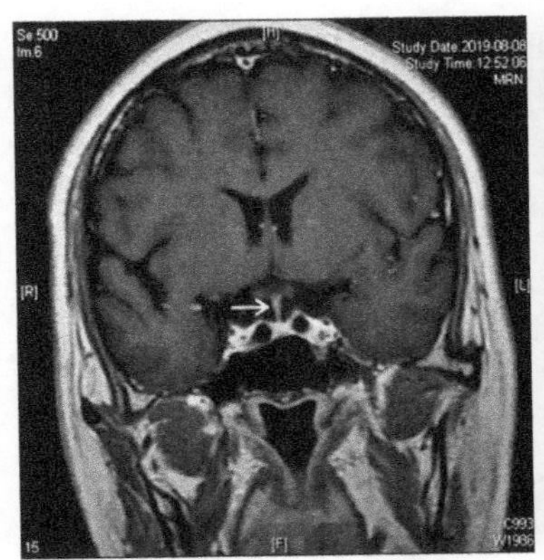

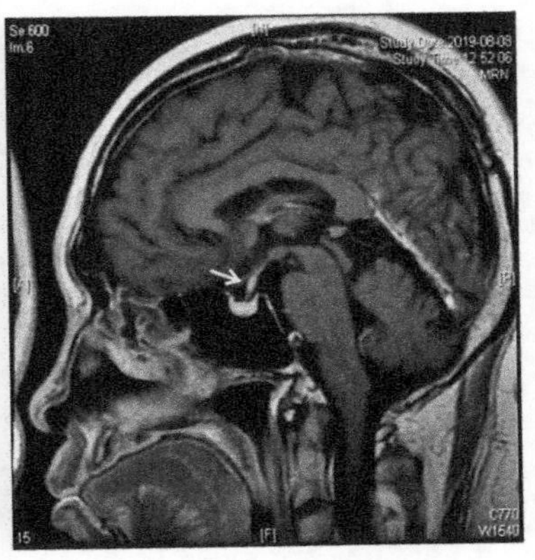

垂体柄局部增粗，较 2019 年 3 月缩小。

图 26-3　病例 1 垂体 MRI（2019 年 8 月）

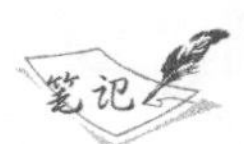

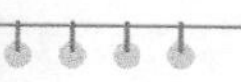
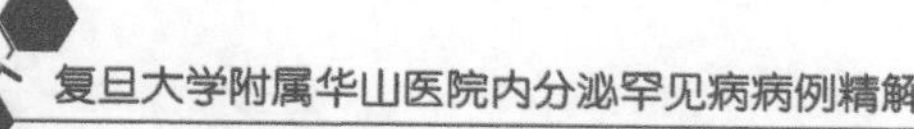

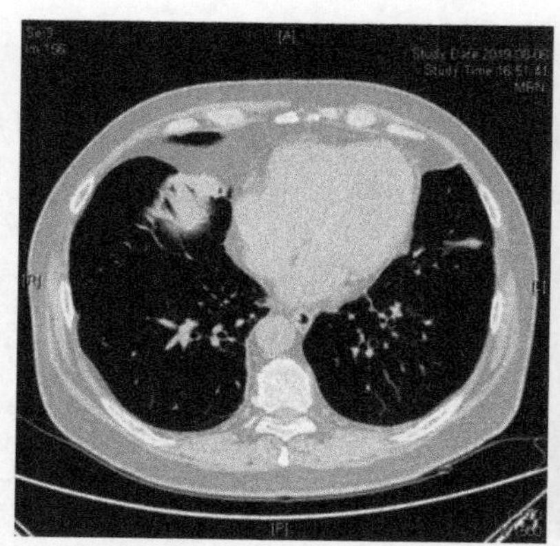
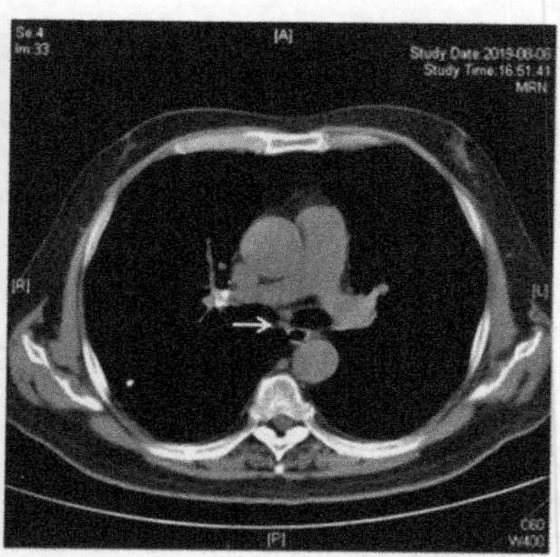

双肺多发结节，散在炎性条索，右肺局限性肺气肿，纵隔内部分肿大淋巴结，较前明显缩小。

图 26-4　病例 1 胸部 CT（2019 年 8 月）

（4）其他治疗：针对高血压、高血脂和高尿酸予以非洛地平缓释片 5 mg qd、非诺贝特 0.16 g qd 和非布司他 40 mg qd 等相应的药物治疗。在糖皮质激素治疗期间至当地医院监测血压、血脂、尿酸和血糖，并调整治疗。

笔记

病例 2 反复淋巴结、眼睑肿胀伴垂体功能减退

【病史摘要】

患者，男性，57 岁，因“淋巴结肿胀 8 年，右眼睑下垂伴乏力 1 月余”于 2019 年 7 月入院。

患者 2011 年发现左颌下及左颈部淋巴结肿大，无不适未予处理。2012 年 3 月初出现左上眼睑肿胀、易流泪，无眼痛、视力下降，伴左颌下淋巴结肿大明显，查鼻咽部增强 CT 示两侧颈部多发淋巴结（左侧最大直径 2.8 cm，增强后均匀强化，边界清）；鼻咽顶壁黏膜稍增厚，舌骨层面稍上方口咽部前部软组织增厚。于当地医院行“左颌下淋巴结活检术 + 鼻咽部新生物活检术”，术后病理提示为（左颈）淋巴结淋巴滤泡增生，考虑淋巴组织反应性增生。鼻咽部新生物病理示左鼻咽部黏膜慢性炎。2012 年 3 月 11 日查眼眶 CT 示左眼泪腺区炎性假瘤可能性大，先后予地塞米松、泼尼松治疗后眼睑肿胀好转，停药后症状反复。2012 年 11 月初出现右眼睑肿，表现同左眼。2012 年 12 月查右眼及左眼泪腺区分别扪及一直径约 0.5 cm、1.5 cm 大小肿块，无压痛、质硬、活动度差，行“左侧眼眶内肿块切除术”，病理提示左眼泪腺部泪腺萎缩，纤维组织增生，淋巴细胞浆细胞增生伴淋巴滤泡增生，IgG4 相关性硬化性疾病待排除。2013 年患者出现性功能下降，2015 年出现腋毛、阴毛逐渐脱落，无头痛、视力下降等不适，未重视。2019 年 6 月出现视物模糊、右眼睑下垂、复视，症状逐渐加重伴右眼疼痛、头痛、乏力、纳差、呕吐。2019 年 7 月眼眶 MRI 示右侧泪腺肿大；垂体区肿块、垂体柄增粗，双海绵窦区弥漫性软组织病灶，右侧为甚。就诊于我科门诊，查血钠 130 mmol/L，血皮质醇 0.81 μg/dL，考虑垂体前叶功能减退，予醋酸可的松片 25 mg po st，服药后患者精神明显好转，为进一步诊治入住我科。

患者患病近 2 个月精神疲软，胃纳差，睡眠差，便秘，夜尿 2 次，24 小时尿量约 3000 mL，体重下降约 9 kg。

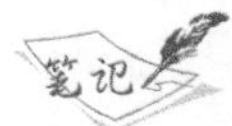

既往史：慢性乙肝病史30年，既往未规范治疗，1个月前检查发现乙肝病毒DNA 3.64×10^{4} IU/mL，伴肝功能异常，开始服用恩替卡韦分散片0.5 mg qd抗病毒，水飞蓟素片140 mg tid、甘草酸二铵肠溶胶囊150 mg tid保肝治疗。否认结核病史。有血吸虫、慢性胃炎病史，具体不详。2008年曾接受痔疮手术。个人史及家族史无特殊。

【体格检查】

T：36.9 ℃，HR：77次/分，R：20次/分，BP：103/76 mmHg，身高：180 cm，体重：66 kg，BMI：20.4 kg/m^2。神志清楚，发育正常，营养一般，回答切题，自动体位，查体合作，步入病房，肤色白，双侧眉毛外1/3脱落，无腋毛、胸毛，阴毛稀疏。左颌下可见一长约4 cm陈旧性手术瘢痕。头颅无畸形，右眼睑下垂遮盖全部眼球，巩膜无黄染，双侧瞳孔等大等圆，对光反射灵敏。余全身体格检查未见明显异常。

【实验室检查】

（1）尿、粪常规+隐血、肾功能、电解质、血糖、血脂、血沉、高敏C反应蛋白、自身抗体谱、肿瘤标志物、血常规基本正常，嗜酸性粒细胞略升高。

（2）肝功能：ALT：103 U/L ↑，AST：118 U/L ↑，γ-GGT：29 U/L，ALP：75 U/L，TBIL：21.6 μmol/L ↑，DBIL：9.2 μmol/L ↑，TBA：18 μmol/L ↑。

（3）Cor：4.81 μg/dL。TSH：0.53 mIU/L，TT_3：1.21 nmol/L，TT_4：106.0 nmol/L，FT_3：3.0 pmol/L，FT_4：13.9 pmol/L。LH：< 0.10 IU/L，FSH：0.19 IU/L，睾酮：< 0.09 nmol/L ↓，脱氢异雄酮：0.15 μmol/L ↓，PRL：40.29 ng/mL ↑，IGF-1：< 25.0 μg/L ↓，GH：0.07 ng/mL。

（4）免疫球蛋白M：0.69 g/L，免疫球蛋白E：897.60 ng/mL ↑，免疫球蛋白G：17.90 g/L ↑，免疫球蛋白A：2.43 g/L，免疫球蛋白G4（IgG4）：4.760 g/L ↑。

（5）血清铁代谢：总铁结合力：35.8 μmol/L ↓，血清铁：19.8 μmol/L，未饱和转铁蛋白铁结合力：16.0 μmol/L ↓，铁饱和度：55 %，转铁蛋白：1.47 g/L ↓，铁蛋白：589.00 ng/mL ↑。

（6）乙型肝炎病毒表面抗原（A）：> 250.00 IU/mL（+），乙型肝炎病毒 e 抗体及核心抗体：（+），甲、丙、丁肝炎抗体：（–），戊型肝炎病毒 IgG 抗体：（+）；乙型肝炎病毒 DNA 定量检测：低于检测下限。

（7）T-SPOT TB：（+），抗原 A（ESAT-6）孔：> 50，抗原 B（CFP-10）孔：28。

【辅助检查】

（1）心电图：窦性心律，Ⅰ度房室传导阻滞，逆钟向转位。

（2）骨密度测定：腰椎正位和左股骨颈骨密度低于正常，T 值分别为 –1.3 及 –1.1，Z 值分别为 –0.7 及 –0.2。

（3）心脏超声：室间隔增厚，主动脉根部及升主动脉增宽伴轻度主动脉瓣反流，左心收缩功能正常，左心舒张功能轻度减退。

（4）B 超：双侧颈动脉斑块形成，左肾囊肿。肝、胆、胰、脾、右肾未见明显异常，甲状腺两叶结节，TI-RADS 3 类，双侧颈部未见明显异常肿大淋巴结及甲状旁腺。

（5）垂体增强 MRI（图 26-5）：垂体饱满，强化欠均匀，垂体柄增粗，双海绵窦区弥漫性软组织病灶，右侧为甚，请结合临床及实验室检查除外垂体炎。

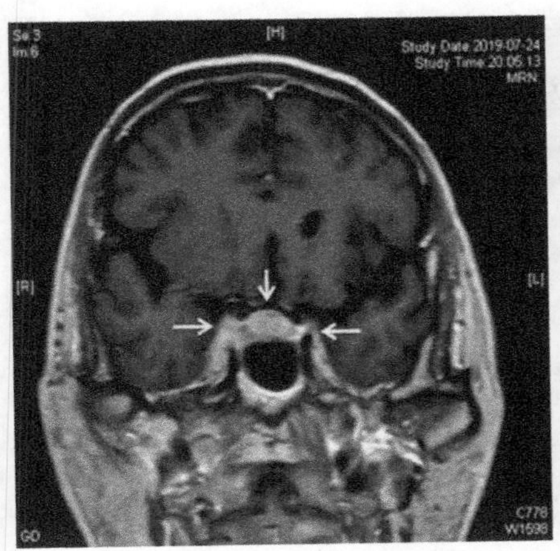

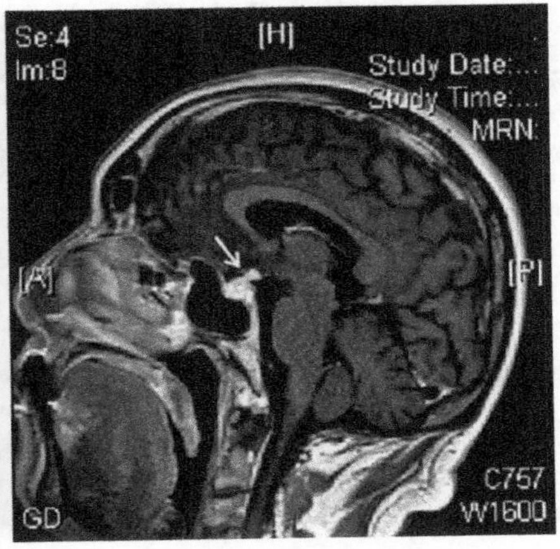

图 26-5　病例 2 垂体 MRI（2019-07-24）

（6）PET-CT：①外院 MRI 所示鞍上异常信号灶，未见 FDG 代谢异常增高，考虑低代谢病变；②右眼眶外上缘软组织结节，未见 FDG 代谢增高，考虑低代谢病变，余全身（包括脑）PET 显像未见 FDG 代谢明显异常增高灶；③双肺多发小结节，未见 FDG 代谢异常增高，考虑良性，建议随访；④双侧筛窦炎，双侧颈部淋巴结炎，口咽部黏膜炎症；⑤纵隔及肺门淋巴结炎，双侧腋窝小淋巴结炎性增生，冠脉钙化；⑥胃窦炎，十二指肠降部炎症，痔疮，腹膜后淋巴结炎性增生；⑦肝脏多发小囊肿，左肾囊肿；⑧右肩关节周围炎症，椎体退行性变。

（7）视力：右眼视力 0.3，左眼视力 0.8（裸眼）。眼底照相：未见明显异常。视野：双眼视敏度降低。

（8）2012 年左眼眶肿物病理切片会诊意见：（左眼泪腺部）淋巴滤泡反应性增生伴浆细胞浸润。免疫组化结果：Ki67（生发中心 70% +，周围 10% +），CD21（散在灶 +），CyclinD1（–），CD5（部分 +），SOX-11（–），CD138（部分 +），K（少 +），λ（少 +），CD30（–），Bcl-2（少 +），IgG（部分 +），IgG4（少 +），大于 10 个 /HPF。

【诊断与诊断依据】

1. 诊断

IgG4 相关疾病（垂体、泪腺、全身多处淋巴结、肺结节）、垂体前叶功能减退症（皮质轴、性腺轴）、肝功能异常、慢性乙型病毒性肝炎、潜伏性肺结核。

2. 主要诊断依据

（1）IgG4 相关疾病（垂体、泪腺、全身多处淋巴结、肺结节）：①患者病程中先后出现颌下淋巴结肿大、颈部淋巴结肿大、鼻咽部新生物、双眼泪腺肿胀、两肺多发结节、垂体区肿块、双侧海绵窦区弥漫性软组织病灶；②血免疫球蛋白 G4：4.760 g/L ↑；③左眼眶肿块（左眼泪腺部）切除术后病理示淋巴滤泡反应性增生伴浆细胞浸润、纤维组织增生，免疫组化示：IgG（部分 +），IgG4（少 +），大于 10 个 /HPF。

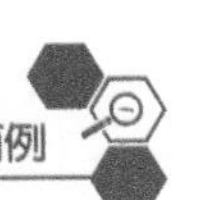

（2）垂体前叶功能减退症（皮质轴、性腺轴）：①患者有乏力、恶心、呕吐、性功能下降、腋毛脱落、阴毛稀疏等症状；②入院前我院门诊查血钠 130 mmol/L，血皮质醇 0.8 μg/dL，予以口服醋酸可的松片 25 mg 后精神好转，恶心、呕吐症状缓解，入院后查上午 8 点未服药皮质醇 4.81 μg/dL；③入院后查黄体生成素：< 0.10 IU/L，卵泡刺激素 0.19 IU/L，睾酮 < 0.09 nmol/L ↓；④入院后查甲状腺功能正常，垂体 HPT 轴功能正常；⑤患者无明显口干、多饮、多尿症状，入院后记录 24 小时尿量 2200 ～ 3150 mL，尿比重 1.018，垂体后叶轴功能正常。

（3）其他诊断根据病史及检查，诊断明确。

【诊疗经过】

1. 诊断分析

患者为中老年男性，慢性病程。先出现颌下淋巴结肿大、颈部淋巴结肿大、鼻咽部新生物、双眼泪腺肿胀。曾于外院行左颌下淋巴结活检、鼻咽部新生物活检、左眼眶肿块切除，病理均提示炎症性改变、泪腺有纤维组织增生，曾予糖皮质激素治疗后泪腺肿块好转，但停药后病情反复。后患者出现性功能下降、眼睑下垂、乏力、纳差、呕吐症状，检查发现垂体区肿块、垂体柄增粗、双海绵窦区弥漫性软组织病灶、左侧翼腭窝区软组织增厚、硬软腭区软组织增厚，皮质醇水平明显降低伴低钠血症，考虑垂体炎、垂体肾上腺轴功能减退。结合患者多组织器官累及病史，需考虑系统性疾病。

入院后完善全身评估，血常规示嗜酸性粒细胞百分比升高，血沉、高敏 C 反应蛋白正常，T-SPOT 阳性，抗原 A（ESAT-6）孔 > 50，抗原 B（CFP-10）孔 28，但患者无发热、咳嗽、咳痰、腹痛、腹泻等症状。2018 年肺部 CT 示左上肺尖后段微小结节，左上肺下舌段良性小结节。2019 年 PET-CT 示双肺多发小结节，未见 FDG 代谢异常增高，考虑良性病灶，腹膜后淋巴结炎性增生，感染科会诊后考虑潜伏性结核感染可能。全身评估亦无其他细菌感染或真菌感染依据，暂不考虑感染性疾病累及垂体可能。入院后查肿瘤标志物均正常，PET-CT 见全身多处组织器官肿胀均为低代谢病变，肿瘤性疾病依据不足。入院后

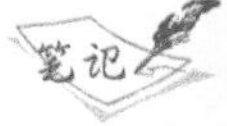

查自身抗体阴性，血免疫球蛋白示 IgE、IgG 升高，IgG4 较正常升高大于 2 倍，补体 C3 下降，铁蛋白升高，既往左眼眶肿物（左眼泪腺部）病理切片会诊示淋巴滤泡反应性增生伴浆细胞浸润，纤维组织增生，免疫组化示 IgG（部分 +），IgG4（少 +），大于 10 个 /HPF。综合考虑 IgG4 相关疾病，累及垂体、泪腺、全身多处淋巴结、肺结节等。

2. 治疗

（1）IgG4 相关疾病（垂体、泪腺、全身多处淋巴结、肺结节）：患者 2019 年 8 月 1 日起口服甲泼尼龙片 32 mg qd，每 2 周减 1 片。2019 年 10 月 9 日复查 IgG4 0.661 g/L，垂体增强 MRI 见垂体较 2019 年 7 月 24 日明显缩小（图 26-6），继续甲泼尼龙片治疗，每 2 周减 1 片，减至 8 mg qd 治疗一月，后减至 4 mg qd 治疗至 2020 年 1 月，于当地医院复查垂体肾上腺轴、甲状腺轴功能正常，2020 年 1 月 20 日停甲泼尼龙。停药 4 天后出现视物模糊，2020 年 1 月 26 日起开始甲泼尼龙片 16 mg qd 口服治疗一周。2020 年 2 月 2 日至 2020 年 4 月 26 日逐渐减量至 8 mg qd。2020 年 4 月 27 日停用甲泼尼龙片。2020 年 5 月入院复查 IgG4 1.700 g/L，评估垂体肾上腺、甲状腺、生长激素轴、泌乳素均未见明显异常，性腺轴功能仍减退；垂体增强 MR 示垂体炎治疗后，较 2019 年 10 月 11 日大致相仿，垂体柄左偏；眼眶增强 MRI 未见明显异常；B 超示左眼眶下方局部实质性结节，腹部 B 超未见明显异常，双侧颈部、锁骨上、腋下、腹股沟未见明显异常肿大淋巴结。

患者激素治疗有效，但多次停用激素后出现病情反复，请风湿科会诊后，继续予口服甲泼尼龙 16 mg qd 治疗，同时加用环孢素软胶囊 50 mg bid，甲泼尼龙治疗 3 ～ 4 周后逐渐减量，辅以护胃、补钾、补钙等治疗，治疗期间监测血压、血糖、血脂、电解质。

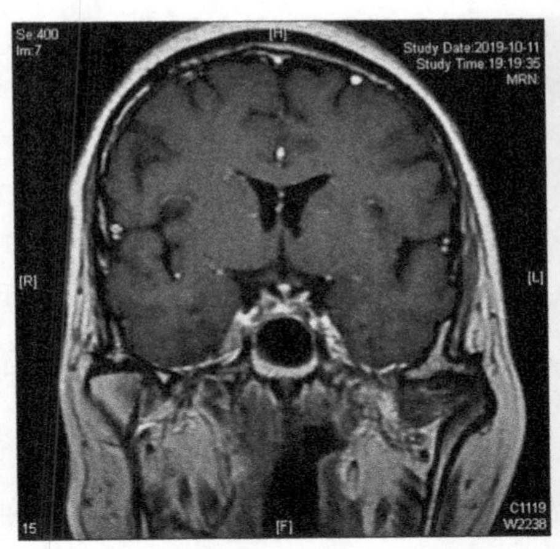
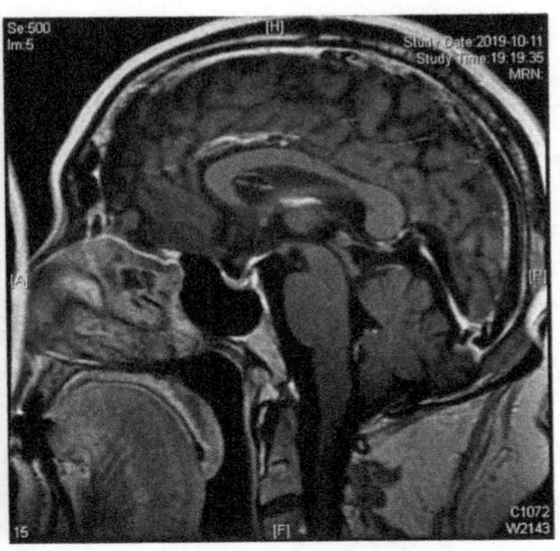

垂体较 2019 年 7 月 24 日萎缩，垂体柄左偏，垂体柄无明显增粗。

图 26-6　病例 2 垂体 MRI（2019-10-11）

（2）垂体前叶功能减退症（皮质轴、性腺轴）：甲泼尼龙片治疗期间停用醋酸可的松，因肝功能异常暂缓雄激素替代治疗。2020 年 1 月复查垂体肾上腺轴功能恢复正常，2020 年 5 月至我院复查垂体肾上腺轴功能正常，性腺轴功能仍减退，完善前列腺 B 超未见明显异常，肿瘤标志物未见明显异常，予十一酸睾酮软胶囊 40 mg bid 口服替代治疗。

（3）肝功能异常、慢性乙型病毒性肝炎：继续恩替卡韦抗病毒治疗，同时予多烯磷脂酰胆碱胶囊 456 mg tid、水飞蓟素胶囊 140 mg tid 护肝治疗，定期监测肝功能、HBV-DNA、AFP、腹部 B 超。

（4）潜伏性肺结核：予异烟肼片 0.1 g tid 口服 6 个月预防性抗结核治疗，用药期间密切复查肝肾功能、血常规、肺部 CT，关注有无外周神经炎等不良反应。

治疗过程中同时予以补充维生素 D 和钙，予阿仑膦酸钠口服预防骨质疏松。

【相关知识点】

IgG4 相关垂体炎是自身免疫性垂体炎的一种亚型，于 2004 年首次被报道。后于 2007 年经病理证实。日本 2014 年发表的一项研究显示 IgG4 相关性垂体炎占垂体功能减退或中枢性尿崩症病因组成的 4%，占垂体炎的 30%。然而，Bernreuther 对 29 例既往经病理诊断为淋巴细胞性垂体炎或非特异性垂体炎的组

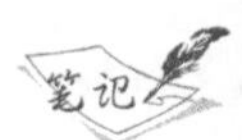

织标本进行再分析，发现 41.4% 的患者符合 IgG4 相关性垂体炎的诊断标准，提示 IgG4 相关性垂体炎的患病率可能被低估。

1. IgG4 相关性疾病的发病机制

IgG4 相关性疾病 IgG4-RD 的发病机制尚未完全阐明。目前有学者认为其是一种抗原驱动性疾病，然而致病抗原尚未明确。B 淋巴细胞系和 $CD4^+$T 淋巴细胞间的相互作用在 IgG4-RD 的发生中发挥关键作用。一方面，B 淋巴细胞向 $CD4^+$ 细胞毒性 T 淋巴细胞（$CD4^+$ cytotoxic T lymphocytes，$CD4^+$ CTL）呈递抗原，促进外周循环及受累组织中 $CD4^+$ CTL 单克隆增生，并刺激其分泌多种促纤维化的细胞因子，导致受累组织出现不同程度的“席纹状”纤维化（轮状纤维化，胶原束自中心呈放射状排列）；另一方面，$CD4^+$ 滤泡辅助性 T 淋巴细胞（$CD4^+$ T-follicular helper，$CD4^+$ Tfh）又可以刺激 B 细胞亚群转变为以分泌 IgG4 为主的浆细胞。然而，IgG4 在该病病理生理过程中的作用尚不明确。

2. IgG4 相关性垂体炎的临床表现和诊断

IgG4 相关性垂体炎多数（59.8%）是系统性 IgG4-RD 的一个组分，合并全身多器官假瘤样病变。据统计，IgG4 相关性垂体炎最常见的合并受累器官是肺（18.4%），之后依次为后腹膜（17.1%）、肾脏（15.8%）、颌下腺（14.5%）、胰腺（13.2%）和泪腺（13.2%）等。受累组织器官的病理特点为致密淋巴浆细胞浸润、纤维化和闭塞性静脉炎。

IgG4 相关性垂体炎平均起病年龄为 54.1(±17.8）岁，男女比例为 1.5 ∶ 1，但孤立性 IgG4 相关性垂体炎不伴其他器官受累者女性较多见。临床表现主要包括两方面：一是占位效应，如头痛、视力下降、视野缺损等；二是垂体功能减退症状，如纳差、乏力、怕冷、性腺功能减退 / 闭经、口干、多饮、多尿等。文献报道 IgG4 相关性垂体炎导致全垂体功能减退的比例高达 57.9%，中枢性尿崩症比例为 15.8%，垂体前叶功能减退比例为 18.4%，其中最常受累的垂体前叶靶腺轴是性腺轴（68.4%），其次为肾上腺轴（63.2%）、甲状腺轴（59.2%）、GH 轴（48.7%）和泌乳素轴（42.1%）。

笔记

多数 IgG4 相关性垂体炎患者血清 IgG4 水平升高，但该指标诊断 IgG4 相

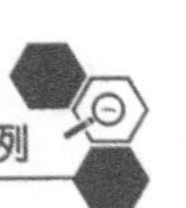

关性疾病的敏感性和特异性都不高。垂体 MRI 检查发现垂体增大伴强化、合并垂体柄增粗多提示为垂体炎，但影像学检查无法区分垂体炎亚型。垂体活检是诊断 IgG4 相关性垂体炎的金标准，然而垂体活检难度大、风险高，只有在经系统评估仍诊断不明确，且活检结果可能改变治疗策略的时候才建议由经验丰富的神经外科医师进行。鉴于垂体病理可获得性较低，Leporati 于 2011 年提出了结合临床及影像特征的 IgG4 相关性垂体炎诊断标准（表 26-1），目前仍被广泛采用。此外，IgG4 相关性垂体炎还需与其他垂体炎、感染或肿瘤性疾病相鉴别，临床上需筛查结核、ACE、ANCA、AFP、β-hCG、全身扁骨摄片、骨扫描等，必要时行 PET-CT 检查。

表 26-1　IgG4 相关性垂体炎诊断标准

项目		诊断标准
标准 1	垂体组织病理	垂体单核细胞浸润，以淋巴细胞和浆细胞为主，＞ 10 个 IgG4 阳性细胞 / 高倍视野
标准 2	垂体 MRI	鞍区占位和 / 或垂体柄增粗
标准 3	其他受累器官活检	其他器官组织病理符合 IgG4 相关性疾病诊断
标准 4	血清 IgG4	血清 IgG4 水平＞ 140 mg/dL
标准 5	对糖皮质激素的反应性	糖皮质激素治疗后垂体占位缩小、症状改善

注：当满足以下任一条件时，可诊断为 IgG4 相关性垂体炎：①标准 1；②标准 2 和 3；③标准 2，4 和 5。

3. IgG4 相关性垂体炎的治疗

IgG4 相关性垂体炎的治疗主要包括针对垂体炎的病因治疗及针对垂体功能减退的替代治疗。

根据 2015 年发表的 IgG4-RD 治疗管理国际共识，有症状的活动性 IgG4-RD 及部分无症状患者都需要治疗，首选药物为糖皮质激素。常用药物为泼尼松 30 ～ 40 mg/d，具体剂量可根据患者体重及疾病活动度调整，治疗 2 ～ 4 周后糖皮质激素可以逐渐减量，可采用每 2 周减 10 mg/d，减至 20 mg/d 后改为每 2 周减 5 mg/d，治疗 3 ～ 6 个月后停药。部分患者单用糖皮质激素疗效不佳，或者为了避免糖皮质激素不良反应，可考虑联合非类固醇性免疫抑制剂，包括传统的免疫抑制剂，如硫唑嘌呤（AZA）、霉酚酸酯（MMF）、6- 巯基嘌呤（6-MP）、

甲氨蝶呤（MTX）、他克莫司和环磷酰胺（CYC），由于报道的病例数较少，以上药物对 IgG4 相关性疾病的疗效差异尚不清楚；也可考虑联合 B 细胞清除药物——利妥昔单抗治疗。成功诱导缓解后，对于多器官受累（尤其是近端胆管受累）、血清 IgG4 浓度显著升高、既往有疾病复发史的患者推荐进行维持治疗。维持治疗可使用小剂量糖皮质激素，如泼尼松 2.5 ～ 5 mg/d，最佳治疗疗程尚不清楚；也可以采用上述任一种非类固醇性免疫抑制剂。对于成功诱导缓解后复发的患者，可以再次使用糖皮质激素治疗，再次诱导缓解后应考虑使用非类固醇性免疫抑制剂进行维持治疗。

垂体功能减退的替代治疗可根据每个垂体—靶腺轴减退的程度，采用可的松、甲状腺激素和性激素进行相应的替代治疗。针对 IgG4-RD 的治疗可能改善垂体功能，治疗中注意随访评估垂体功能，调整治疗方案。

【病例点评】

垂体的非垂体瘤性病变种类繁多，可归类为炎症性、肿瘤性、感染性病变。炎症性病变中分为垂体特异性的淋巴细胞性、肉芽肿性垂体炎，还有系统性炎症性疾病累及垂体如 IgG4-RD、结节病等。非垂体瘤性肿瘤性病变包括局灶原发的胶质瘤或淋巴瘤等，以及可累及多系统的朗格汉斯细胞组织细胞增生症、肺癌或乳腺癌等转移病灶。在评估垂体病灶的性质时，切实关注既往病史和现有的症状体征及阳性检查结果，有助于我们判断是局灶性病变还是系统性病变累及局部。

撰写：吴蔚　审校：张烁　点评：叶红英

【参考文献】

1. VAN DER VLIET H J J，PERENBOOM R M. Multiple pseudotumors in IgG4-associated multifocal systemic fibrosis. Ann Intern Med，2004，141（11）：896-897.
2. WONG S，LAM W Y，WONG W K，et al. Hypophysitis presented as inflammatory pseudotumor in immunoglobulin G4-related systemic disease. Hum Pathol，2007，38（11）：1720-1723.
3. BANDO H，IGUCHI G，FUKUOKA H，et al. The prevalence of IgG4-related hypophysitis in

170 consecutive patients with hypopituitarism and/or central diabetes insipidus and review of the literature. Eur J Endocrinol，2013，170（2）：161-172.

4. BERNREUTHER C，ILLIES C，FLITSCH J，et al. IgG4-related hypophysitis is highly prevalent among cases of histologically confirmed hypophysitis. Brain Pathol，2017，27（6）：839-845.
5. ABDELRAZEK M A，VENNA N，STONE J H. IgG4-related disease of the central and peripheral nervous systems. Lancet Neurol，2018，17（2）：183-192.
6. LI Y J，GAO H，LI Z，et al. Clinical characteristics of 76 patients with IgG4-related hypophysitis： a systematic literature review. Int J Endocrinol，2019，2019：5382640.
7. JOSHI M N，WHITELAW B C，CARROL P V. Hypophysitis – diagnosis and treatment. Eur J Endocrinol，2018，179（3）：R151-R163.
8. CARRUTHERS M N，KHOSROSHAHI A，AUGUSTIN T，et al. The diagnostic utility of serum IgG4 concentrations in IgG4-related disease. Ann Rheum Dis，2015，74（1）：14-18.
9. LEPORATI P，LANDEK-SALGADO M A，LUPI I，et al. IgG4-related hypophysitis： a new addition to the hypophysitis spectrum. J Clin Endocrinol Metab，2011，96（7）：1971-1980.
10. KHOSROSHAHI A，WALLACE Z S，CROWE J L，et al. International consensus guidance statement on the management and treatment of IgG4-related disease. Arthritis Rheumatol，2015，67（7）：1688-1699.

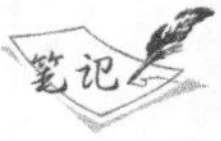

第 27 章
1 型低钾型周期性麻痹

【病史摘要】

患者，男性，29 岁，因“反复双下肢无力 15 年余”于 2019 年 11 月入院。

患者 15 年前在无明显诱因下晨起时出现双下肢乏力，无法下床，无肢体疼痛麻木，无言语不利，无头痛头昏，前往当地医院进行救治时发现低血钾（血钾 2.0 ～ 2.5 mmol/L），补钾后症状好转。15 年来患者多次类似症状发作，最严重时可累及四肢，无法活动甚至出现吞咽困难。近年来患者发作次数减少，每年 3 ～ 4 次，每次发作均为饱餐后出现，自行加服氯化钾缓释片，症状可好转。近几年夏季大汗之后或腹泻后未诱发症状。无症状时门诊多次随访血钾正常。15 年来一直口服氯化钾缓释片，剂量逐渐减少，现为每周 1 次，每次 1 g。2 周前于外院就诊查肾上腺 CT 提示左侧肾上腺增粗。为进一步明确低钾血症原因，收住我科。

患者自发病以来多次测血压正常，无胸闷心慌，无恶心呕吐，无腹胀，无视力骤降，无黑蒙，无腰部疼痛，无下肢放射性疼痛，无肢端麻木感。精神好，胃纳可，睡眠好，大小便正常，体重无明显下降。

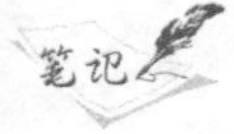

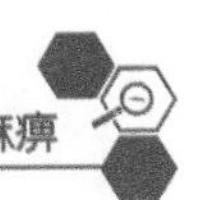

家族史：母亲有多年反复低血钾病史，发作次数随年龄增长逐渐减少，近年来极少发生。

【体格检查】

T：36.5 ℃，HR：78 次 / 分，R：19 次 / 分，BP：135/87 mmHg。身高：176 cm，体重：53.5 kg，BMI：17.27 kg/m^2。正常步态，神志清楚，定向可，对答切题，双侧瞳孔等大等圆，直径 3 mm 大小，对光反射正常，眼球运动正常。全身皮肤黏膜无皮疹及色素沉着。无小颌畸形，口角无歪斜，伸舌居中。四肢肌力及肌张力正常，腱反射正常。病理反射未引出。共济正常。未见肌肉萎缩、震颤。双手远端指节无屈曲异常，大腿及小腿肌肉容积正常。

【实验室检查】

（1）血、尿、粪常规 + 隐血、血糖血脂、肝肾功能、肿瘤标志物均未见明显异常。

（2）入院后停用口服氯化钾，每天监测血钾，前 5 天均在正常范围内，24 小时尿钾：29.8 mmol（同步血钾 4.1 mmol/L）；住院期间低血钾发作一次，血钾：2.4 mmol/L，补钾后恢复正常。余电解质正常。

（3）血皮质醇昼夜节律（8am—4pm—0am）：9.32 μg/dL—8.5 μg/dL—< 0.02 μg/dL；24 小时尿皮质醇：48.75 μg；醛固酮、肾素、ARR 在正常范围内。

（4）甲状腺功能：TSH：2.90 mIU/L，TT_4：91.4 nmol/L，TT_3：1.31 nmol/L，FT_4：20.80 pmol/L，FT_3：4.75 pmol/L，TPOAb：9.1 U/mL。

（5）变肾上腺素、去甲变肾上腺素在正常范围内。

【辅助检查】

（1）心电图：窦性心律，QRS 电轴右偏，不完全性右束支传导阻滞，顺时针向转位。

（2）B 超：胆囊息肉；肝脏、胰腺、脾脏、双肾、膀胱、双侧输尿管未见明显异常；甲状腺两叶滤泡结节，TI-RADS 2 类；双侧颈部淋巴结未见明显异常肿大；双侧肾上腺区未见明显异常。

（3）胸片：两肺纹理增多，随访。

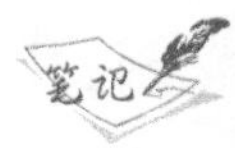

（4）肾上腺增强 CT（图 27-1）：左侧肾上腺体部增粗，左侧肾上腺前上缘轻度强化结节，建议进一步检查。

（5）长时程肌电图：运动、感觉神经传导速度和波幅在正常范围内，运动神经 F 波潜伏期在正常范围内。长时间运动后小指展肌 CMAP（动作电位）波幅较基线降低 30.5%，较最高波幅减少 47.4%，面积较基线降低 54.6%。提示周期性麻痹可能。

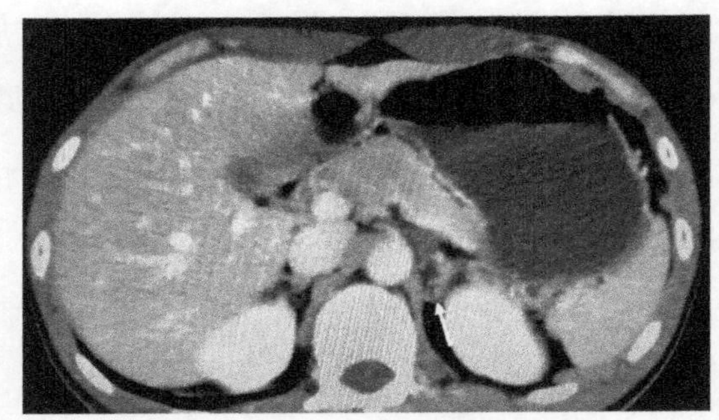

图 27-1 肾上腺增强 CT 示左侧肾上腺体部增粗，前上缘轻度强化结节

【基因检测】

CACNA1S 基因杂合突变：NM_000069：c.1583G ＞ A（p.Arg528His），*CACNA1S* 基因的第 1583 位核苷酸由鸟嘌呤脱氧核苷酸变为腺嘌呤脱氧核苷酸，导致其编码的蛋白第 528 位由精氨酸变为组氨酸。ACMG 变异分类为 2 类（可能致病）。未检测父母基因，有文献报道在低钾周期性麻痹患者中检测到该变异。

【诊断与诊断依据】

1. 临床诊断

低钾型周期性麻痹 1 型。

2. 诊断依据

（1）青少年起病，发病次数随年龄增加而减少。

（2）周期性对称性乏力不伴感觉障碍，以下肢近端肢体为重。

（3）反复、周期性发作低钾血症，发作时补充氯化钾治疗有效；不发作时血钾正常。

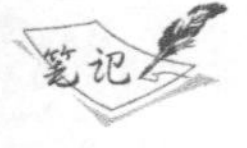

（4）长时程肌电图：提示周期性麻痹可能。

（5）排除了其他疾病所致的低钾型周期性麻痹（如甲状腺功能亢进等）。

（6）基因检测结果：*CACNA1S*基因杂合变异：c.1583G ＞ A(p.Arg528His)。

【诊疗经过】

1. 诊断分析经过

患者为青少年起病，反复出现对称性乏力不伴感觉障碍，严重时可累及四肢甚至出现吞咽困难；青春期后，尤其是近年来发病次数逐渐减少；发作时伴低钾血症，给予补钾治疗后乏力症状明显好转，平素未发病时检测血钾正常，因此低钾血症为周期性，故暂不考虑摄入减少或排出增加所致的持续性低钾血症病因。患者无毒物接触史，无药物服用史，甲状腺功能正常，完善检查后长时程肌电图结果提示周期性麻痹可能。结合患者母亲有低钾血症导致周期性麻痹发作病史，考虑家族性低钾型周期性麻痹可能性大。基因检测结果示全外显子组检测发现受检者的 *CACNA1S* 基因的第 11 号外显子上（位置：chr1：201047043）发生了 1 个错义突变，c.1583G ＞ A，即第 11 号外显子的第 1583 个碱基由鸟嘌呤（G 碱基）变异为腺嘌呤（A 碱基）。人类基因突变数据库（*HGMD*）已有此位点报道，表型为低钾型周期性麻痹。至此，该患者诊断明确。

此外因患者肾上腺增粗故完善血尿皮质醇、醛固酮、肾素、变肾上腺素、去甲变肾上腺素检查，均未见明显异常。

2. 治疗

（1）避免过饱食、饮用大量含糖饮料、剧烈运动等诱发因素。

（2）长期备用氯化钾，如有下肢乏力、麻痹发作，及时补充氯化钾。

（3）请神经内科会诊，建议使用乙酰唑胺预防发作。

（4）建议患者母亲行基因检测进一步验证。

【相关知识点】

低钾型周期性麻痹（hypokalemic periodic paralysis，HypoPP）是以发作性骨骼肌迟缓性瘫痪为特征的一组罕见病，是与离子通道异常相关的一种常染色体显性遗传性肌病，发作时常伴血清钾的降低，又称家族性低钾型周期性麻痹

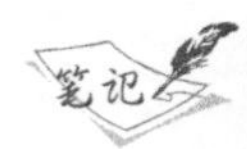

（familial hypokalemic periodic paralysis，FhypoKPP）。西方国家以家族性多见，亚洲各国以散发性多见。发病年龄广泛，常见于青中年，发病率为1/10^5，男性多于女性，文献报道男性约占62%，女性约占38%，男性病情较女性更重。

1. 发病机制

FhypoKPP为常染色体显性遗传病，男性100%外显，女性外显率下降。正常情况下，细胞膜内钾离子浓度高，膜外低，两侧浓度保持一定比例，骨骼肌细胞膜才可保持正常的静息电位，才能产生正常的去极化反应。而在FhypoKPP中，肌细胞内膜常处于轻度去极化状态，且不稳定，电位稍有变化即可引起钠离子通路受阻，造成钾钠交换障碍，细胞外钾转移至胞内，导致低钾血症，从而不能传播电活动。

根据突变累及的细胞膜离子通道类型的不同，FhypoKPP可分为3型：1型为钙离子通道型，2型为钠离子通道型，3型为钾离子通道型。其中，70%病例为1型，为编码骨骼肌L_2型电压门控钙通道α1亚单位（calcium channel α1 subunit，*CACNA1S*）基因突变所致。突变导致钙通道α1亚单位结构域Ⅳ S4片段位点1239上带正电的精氨酸（Arg）被弱阳性的组氨酸（His）或不带电荷的甘氨酸（Gly）替代（Arg1239His/G1y），或导致钙通道α1亚单位结构域Ⅱ S4片段位点528上的Arg被His或Gly替代（Arg528His/ G1y）。Arg1239His突变患者的首发年龄早于Arg528His突变者，发作时血钾水平更低。20%是编码骨骼肌电压门控钠通道的*SCN4A*基因突变所致的2型。*SCN4A*基因在2个位点上的4种错义突变，导致编码钠通道α亚单位结构域Ⅱ区电压感受器上带正电荷的Arg被其他氨基酸替代（Arg669His，Arg672His/Gly/Ser），通道的电压敏感性，使患者的L纤维在细胞外低钾时处于去极化状态，动作电位的幅度下降，速率减慢，通道的兴奋性降低，导致肌肉收缩无力；同时钠通道的慢失活增强，膜上功能性的钠通道数目减少，无法启动及传播动作电位，造成麻痹急性发作。中国的FhypoKPP家系中*SCN4A*基因的R672H突变已有报道。还有10%可能与编码钾通道的*KCNE3*基因缺陷相关。

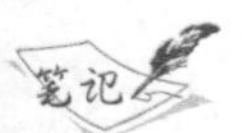

FhypoKPP患者下肢病理可见肌纤维大小不等，并有多数镶边空泡纤维

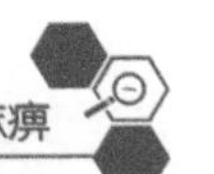

和对本病具有特异性诊断意义的异常增生的管状物集合。1 型 *CACNA1S* Arg528His 突变者常可见单纯的肌纤维细胞空泡样变，而 2 型 *SCN4A* Arg672Gly 突变者却只表现为管性聚集，并随年龄的增长管性聚集增加，这也解释了 2 型年长者的临床表现更为严重的现象。

以上 3 种不同类型离子通道突变亚型的临床表现、病理及对治疗的反应均存在差异。

2. 临床表现

任何年龄均可发病，近 90% 的病例首发年龄在 7 ～ 21 岁，FhypoKPP 1 型患者随年龄增长发作次数减少，而年长的 FhypoKPP 2 型患者临床表现更严重。总体来说，男性多发，病情较女性患者更重。感染、过度劳累、创伤应激、情绪激动、寒冷暴露、进食大量含糖饮料、饮酒等为常见诱因。患者常于夜间睡眠中或晨起发作。肢体肌肉呈对称性乏力或麻痹，近端重于远端，常从下肢开始，后延及上肢。发作期通常腱反射减弱或消失，肌张力降低，尿便功能正常，可有程度不同的肢体酸痛、麻胀，甚至是针刺样疼痛，但查体时除少数患者有程度不同的肌肉握痛外，均未发现深、浅感觉异常体征。随着肢体肌力的恢复，这些患者的主观感觉异常也逐渐改善，并且在肌力正常后的 1 ～ 2 周完全消失。瘫痪发作持续时间为数小时至数天不等，通常最早发生瘫痪的肌肉先恢复；发作间期正常，发作频率不等，可以数天、数月或数年发作一次，个别病例可每天都发作。补钾治疗后，肌无力症状可明显好转。肌电图常提示运动电位时限短、波幅低，膜电位较正常降低。

部分患者有发作后肌痛和痛性痉挛，与基因突变类型及位点有关。Sternberg 等比较了 58 例不同突变型的 HypoKPP 患者发现，*SCN4A* Arg672Gly 突变患者均有发作后肌痛和痛性痉挛，*CACNA1S* Arg528His 突变患者少数有这一表现，而 *CACNA1S* Arg1239His 突变患者则无发作后肌痛。

本患者母亲有低钾血症周期性麻痹发作史；患者为年轻男性，周期性低钾麻痹，发病次数随年龄增加而减少；长时程肌电图结果提示周期性麻痹可能。全外显子组检测发现受检者的 *CACNA1S* 基因的第 11 号外显子上（位置：

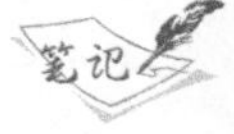

chr1：201047043）发生了 1 个错义突变，c.1583G ＞ A（p.Arg528His），符合 HypoKPP 1 型诊断。

3. 实验室及器械检查

HypoKPP 确诊需依靠分子遗传学检查，但根据临床表现及实验室、肌电图检查通常可初步诊断。肌电图表现为动作电位波幅降低，时限缩短，甚至出现电静息，提示肌源性损害。肌电图运动诱发试验（长时程肌电图）通过测定运动诱发前后尺神经 / 小指展肌动作电位（compound muscle action potential，CMAP）波幅变化，能记录细胞膜兴奋性的整个变化过程，可在患者发作间期检测出异常，特异性高，因此常用于低钾型周期性麻痹的诊断。复旦大学附属华山医院将 CMAP 波幅较运动前降低 30％或以上作为异常判断标准。临床诊断 HypoKPP 的依据：①发作性对称性骨骼肌迟缓性瘫痪不伴感觉障碍；②发作时血钾＜ 3.5 mmol/L，补钾治疗有效；③排除其他病因所导致的低钾型周期性麻痹。

4. 鉴别诊断

每一位考虑 HypoKPP 的患者都应先测定甲状腺功能，以排除继发于甲亢的周期性麻痹。后者好发于亚洲男性，随甲亢治疗缓解而缓解。3 个类型的 HypoKPP 临床表现略有差异，鉴别有赖于分子遗传学检查。

5. 治疗

口服氯化钾通常可终止 HypoKPP 急性发作。恢复可能需要数小时。急性发作时大量摄入钾主要使钾分布在细胞外，有可能导致治疗后发生高钾血症，因此，应分次补钾，并在治疗后监测血钾水平 24 小时。含葡萄糖的溶液补钾效果差。推荐在治疗期间和治疗后监测心脏情况。既往研究提示对于不同 FhypoKPP 基因型的患者，避免高强度运动均可减少发作，1 型 FhypoKPP 患者进食富含碳水的食物可诱发发作。为预防发作，应采用低碳水化合物、低盐饮食，避免受寒、劳累、进食大量含糖饮料、酗酒等诱因。研究发现乙酰唑胺能减少 *CACNA1S* 突变所致的 1 型患者的发作频率，而加重 *SCN4A* 突变者的症状，故分子分型明确的 1 型患者发作频繁时可考虑使用预防用药，如乙酰唑胺。

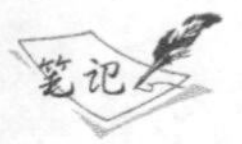

【病例点评】

周期性麻痹是大家相对熟悉的罕见病，男性患者首次发作，应先检查甲状腺功能排除甲状腺功能亢进相关疾病。近几年针对家族性低钾型周期性麻痹的发病机制和分子分型的研究进展颇多，3 种不同离子通道突变将患者分为三个亚型，其临床表现、病理及对症治疗的反应均存在差异。临床上应积极进行分子分型以精准治疗。

撰写：孙婉婉　审校：张烁 罗苏珊　点评：叶红英

【参考文献】

1. JURKAT-ROTT K，LEHMANN-HORN F，ELBAZ A，et al. A calcium channel mutation causing hypokalemic periodic paralysis. Hum Mol Genet，1994，3（8）：1415-1419.
2. FONTAINE B. Periodic paralysis. Adv Genet，2008，63：3-23.
3. MILLER T M，DIAS DA SILVA M R，MILLER H A，et al. Correlating phenotype and genotype in the periodic paralyses. Neurology，2004，63（9）：1647-1655.
4. TRICARICO D，SERVIDEI S，TONALI P，et al. Impairment of skeletal muscle adenosine triphosphate-sensitive K+ channels in patients with hypokalemic periodic paralysis. J Clin Invest，1999，103（5）：675-682.
5. STERNBERG D，MAISONOBE T，JURKAT-ROTT K，et al. Hypokalaemic periodic paralysis type 2 caused by mutations at Codon 672 in the muscle sodium channel gene SCN4A. Brain，2001，124（Pt 6）：1091-1099.
6. 柯青，吴卫平 . 原发性低钾型周期性麻痹相关离子通道基因突变研究进展 . 中国神经免疫学和神经病学杂志，2006，13（1）：49-52.
7. DIAS DA SILVA M R，CERUTTI J M，ARNALDI L A T，et al. A mutation in the KCNE3 potassium channel gene is associated with susceptibility to thyrotoxic hypokalemic periodic paralysis. J Clin Endocrinol Metab，2002，87（11）：4881-4884.
8. VENANCE S L，CANNON S C，FIALHO D，et al. The primary periodic paralyses：diagnosis，pathogenesis and treatment. Brain，2006，129（Pt 1）：8-17.
9. MENKES J H，SARNAT H B. Child neurology. 6th ed. Philadelphia：Lippincott Williams & Wilkins，2000：1075-1077.

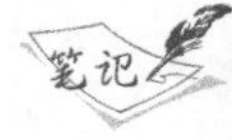

10. STERNBERG D，MAISONOBE T，JURKAT-ROTT K，et al. Hypokalaemic periodic paralysis type 2 caused by mutations at Codon 672 in the muscle sodium channel gene SCN4A. Brain，2001，124（Pt 6）：1091-1099.

11. SONG J，LUO S S，CHENG X，et al. Clinical features and long exercise test in Chinese patients with Andersen-Tawil syndrome. Muscle Nerve，2016，54（6）：1059-1063.

12. LIN S H，LIN Y F，CHEN D T，et al. Laboratory tests to determine the cause of hypokalemia and paralysis. Arch Intern Med，2004，164（14）：1561-1566.

13. MANOUKIAN M A，FOOTE J A，CRAPO L M. Clinical and metabolic features of thyrotoxic periodic paralysis in 24 episodes. Arch Intern Med，1999，159（6）：601-606.

14. LOH K C，PINHEIRO L，NG K S. Thyrotoxic periodic paralysis complicated by near-fatal ventricular arrhythmias. Singapore Med J，2005，46（2）：88-89.

15. GRIGGS R C，RESNICK J，ENGEL W K. Intravenous treatment of hypokalemic periodic paralysis. Arch Neurol，1983，40（9）：539-540.

16. VENANCE S L，CANNON S C，FIALHO D，et al. The primary periodic paralyses：diagnosis，pathogenesis and treatment. Brain，2006，129（Pt 1）：8-17.

第 28 章 持续低血钾——Gitelman 综合征两例

病例 1　慢性低钾血症后出现糖尿病，相互独立还是彼此加持？

【病史摘要】

男性，35 岁，因“发现低血钾 6 年余”于 2018 年 10 月入院。

患者 2012 年体检发现低血钾，血钾为 3.1 ～ 3.2 mmol/L，无自觉不适，短期口服氯化钾后自行停药。后出现间歇性下肢乏力，可自行缓解，未予重视。2016 年，患者出现口干、多饮、多尿伴体重减轻（一个月内下降 10 kg），于当地医院诊断为“糖尿病”，予胰岛素治疗（具体不详），住院期间发现低血钾，予补钾、控制血糖等治疗，症状缓解后出院。胰岛素使用 3 个月自行停用。后患者反复因血糖控制不佳、双下肢乏力、偶伴头晕、黑蒙于当地医院就诊，不规律行补钾和降糖治疗。2018 年 9 月，患者因双下肢乏力、有发热感、偶感麻

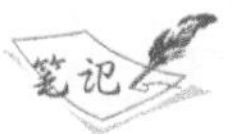

木在外院就诊，查血钾 3.04 mmol/L，糖化血红蛋白（HbA1c）11.8%，空腹血糖 12.24 mmol/L，总胆固醇 6.32 mmol/L，予补钾、调脂、调整降糖方案等治疗后，患者双下肢乏力等症状未缓解。为明确诊断并行进一步治疗入我院。

入院前用药：瑞格列奈 1 mg tid po，二甲双胍 1000 mg bid po，甘精胰岛素 22 IU qn，利拉鲁肽 0.6 mg qd，氯化钾 0.5 g tid po，阿托伐他汀钙片 20 mg qn po，甲钴胺 500 μg tid po。

否认高血压病史，否认吸烟史和饮酒史。父母为近亲结婚（表姐弟关系），否认乏力发作和低钾血症家族史，否认糖尿病家族史。已生育 1 女，体健。

【体格检查】

T：36.0 ℃，P：82 次 / 分，R：18 次 / 分，BP：135/85 mmHg。身高：170 cm，体重：77 kg，BMI：26.6 kg/m^2。全身皮肤黏膜未见异常，甲状腺未触及肿大，无突眼，双手无细颤。四肢肌力正常，肌张力正常，生理反射正常，病理反射未引出，右足部振动觉及痛觉稍减弱。

【实验室检查】

（1）血常规、粪常规 + 隐血、肝功能、肿瘤标志物、甲状腺激素均未见明显异常。

（2）血尿酸：0.46 mmol/L ↑；血肌酐：48 μmol/L。

（3）尿常规：葡萄糖：(4+)，蛋白：(1+)。

（4）甘油三酯：2.78 mmol/L ↑，胆固醇：5.65 mmol/L，低密度脂蛋白：3.74 mmol/L ↑，高密度脂蛋白：0.96 mmol/L。

（5）24 小时尿香草苦杏仁酸：< 16.9 μmol。

（6）HbA1c：11.3% ↑。

（7）糖尿病自身抗体：抗谷氨酸脱羧酶抗体、抗胰岛细胞抗体、抗胰岛素抗体均为阴性。

（8）100 g 馒头餐试验：空腹血糖：5.6 mmol/L，餐后 2 h 血糖：17.6 mmol/L ↑；空腹 C 肽：0.87 μg/L，餐后 2 h C 肽：2.72 μg/L；空腹胰岛素：15.3 mU/L ↑，餐后 2 h 胰岛素：59.52 mU/L。

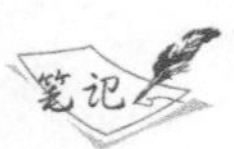

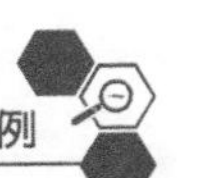

（9）醛固酮（非卧位）：10.01 ng/dL。

（10）血电解质：（2018-10-29）血钾：3.3 mmol/L ↓，血钠：141 mmol/L，氯化物：96 mmol/L ↓，二氧化碳结合力：28.6 mmol/L，血钙：2.41 mmol/L，无机磷：1.3 mmol/L，血镁：0.52 mmol/L ↓；（2018-11-05 复查）血钾：3.2 mmol/L ↓，血钠：141 mmol/L，氯化物：94 mmol/L ↓，二氧化碳结合力：21.9 mmol/L ↓，血钙：2.41 mmol/L，无机磷：1.3 mmol/L，血镁：0.56 mmol/L ↓。

（11）血气分析：血 pH：7.454 ↑，实际 HCO_3^-：30.6 mmol/L ↑，标准 HCO_3^-：30.2 mmol/L ↑。

（12）尿电解质见表 28-1。

表 28-1　病例 1 尿电解质

类别（2018-10-29）	数值	类别（2018-11-05）	数值
尿钾（mmol/L）	18.2	尿钾（mmol/L）	15.1
尿钠（mmol/L）	147	尿钠（mmol/L）	108
尿氯化物（mmol/L）	134	尿氯化物（mmol/L）	91
尿钙（mmol/L）	1.7	尿钙（mmol/L）	1.5
尿磷（mmol/L）	10.6	尿磷（mmol/L）	7.9
尿肌酐（mmol/L）	7.82	24 h 尿肌酐（6.2 ～ 13.3 mmol）	6.41
24 h 尿量（0.8 ～ 1.80 L）	1.74	24 h 尿量（0.8 ～ 1.80 L）	3.48 ↑

【辅助检查】

（1）心电图：正常。

（2）超声：脂肪肝；双下肢动脉血流通畅，未见明显异常。

（3）肌电图：未发现明显异常。

（4）震动感觉阈值：双脚疼痛、麻木感均有，双侧针刺疼痛感觉减弱，凉温觉正常，跟腱反射正常，振动觉正常。

（5）动态血压监测：24 小时平均压：127/74 mmHg，白天平均压：128/75 mmHg，夜间平均压：121/71 mmHg，清晨血压：119/71 mmHg。

（6）外院肾上腺 CT：未见明显异常。

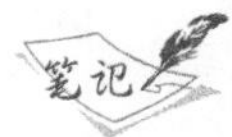

【基因检测】

行遗传性低钾血症基因包检查，发现远端小管钠 – 氯共转运蛋白的编码基因 *SLC12A3* 纯合突变：NM_000339：c.1084G > A：p.（Gly362Ser），*SLC12A3* 基因第 1084 位核苷酸由鸟嘌呤脱氧核苷酸变为腺嘌呤脱氧核苷酸，导致其编码的蛋白第 362 位氨基酸由甘氨酸变为丝氨酸。

【诊断与诊断依据】

1. 诊断

Gitelman 综合征；2 型糖尿病，糖尿病周围神经病变；混合性高脂血症；脂肪肝。

2. 诊断依据

（1）Gitelman 综合征：患者为 35 岁男性，血压正常，慢性乏力，持续性低钾血症，口服氯化钾治疗可维持血钾稳定。低血钾伴低血氯、低血镁和低尿钙，血气分析示代谢性碱中毒，24 小时尿钾和尿氯排泄增加；基因检测示 *SLC12A3* 基因纯合变异。

（2）2 型糖尿病伴周围神经病变：患者入院前有血糖升高病史 2 年，体型偏胖，有血脂代谢异常。入院后查 HbA1c 11.3%，糖尿病诊断明确。空腹胰岛素和 C 肽分别为 15.3 mU/L 和 0.87 μg/L，餐后 2 小时胰岛素和 C 肽分别为 59.52 mU/L 和 2.72 μg/L，糖尿病自身抗体阴性，考虑诊断 2 型糖尿病。患者自觉双下肢皮肤有发热感，查足部感觉检查提示双脚均有疼痛麻木感，双侧针刺疼痛感觉减弱，虽肌电图未见明显异常，但仍可诊断为糖尿病性神经病变。

（3）混合性高脂血症、脂肪肝：患者入院后查甘油三酯 2.78 mmol/L ↑，胆固醇 5.65 mmol/L，LDL 3.74 mmol/L ↑，肝脏 B 超示脂肪肝，诊断明确。

【诊疗经过】

1. 诊断和鉴别诊断

患者为 35 岁男性，慢性持续性低钾血症，同步测定血尿电解质提示低血氯、低血镁，经肾失钾和低尿钙。因其父母为近亲结婚（表姐弟关系），低钾

血症原因考虑肾小管遗传疾病，Gitelman 综合征可能。基因检证实 *SLC12A3* 基因纯合变异 c.1084G > A：p.（Gly362Ser），该变异在既往 Gitelman 综合征相关临床病例中被报道过。

患者体型偏胖，BMI 26.6 kg/m^2，入院后查糖尿病自身抗体阴性，自身胰岛功能尚存，考虑诊断为 2 型糖尿病。既往文献报道，Gitelman 综合征可以增加患者糖代谢受损和胰岛素敏感性降低的风险，可能与低镁和低钾血症影响体内的葡萄糖代谢和胰岛素敏感性有关（具体机制参见讨论部分）。患者在诊断糖尿病后使用胰岛素控制血糖，可能进一步导致血清钾向细胞内转移，从而诱导双下肢乏力等症状的加重。

2. 治疗

予氯化钾缓释片 0.5 g bid 口服补钾，检测血钾稳定在 3.2 ～ 3.4 mmol/L，嘱出院后继续口服补钾治疗，门诊随访。

住院期间嘱低脂糖尿病饮食，同时予甘精胰岛素 20 U 睡前皮下注射 + 赖脯胰岛素 10 U、8 U、8 U 三餐前皮下注射强化降糖。血糖稳定后调整为甘精胰岛素 24 U 睡前皮下注射 + 利格列汀 5 mg qd+ 二甲双胍 1000 mg bid+ 瑞格列奈 1 mg tid 餐前口服；予硫辛酸抗氧化、甲钴胺营养神经等治疗糖尿病周围神经病变；予阿托伐他汀 20 mg qn 口服降脂，随访肝功能。嘱患者出院后每 1 ～ 2 周监测血钾水平，遵医嘱调整口服钾补充剂量；同时监测血糖，控制饮食，适量运动，减轻体重，内分泌科随访。

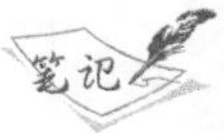

病例2　慢性低钾伴醛固酮水平增高，如何鉴别？

【病史摘要】

患者，19岁，男性，因“头晕伴四肢乏力5个月”于2016年10月入院。

患者2016年6月无明显诱因出现头晕、四肢乏力，伴一过性晕厥（持续10余秒），当地急诊查血钾2.6 mmol/L，补钾治疗后好转。此后长期口服补钾，但头晕症状仍反复出现。2016年10月再次至当地医院就诊，查血钾2.9 mmol/L，24小时尿钾30.0 mmol，尿钠460.8 mmol；肾上腺增强CT示左侧肾上腺增粗，增生可能。当地医院予补钾等治疗后血钾恢复正常，但患者头晕症状仍反复存在。为求进一步治疗遂来我院就诊。

患者无高血压病史，否认乏力发作和低钾血症家族史。体检无特殊阳性发现。

【体格检查】

T：36.7 ℃，P：82次/分，R：20次/分，BP：125/76 mmHg。身高：170 cm，体重：50 kg，BMI：17.3 kg/m^2。神志清楚，发育正常，全身皮肤黏膜未见异常，甲状腺未触及肿大，无突眼，双手无细颤。脊柱、四肢无畸形，四肢肌力正常，肌张力正常，生理反射正常，病理反射未引出。

【实验室检查】

入院后监测血尿电解质：血pH：7.406，血钾：2.9 mmol/L ↓，血钠：141 mmol/L，氯化物：96 mmol/L ↓，二氧化碳结合力：31.2 mmol/L ↑，血钙：2.43 mmol/L，无机磷：1.27 mmol/L，血镁：0.72 mmol/L；24 h尿钾：37.4 mmol/L，尿钙＜1 mmol/L，非卧位肾素活性：3.8 ng/（mL · h），醛固酮：44.26 ng/dL ↑，醛固酮/肾素浓度比值（ARR）：11.63（筛查原醛阴性）。

【辅助检查】

（1）心电图：窦性心律不齐，轻度T波改变（Ⅱ、V6导联T波低直立 <R1/10；Ⅲ、aVF导联T波浅倒）。

（2）外院肾上腺CT：左侧肾上腺增粗，增生可能。

【基因检测】

行遗传性低钾血症基因包检测，发现远端小管钠－氯共转运蛋白的编码基因 *SLC12A3* 基因杂合变异，NM_000339：c.676G > A：p.（Ala226Thr）和 NM_000339：c.2786T > C：p.（Leu929Pro），*SLC12A3* 基因第 676 位核苷酸由鸟嘌呤脱氧核苷酸变为腺嘌呤脱氧核苷酸，第 2786 位核苷酸由胸腺嘧啶脱氧核苷酸变为胞嘧啶脱氧核苷酸，导致其编码的蛋白第 226 位氨基酸由丙氨酸变为苏氨酸，第 929 位氨基酸由亮氨酸变为脯氨酸。父母基因未采集。

【诊断与诊断依据】

诊断：Gitelman 综合征。

诊断依据：患者为 19 岁男性，血压正常，四肢乏力伴持续性低钾血症，补钾治疗难以纠正。实验室检查示低血钾、低血氯，血气分析示代偿性代谢性碱中毒，24 小时尿钾和尿氯排泄增加、尿钙排出减少，基因检测示 *SLC12A3* 基因 2 个位点的杂合变异。

【诊疗经过】

1. 诊断和鉴别诊断

该患者为 19 岁男性，无高血压，持续性经肾失钾性低血钾伴低血氯和低尿钙，结合临床提示为 Gitelman 综合征。基因检测示 *SLC12A3* 基因存在两个位点的杂合变异，其中［NM_000339：c.676G > A：p.（Ala226Thr）］的杂合变异在既往 Gitelman 综合征相关临床病例中曾被报道，而［NM_000339：c.2786T > C：p.（Leu929Pro）］的变异为新变异，在相关临床病例中尚未被报道，但在参考人群基因数据库中频率极低，且处于氨基酸序列高度保守区，计算机分析预测该变异影响蛋白功能可能性大。因患者父母基因未采集，无法判断患者的突变是否为复合杂合突变。但结合临床表现，仍考虑诊断为 Gitelman 综合征。患者醛固酮水平增高，但血压正常，肾素活性升高，考虑继发于容量降低。

2. 治疗

予氯化钾缓释片 1.5 g qid、门冬氨酸钾镁 2 片 tid 治疗后，血钾稳定在 3.0 ～ 3.5 mmol/L，头晕好转，嘱出院后继续口服药物治疗，门诊监测血电解质水平。

【相关知识点】

1. 低钾血症的病因及鉴别诊断思路

当血清钾浓度 < 3.5 mmol/L 时称为低钾血症，原因包括肾性失钾、非肾性失钾、转移性低钾。对低钾患者需进行详尽的病史采集、体格检查及实验室检查，从而明确病因。低钾血症的诊断思路如图 28-1 所示。尿钾的评估对病因诊断十分重要，经肾失钾的判断标准通常为：血钾在 3.0 ～ 3.5 mmol/L，同步尿钾 > 20 mmol/L，或者 24 小时尿钾 > 25 mmol；血钾 < 3.0 mmol/L，24 小时尿钾 > 20 mmol。

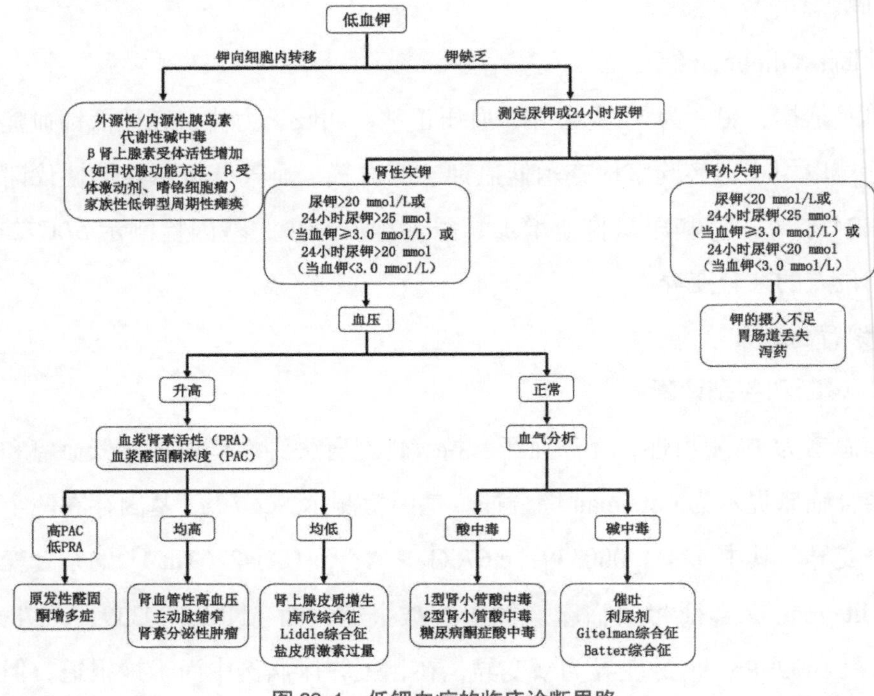

图 28-1　低钾血症的临床诊断思路

2. Gitelman 综合征的临床表现和病理生理机制

Gitelman 综合征在 1966 年由美国 Gitelman 医生首次报道，并明确致病基因。其病理生理异常包括低钾血症、低镁血症、低尿钙、代谢性碱中毒，部分患者还可以出现高肾素血症、醛固酮增多、血前列腺素 E_2 水平增高。该病发病年龄较晚，一般在儿童晚期或成人期才得到诊断。患者的临床症状主要与血清钾和镁的水平下降有关，可累及全身多系统，包括全身症状（嗜盐、疲劳、口

渴多饮）、神经－肌肉系统（肌肉无力、手足搐搦）、心血管系统（心悸、血压偏低）、泌尿系统（夜尿增多）等，少数情况下，还可出现眩晕，共济失调和晕厥。部分 Gitelman 综合征患者可能由于慢性重度的低镁血症，在成年后期会出现软骨钙化症（主要累及膝关节）。部分患者还可以表现出葡萄糖耐量受损和 / 或胰岛素抵抗（详见讨论第 4 部分）。一些患者晚期还可出现高血压，通常认为主要是继发于慢性容量衰竭导致的高肾素血症和肾小球球旁细胞增生。

Gitelman 综合征主要是由于远端小管钠－氯共转运蛋白的编码基因 *SLC12A3* 发生了失活性突变。由于钠－氯共转运蛋白功能下降，远端肾小管钠离子和氯离子重吸收障碍，引起远端小管流量增加，从而导致钾离子和镁离子的排泄增加。钠氯重吸收减少可以导致轻度的容量不足，激活肾素－血管紧张素－醛固酮系统，进一步促进远端小管泌氢和排钾增加，从而导致低钾血症和代谢性碱中毒。患者还可出现尿钙排泄减少，这可能是由于容量不足，近端小管水和钠离子的重吸收增加，从而促使钙离子在近端的被动重吸收增加。Gitelman 综合征患者电解质紊乱的病理生理学机制总结见图 28-2。

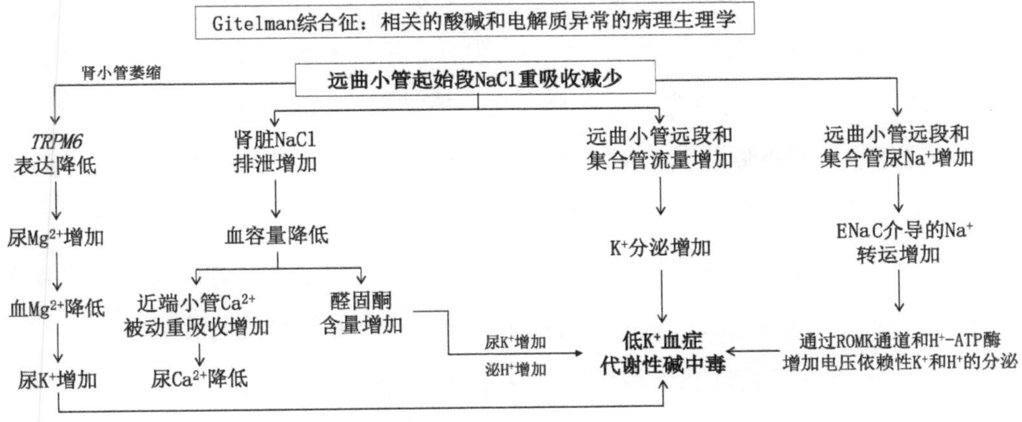

注：*TRPM6*：上皮镁通道瞬态受体电位阳离子通道亚家族 M 成员 6；

ENaC：上皮钠通道；ROMK：肾外髓质钾通道。

图 28-2 Gitelman 综合征的酸碱和电解质异常的病理生理学机制

引自：FILIPPATOS T D，RIZOS C V，TZAVELLA E，et al. Gitelman syndrome：an analysis of the underlying pathophysiologic mechanisms of acid-base and electrolyte abnormalities. Int Urol Nephrol，2018，50（1）：91-96.

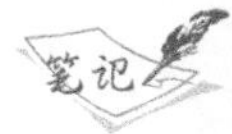

本文2例患者均为成年诊断（起病年龄分别为30岁和19岁），血压正常。2例患者的实验室检查均表现为低血钾、低血氯、尿钾和尿氯排泄增加。病例2年轻患者的起病症状更为严重，表现为头晕、乏力伴一过性晕厥，生化检查显示代谢性碱中毒、低尿钙，以及肾素-血管紧张素-醛固酮系统的激活，提示该患者可能存在容量不足，故才出现乏力和晕厥。病例1患者低钾较轻，多次检查均为3 mmol/L以上，轻度低血镁，醛固酮正常，因症状轻故为体检发现。后因发现血糖升高，给予胰岛素治疗后症状加重而就诊，可能与胰岛素导致钾离子向细胞内转移，加重低钾血症相关。

3. Gitelman综合征的遗传学

Gitelman综合征为常染色体隐性遗传。目前已经在Gitelman综合征患者中鉴定出超过180种的*SLC12A3*突变，包括错义突变、移码突变、缺失或插入突变、剪接突变及无义突变。由于Gitelman综合征基因突变位点的变异类型多，因此患者的临床表现、症状严重程度及生化指标变异度很大。本文报道的2例患者，一例30岁起病，另一例19岁起病，前者的*SLC12A3*基因为纯合变异，其父母为近亲结婚，但无症状，考虑其父母均为该突变的杂合携带者；病例2存在2个位点的杂合突变，但2个突变位点距离较远，为复合杂合突变的可能不除外，由于父母未检测，无法判断是否为复合杂合突变。该结果提示我们在进行基因检测时，必须重视家系成员的收集和检测。临床上，也有8%～30%的Gitelman综合征患者仅能检测到单杂合突变，可能与检测方法的局限性相关，需进一步检测是否存在内含子突变、基因大片段缺失和重复。目前，二代测序、多重连接探针扩增技术和微阵列比较基因组杂交技术已被临床用于Gitelman综合征的诊断。

4. Gitelman综合征患者糖代谢异常发生的机制

本文中病例1存在糖尿病。Gitelman综合征患者可出现糖代谢异常。Gitelman综合征是由*SLC12A3*基因失活突变引起的，该基因编码了噻嗪类利尿剂敏感的钠氯共转运蛋白，后者是噻嗪类利尿剂在肾脏的作用靶点。因此，长期服用噻嗪类利尿剂可引起与Gitelman综合征相似的临床症状和生化改变。近年的研究已证实，噻嗪类利尿剂会损害糖耐量，目前认为这类患者糖耐量受损

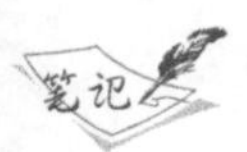

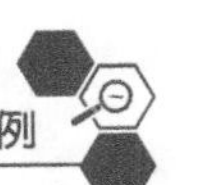

和 / 或胰岛素抵抗主要与低镁血症和低钾血症相关。镁离子是生物体内诸多酶促反应的关键辅助因子，大量证据表明，低镁血症可降低胰岛素受体酪氨酸激酶的活性，导致胰岛素作用受损。口服镁剂可以改善 2 型糖尿病患者的胰岛素敏感性，降低血糖水平。研究发现，低钾血症患者的血液循环中胰岛素原的成分比例较高，而后者的生物活性显著低于胰岛素，进而导致葡萄糖利用障碍，血糖水平增高。与此同时，低钾血症还可以阻止胰岛 β 细胞 ATP 敏感的钾离子通道关闭，导致胰岛素分泌减少。因此，在诊断 Gitelman 综合征的患者中，需注意随访患者血糖和 / 或葡萄糖耐量，并尽可能纠正低钾和低镁血症，可能对糖代谢异常的发生具有一定的预防作用。病例 1 为青年起病的糖尿病患者，BMI 显示超重，糖尿病自身抗体阴性，胰岛功能尚存，考虑 2 型糖尿病可能。但患者低钾数年后发现血糖升高，无糖尿病家族史，糖尿病与低钾血症相关不除外，或低钾加重其 2 型糖尿病。

5. Gitelman 综合征的治疗

Gitelman 综合征的治疗目标是改善患者的临床症状并提高生活质量，血钾和血镁纠正目标分别为 3.0 mmol/L 和 0.6 mmol/L 以上。治疗方法主要包括终身电解质替代治疗和基于发病机制的治疗，需长期规律随访和监测。Gitelman 综合征患者应食用富含钾、镁的食物（如谷物、薯类、牛奶、蔬菜等），给予补钾药物（建议氯化钾）和补镁药物（建议有机酸盐制剂，如门冬氨酸盐、枸橼酸盐、乳酸盐等），严重低钾血症或低镁血症者可予静脉补充。当 Gitelman 综合征患者存在顽固性电解质紊乱或依赖大剂量静脉补钾、补镁治疗时，指南推荐进行基于发病机制的联合治疗，包括使用保钾利尿剂（如螺内酯、依普利酮和阿米洛利）、COX 抑制剂（如吲哚美辛），以及血管紧张素转换酶抑制剂和血管紧张素Ⅱ受体阻滞剂类药物。需注意各类药物可能的不良反应。

【病例点评】

低钾血症是临床常见的生化异常，多数为疾病诊疗过程中的伴随情况。无明显摄入不足的持续性低钾血症则应参照图 28-1 进行系统评估以明确病因。Gitelman 综合征和 Batter 综合征均表现为血压正常的持续性经肾失钾性低血钾，

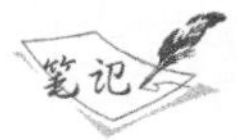

但Gitelman综合征有特征性的低血镁和低尿钙，基因检测可最终明确分子诊断。

撰写：刘文娟　审校：张朝云　点评：叶红英

【参考文献】

1. VARGAS-POUSSOU R，DAHAN K，KAHILA D，et al. Spectrum of mutations in Gitelman syndrome.J Am Soc Nephrol，2011，22（4）：693-703.
2. LEMMINK H H，KNOERS N V A M，KÁROLYI L，et al. Novel mutations in the thiazide-sensitive NaCl cotransporter gene in patients with Gitelman syndrome with predominant localization to the C-terminal domain. Kidney Int，1998，54（3）：720-730.
3. ASSADI F. Diagnosis of hypokalemia： a problem-solving approach to clinical cases. Iran J Kidney Dis，2008，2（3）：115-122.
4. URWIN S，WILLOWS J，SAYER J A. The challenges of diagnosis and management of Gitelman syndrome. Clin Endocrinol （Oxf），2020，92（1）：3-10.
5. BLANCHARD A，BOCKENHAUER D，BOLIGNANO D，et al. Gitelman syndrome：consensus and guidance from a kidney disease：improving global outcomes （KDIGO） Controversies Conference. Kidney Int，2017，91（1）：24-33.
6. YUAN T，JIANG L P，CHEN C，et al. Glucose tolerance and insulin responsiveness in Gitelman syndrome patients. Endocr Connect，2017，6（4）：243-252.
7. BERRY M R，ROBINSON C，KARET FRANKL F E. Unexpected clinical sequelae of Gitelman syndrome： hypertension in adulthood is common and females have higher potassium requirements. Nephrol Dial Transplant，2013，28（6）：1533-1542.
8. FILIPPATOS T D，RIZOS C V，TZAVELLA E，et al. Gitelman syndrome： an analysis of the underlying pathophysiologic mechanisms of acid-base and electrolyte abnormalities. Int Urol Nephrol，2018，50（1）：91-96.
9. 中国研究型医院学会罕见病分会，中国罕见病联盟，北京罕见病诊疗与保障学会，等 . Gitelman综合征诊疗中国专家共识（2021版）. 协和医学杂志，2021，12（6）：902-912.
10. BARBAGALLO M，DOMINGUEZ L J. Magnesium metabolism in type 2 diabetes mellitus，metabolic syndrome and insulin resistance. Arch Biochem Biophys，2007，458（1）：40-47.
11. REN H，QIN L，WANG W，et al. Abnormal glucose metabolism and insulin sensitivity in Chinese patients with Gitelman syndrome. Am J Nephrol，2013，37（2）：152-157.

第29章
多发性内分泌腺瘤病1型两例

病例1　高钙伴甲状腺背侧多发结节

【病史摘要】

患者，女性，55岁，因“四肢麻木4年余”于2018年7月入院。

2013年患者开始出现四肢麻木，间歇加重，伴乏力、腰背酸痛、嗜睡、记忆力减退、胃部不适、腹胀、便秘、易怒、心悸、胸闷等症状，无纳亢、恶心呕吐、体重下降、骨痛等不适。曾到医院就诊未能查明原因，症状逐步加重。2018年5月于我院就诊，查血钙2.76 mmol/L↑，PTH 259.0 ng/L↑；超声示甲状腺右叶下极背侧见8 mm×6 mm、左叶上极背侧见15 mm×11 mm、下极背侧见10 mm×5 mm的低回声团块，边界清，考虑肿大甲状腺旁腺可能；甲状旁腺核素扫描示甲状腺两叶上极及下极放射性滞留，结合病史，考虑该处甲

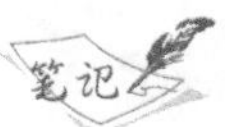

状旁腺显影，为进一步明确诊断收住我科。

自患病以来患者精神不佳，胃纳不佳，睡眠不佳，小便正常，便秘（2～3 天排便一次），2017 年至今体重增加约 10 kg。

既往史、个人史无特殊，否认直系亲属中有类似疾病病史，否认其他明确家族遗传病史，否认家族肿瘤病史。

【体格检查】

T：36.4 ℃，P：84 次 / 分，R：14 次 / 分，BP：135/75 mmHg，身高：158 cm，体重：63 kg，BMI：25.2 kg/m^2。神志清楚，发育正常，营养好，全身皮肤黏膜未见异常，眼睑正常，睑结膜未见异常，巩膜无黄染。甲状腺未触及结节，胸廓对称无畸形，心率 84 次 / 分，律齐。肝脾未触及明显肿大。

【实验室检查】

（1）血常规、尿常规、粪常规 + 隐血均正常。

（2）血钙：2.76 mmol/L ↑，血磷：0.75 mmol/L ↓，血 PTH：185 ng/L ↑。

（3）24 小时尿钙 9.3 mmol ↑。

（4）肝肾功能、肿瘤标志物未见明显异常。

（5）TSH：3.65 mIU/L，T_3：1.74 nmol/L，T_4：112.3 nmol/L，FT_3：4.99 pmol/L，FT_4：16.39 pmol/L。

（6）E_2：< 18.4 pmol/L，孕酮：1 nmol/L，LH：31.65 IU/L，FSH：88.77 IU/L，PRL：10.19 ng/mL，脱氢异雄酮：4.04 μmol/L，睾酮：0.51 nmol/L。Cor：13.71 μg/dL，ACTH：33.6 pg/mL。随机 GH：< 0.1 mU/L，IGF-1：164 μg/L。

（7）变肾上腺素、去甲变肾上腺素、24 小时尿 VMA 测定均正常。

（8）I 型胶原 C 端肽降解产物、Ⅰ型前胶原氨基端肽、25- 羟基维生素 D 均正常。

（9）胆固醇：5.32 mmol/L，甘油三酯：2.64 mmol/L ↑。

（10）糖化血红蛋白 6.1%。

（11）OGTT：5.7 mmol/L—12.4 mmol/L—12.5 mmol/L—5.6 mmol/L—3.8 mmol/L。

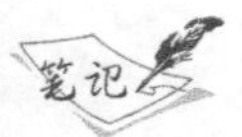

【辅助检查】

（1）超声：甲状腺两叶滤泡结节，TI-RADS 2 类；甲状腺两叶背侧低回声团块，考虑甲状旁腺肿大；脂肪肝；胆囊、胰腺、脾脏、双肾、膀胱均未见明显异常；双侧输尿管未见明显扩张。

（2）垂体增强 MRI（图 29-1）：垂体左侧低强化。

（3）心电图：窦性心动过缓。

（4）胃镜：胃窦炎（糜烂型，中度）；十二指肠球部畸形伴溃疡（活动期）。组织学诊断：（胃窦）中度慢性非萎缩性胃炎伴活动，未见肠化生。

（5）肾上腺增强 CT（图 29-2）：左侧肾上腺体部及结合部稍增粗；双肾囊肿。

（6）胰腺 MRI 平扫：未见异常。

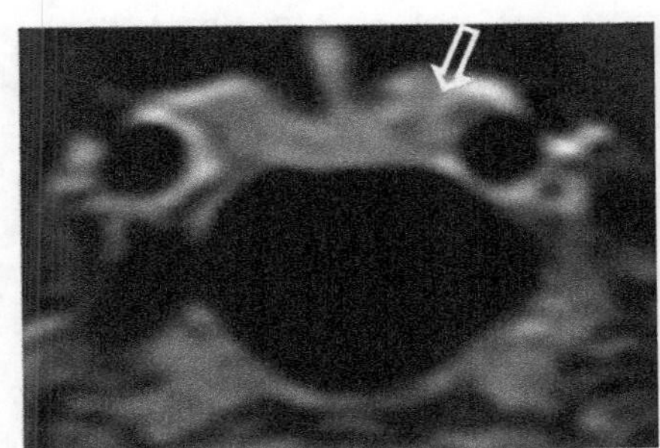

白色箭头所示为病灶所在位置。

图 29-1　垂体增强 MRI

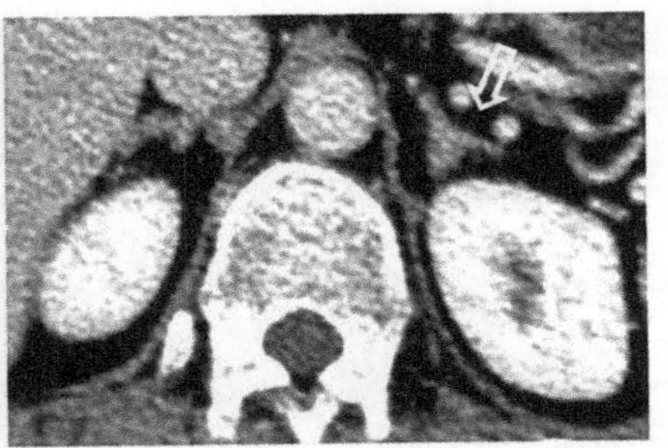

白色箭头所示为病灶所在位置。

图 29-2　肾上腺增强 CT

【基因检测】

MEN1 基因杂合突变：*MEN1*：NM_000244：c.443_451del9（p.T148_W150del）。*MEN1* 基因第 443 位至 451 位缺失 9 个核苷酸，导致其编码的蛋白第 148 位至 150 位 3 个氨基酸缺失。ACMG 分类为 3 类（意义未明）。

【诊断与诊断依据】

1. 临床诊断

多发性内分泌腺瘤病 1 型：原发性甲状旁腺功能亢进症；垂体无功能腺瘤。

2. 诊断依据

（1）原发性甲状旁腺功能亢进症：①血钙 2.76 mmol/L ↑，血磷

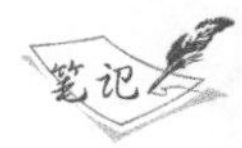

0.75 mmol/L ↓，24 小时尿钙 9.3 mmol ↑，血 PTH：185 ng/L ↑；②超声：甲状腺两叶背侧低回声团块，考虑甲状旁腺肿大；③ ECT：甲状腺两叶上极及下极放射性滞留，结合病史，考虑该处为甲状旁腺显影。

（2）垂体无功能微腺瘤：①垂体增强 MR 示垂体左侧低强化；②垂体各轴内分泌激素评估未见明显异常。

基因筛查示 *MEN1* 基因杂合变异 c.443_451del9，支持多发性内分泌腺瘤病 1 型诊断。

【诊疗经过】

1. 诊断分析经过

该患者为老年女性，血钙及 24 小时尿钙升高，甲状旁腺素升高，甲状旁腺 ECT 示甲状腺两叶上极及下极甲状旁腺显影，考虑该患者甲状腺旁腺为多发病灶，需筛查遗传性或家族性或单基因突变相关甲状旁腺功能亢进症（简称甲旁亢），故行临床其他内分泌器官评估和基因检测，发现患者同时存在垂体无功能腺瘤，基因筛查示 *MEN1* 基因杂合变异，故诊断为多发性内分泌腺瘤病 1 型。

2. 治疗

患者入院后给予充分补液、利尿、降钙素、双磷酸盐等治疗控制血钙，复查血钙波动于 2.38 ～ 2.45 mmol/L，嘱患者出院后至甲状腺外科就诊。

病例 2　甲状旁腺腺瘤术后发现垂体、胰腺占位

【病史摘要】

患者，女性，47 岁，因“甲状旁腺腺瘤术后 6 年，发现垂体、胰腺占位 10 余日”于 2018 年 10 月入院。

患者 2012 年 12 月于当地医院体检发现双侧甲状腺结节，行左侧甲状腺腺叶切除术 + 右侧甲状腺部分切除术，术后病理诊断为左甲状旁腺腺瘤，右甲状腺结节性甲状腺肿。术后查 PTH 及血钙正常，甲状腺功能提示甲减，予左甲状腺素钠片 50 μg qd 治疗。每半年复查血钙和 PTH，未见异常。2014 年体检查血糖 3.8 mmol/L，伴血钙和 PTH 升高（具体不详），未进一步诊治。2015—2018 年多次复查超声示甲状腺右叶低回声结节（未见具体报告）。2018 年 7 月于外院查甲状腺 ECT 示甲状腺左叶切除术后，甲状腺右叶下极放射性浓聚影，甲状旁腺功能亢进病灶不除外。同时开始出现心悸、出汗，反复发作，多发生于空腹和下午三点钟，发作时意识清醒，测指尖血糖为 2.2 ～ 2.6 mmol/L，进食可缓解。考虑为多发性内分泌腺瘤病收入我院。

患者平素无声音嘶哑、呛咳、呼吸困难、吞咽困难，无食欲亢进、手部震颤、脾气性格改变，否认月经紊乱及溢乳。

入院前用药：左甲状腺素钠片 50 μg qd。

患者否认糖尿病、高血压病史。家族史：否认直系亲属中有类似疾病病史，否认其他明确家族遗传病史；祖父患“恶性淋巴瘤”，外婆患“肠癌”，父亲患“胃癌”，母亲患“肺癌”，伯伯患“肝癌”，均已故，确切诊断不详；哥哥体健；女儿体健。月经史：月经规律无异常，初潮 13 岁，末次月经时间 2018 年 8 月 20 日。

【体格检查】

T：36.9 ℃，P：85 次 / 分，R：20 次 / 分，BP：125/78 mmHg，身高：152 cm，

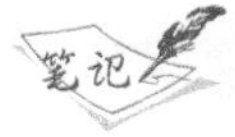

体重：53 kg，BMI：22.9 kg/m^2。正常步态，神志清楚，无特殊面容，视力、视野粗测正常，眼球运动正常。气管居中，颈部可见陈旧性手术瘢痕。甲状腺右叶下极可触及长径约 2 cm 结节，质韧，边界清，可活动。颈部淋巴结未扪及明显肿大。全腹平，肝脾未触及明显肿大，未触及腹部肿块。

【实验室检查】

（1）血钙：2.68 mmol/L ↑，无机磷：0.96 mmol/L，PTH：131 ng/L ↑。

（2）空腹 12 h：血糖：2.3 mmol/L ↓，C 肽：0.93 μg/L，胰岛素：4.8 mU/L。

（3）TSH：3.47 mIU/L，TT_3：1.67 nmol/L，TT_4：68.1 nmol/L，FT_3：4.4 pmol/L，FT_4：12.14 pmol/L，anti-TGAb：＜ 15.0 U/mL，TPO-Ab：＜ 28.0 U/mL。

（4）Cor（8am）：8.88 μg/dL，ACTH：15 pg/mL。E_2：348 pmol/L，孕酮：0.7 nmol/L，LH：6.13 IU/L，FSH：5.24 IU/L，PRL：77.7 ng/mL ↑，脱氢异雄酮：3.19 μmol/L，睾酮：0.3 nmol/L。GH：1.51 ng/mL，IGF-1：207 μg/L。

（5）去甲变肾上腺素、变肾上腺素、24 h 尿香草基扁桃酸、降钙素均在正常范围。

（6）血肌酐：49 μmol/L ↓，血尿素：3.8 mmol/L。

（7）24 h 尿电解质：尿量：2.4 L ↑，尿钙：8.6 mmol ↑，尿磷：20.4 mmol。

【辅助检查】

（1）甲状腺 B 超：甲状腺右叶下极见大小约 25 mm × 8 mm 的低回声区，右叶上极深面见大小约 11 mm × 5 mm 的低回声区，考虑来源于甲状旁腺可能。

（2）垂体增强 MRI（图 29-3）：鞍区可见异常信号占位，T_1WI 以低信号为主，边缘模糊，大小约 12 mm × 8 mm，垂体柄右移，肿瘤向上生长，增强扫描示肿块呈轻度均匀强化。

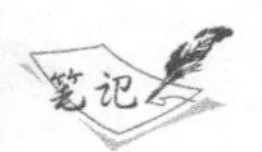

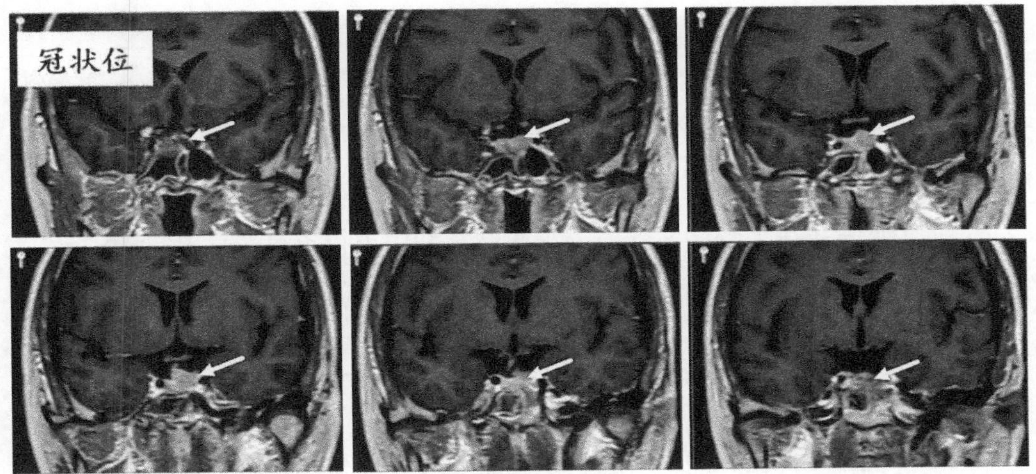

白色箭头所示为肿瘤所在位置。

图 29-3　垂体增强 MRI

（3）超声内镜（图 29-4）：于胃体后壁及十二指肠球部行超声检查，见胰体近胰颈部均匀低回声团块，边缘规则，大小约 2.0 cm × 1.7 cm，紧贴主胰管。远端胰体近胰尾处另见一大小约 0.5 cm × 0.3 cm 的均匀低回声团块，边缘规则。胰腺其他部位未见明显异常回声。结论：胰体多发占位；神经内分泌肿瘤可能性大。

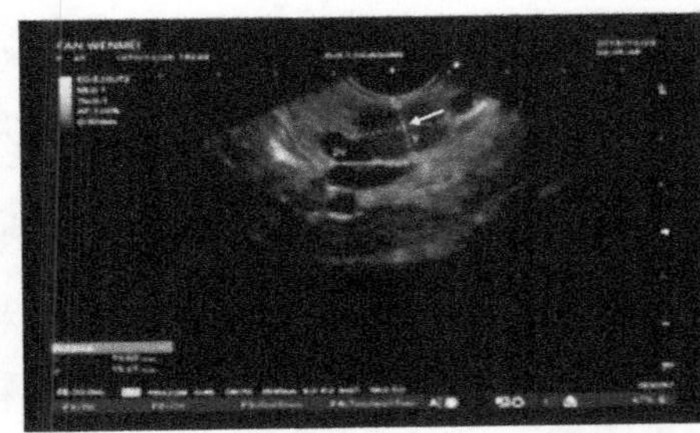
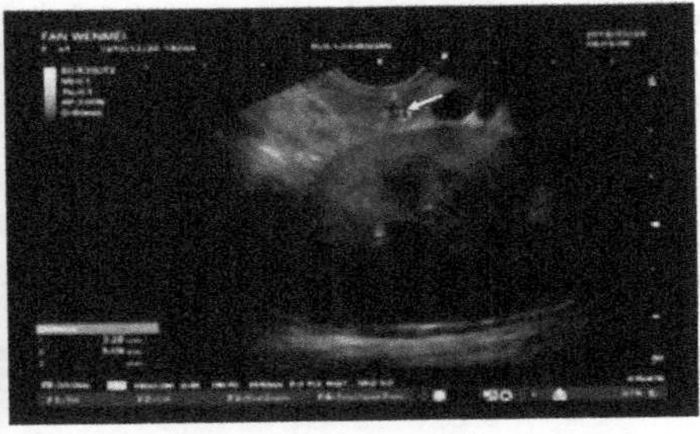

白色箭头所示为远端胰体近胰尾处的低回声团块。

图 29-4　超声内镜检查图像

（4）肾上腺 CT：双侧肾上腺形态、大小及密度未见明显异常，未见异常结节影。

（5）骨密度测定：腰椎正位和左股骨颈 T 值分别为 –1.6 及 –2.6，Z 值分别为 –0.9 及 –2.0。

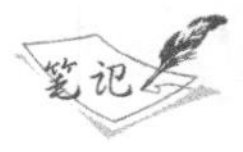

【基因检测】

MEN1 杂合突变：*MEN1*：NM_000244：c.550G > A（p.E184K），*MEN1* 基因第 550 位核苷酸由鸟嘌呤脱氧核苷酸变为腺嘌呤脱氧核苷酸，导致其编码的蛋白第 184 位氨基酸由谷氨酸变为赖氨酸。ACMG 变异分类为 3 类（意义未明）。该突变既往在一个多发性内分泌腺瘤家系中被报道过，计算机辅助分析预测该突变影响蛋白质结构 / 功能的可能性较大。

【诊断与诊断依据】

1. 临床诊断

（1）多发性内分泌腺瘤病 1 型：原发性甲状旁腺功能亢进症、胰岛 β 细胞瘤、垂体瘤。

（2）甲状腺功能减退（甲状腺切除术后）。

2. 诊断依据

（1）多发性内分泌腺瘤病 1 型：①患者既往手术病理证实为左甲状旁腺腺瘤；目前高钙血症伴高 PTH，提示复发；超声提示甲状旁腺多发结节。原发性甲状旁腺功能亢进症诊断明确，可能由基因突变所致。②患者低血糖症状发作时，血糖 < 2.8 mmol/L，进食可缓解；入院空腹 12 h 出现低血糖症状，血糖 2.3 mmol/L 时，胰岛素 4.8 mU/L，提示胰岛素相关低血糖症。超声内镜：胰体多发占位，神经内分泌肿瘤可能性大。临床诊断胰岛 β 细胞瘤。③垂体增强 MR 发现一大小约 1.2 cm × 0.8 cm 的垂体瘤，评估肾上腺皮质轴、性腺轴、生长激素轴功能正常。PRL 77.7 ng/mL，月经规则，无溢乳。结合垂体瘤的大小（ > 1 cm）和位置（垂体柄右移，肿瘤向上生长），考虑为垂体柄效应所致的轻度高 PRL 血症。临床考虑无功能垂体瘤可能性大，不排除泌乳素瘤。④基因检测发现 *MEN1* 基因杂合变异 c.550G > A（p.E184K）。同时发现 KIF-1B 有变异（遗传方式为常染色体显性遗传），提示患嗜铬细胞瘤可能，本患者无高血压病史，去甲变肾上腺素、变肾上腺素、24 h 尿香草基扁桃酸、降钙素均正常，结合肾上腺 CT 未见异常，目前无诊断为嗜铬细胞瘤依据。

（2）甲状腺术后甲状腺功能减退：患者既往有甲状腺切除术史（左侧甲状

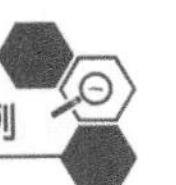

腺腺叶切除术 + 右侧甲状腺部分切除术），左甲状腺素钠片补充治疗至今。诊断明确。

【治疗和随访】

1. 甲状旁腺功能亢进症

关于患者甲状旁腺功能亢进症的治疗进行了多学科讨论，考虑到患者为中年女性，目前血钙轻度升高，有骨质疏松，无明显的高钙相关临床表现，结合其意愿，可暂缓手术治疗，予阿仑膦酸钠 70 mg qw 改善骨代谢，多饮水，避免使用噻嗪类利尿剂，密切随访血钙、PTH 和骨密度。

出院后，患者规律服用阿仑膦酸钠，多次复查仍为高血钙（2.6～2.8 mmol/L）伴高 PTH。于 2019 年 4 月至我院甲状腺乳腺外科就诊，于 2019 年 4 月 22 日行右侧甲状旁腺切除术。术前血钙 2.62 mmol/L ↑，PTH 131 ng/L ↑；术后（2019-04-25）血钙 1.85 mmol/L，PTH < 0.3 ng/L。术后多次复查血钙 1.98～2.05 mmol/L，PTH 13 ～ 16 ng/L。

2. 胰腺神经内分泌肿瘤（胰岛 β 细胞瘤）

2018 年 11 月 19 日患者于胰腺外科行留脾脏的胰体尾切除术 + 胰腺修补术。术中切除胰体尾组织，见 5 块灰白肿块，直径为 0.3 ～ 1.5 cm，质稍硬，界尚清。病理示（胰体尾）神经内分泌肿瘤，G1，切缘未见肿瘤累及。患者术前随机血糖 2.6 mmol/L ↓，术后随机血糖 7.9 ～ 8.5 mmol/L。

3. 垂体腺瘤

随访患者垂体功能肾上腺轴、性腺轴、GH 轴均正常，PRL 仍轻度升高（53.52 ～ 70.06 ng/mL），临床考虑无功能性垂体瘤可能性大，未行溴隐亭治疗。2020 年 4 月复查 MRI 发现垂体瘤大小约 1.4 cm × 1.2 cm，较前增大，行手术治疗。术后病理示垂体 PRL 腺瘤。术前 PRL 65.36 ng/mL ↑，术后 PRL 34.30 ng/mL ↑。术后 1 个月、1 年、2 年复查泌乳素仍轻度升高（47.88 ng/mL、43.49 ng/mL、39.10 ng/mL）。术后 1 年半复查垂体增强 MRI 示垂体瘤术后改变，垂体强化不均。

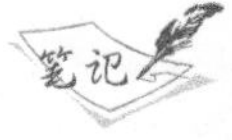

4. 甲状腺术后甲状腺功能减退

患者继续左甲状腺素钠片 50 μg qd 替代治疗。多次复查 TSH、FT_3、FT_4 在正常范围内。

患者具有显著的肿瘤家族史，充分告诉患者需进行直系家属的筛查和评估，只有其女儿同意行基因检测，未见异常。余直系亲属拒绝行基因检测。

【相关知识点】

1. MEN1 概述

多发性内分泌腺瘤病 1 型（multiple endocrine tumor type 1，MEN1）是一种罕见的遗传性肿瘤综合征，为常染色体显性遗传，其发病率为（2 ～ 3）/10 万人，各个年龄段均可发病，无性别差异。其发病机制系 *MEN1* 基因发生突变所致。*MEN1* 基因是位于 11 号染色体长臂 13 区（11q13）的肿瘤抑制基因，编码 MENIN 蛋白，此蛋白含有 610 个氨基酸，在体内广泛表达。MENIN 蛋白与多种蛋白质具有相互作用，在转录调节、基因组稳定性、细胞分裂和细胞周期控制中具有重要作用。MEN1 的发病机制符合 Knudson 的“二次打击”学说，第一次打击为生殖细胞水平的 *MEN1* 杂合突变，第二次打击为体细胞水平（肿瘤细胞）发生某段染色体的缺失。

MEN1 的临床特征是患者可患有多种内分泌肿瘤，其临床表现与累及器官有关，以甲状旁腺、垂体和胰腺受累为常见，其中甲状旁腺腺瘤发生率为 90%，胰腺内分泌肿瘤发生率为 30% ～ 70%，垂体腺瘤发生率为 30% ～ 40% 等。MEN1 的其他内分泌肿瘤包括肠类癌、肾上腺皮质肿瘤和罕见的嗜铬细胞瘤等。

MEN1 的诊断可根据临床诊断、遗传诊断和基因诊断中的任何一个，诊断满足以下三个条件中的一个即可成立：①两个及两个以上的 MEN1 相关的原发性内分泌肿瘤（如甲状旁腺腺瘤、胰腺内分泌肿瘤、垂体腺瘤）；②发现一个 MEN1 相关的内分泌肿瘤且直系亲属已确诊 MEN1；③无症状，生化正常或放射学正常但已证实了胚系突变。病例 2 以高血钙伴高 PTH 起病，甲状旁腺瘤术后病理证实为甲状旁腺腺瘤。发病过程中患者出现 Wipple 三联征（症状和 / 或

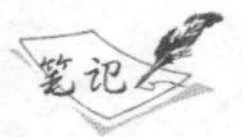

体征均与低血糖相一致，是在升高血糖后症状可缓解的综合征候群）症状。病例 1 生化确认甲旁亢诊断，因甲状旁腺 ECT 发现甲状腺两叶上极及下极甲状旁腺显影，考虑甲状腺旁腺为多发病灶，而筛查 MEN，基因检测确认为 *MEN1* 突变；病例 2 结合既往手术史和本次血钙、甲状旁腺激素测定可明确诊断为甲状旁腺功能亢进症术后再发，同时合并垂体瘤、胰岛 β 细胞瘤。进一步行基因检测示 *MEN1* 基因杂合变异 c.550G ＞ A (p.E184K)。故基于临床表现和基因检测明确 MEN1 的诊断。

2. 家族性或遗传性甲旁亢的筛查及处理

原发性甲状旁腺功能亢进症（primary hyperparathyroidism，PHPT）是由于甲状旁腺本身病变引起的甲状旁腺素合成、分泌过多导致的钙、磷和骨代谢紊乱的一种全身性疾病。大部分 PHPT 为散发性内分泌疾病。少数病例（约 5%）为家族性或遗传性，包括 MEN1、MEN2A、MEN4 型、甲状旁腺功能亢进 – 颌骨肿瘤综合征、家族性孤立性 PHPT、家族性（良性）低尿钙高钙血症和新生儿重症 PHPT。家族性或遗传性甲旁亢以典型的孟德尔模式常染色体显性方式遗传，遗传变异具有特殊的形式、不同的关联，基因检测在其筛查中具有非常重要的价值。国外学者提出应该对 40 岁以下的 PHPT 患者进行家族性 PHPT 的筛查。据报道，与散发性 PHPT 相比，MEN1 相关的 PHPT 患者的骨病和尿路结石发病更早，且更严重，这可能与 MENIN 蛋白参与骨骼的发育与重塑及骨量的维持有关。因此，对原发性甲旁亢的患者进行基因检测，显得尤其重要。

甲旁亢是 MEN1 中最常见和最早的内分泌表现。与散发性 PHPT 相比，MEN1 相关的 PHPT 发病年龄更早［(20 ～ 25）岁 *vs.*55 岁］，男女比例相当［(1 ∶ 1) *vs.*（1 ∶ 3)］，通常有多个腺体受累，最终累及 4 个腺体。相比于散发性 PHPT，MEN1 相关的 PHPT 术后复发风险较高。

甲状旁腺切除术是 PHPT 唯一的治愈性治疗方法，但手术的最佳时机、手术的类型和甲状旁腺的手术范围目前尚不清楚，应该根据具体情况来决定。对于有症状的 PHPT 患者推荐手术切除。推荐的手术治疗方法是甲状旁腺次全切除术，即切除 3.5 个甲状旁腺。然而对于病情较重的患者，甲状旁腺全切术 +

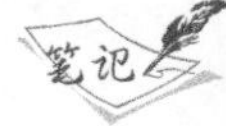

自体移植（甲状旁腺移植于前臂或颈部）也是一种选择。然而，对于那些不能接受甲状旁腺切除术的患者，药物治疗可以增加骨密度（如雌激素和双磷酸盐）或降低血钙水平（如拟钙剂）。药物治疗的优点在于非创伤性治疗，可避免手术引起的不良反应。但目前没有一种药物可以同时增加骨密度和降低血钙。

上述的 2 个病例均为中年女性，目前血钙仅轻度升高，无明显的高钙相关临床表现，结合其意愿，可选择先药物治疗，必要时再行外科手术治疗。病例 2 后续进行了右侧甲状旁腺切除术，但术后血钙和 PTH 正常，需继续监测，如再次出现高钙，可以考虑药物治疗和局部病灶射频消融。

3. MEN1 中的胰岛素瘤

胰腺内分泌肿瘤是相对少见的肿瘤，占所有胰腺肿瘤的 1%～2%，可分为无功能性肿瘤和功能性肿瘤（如胰岛素瘤、胰高血糖素瘤、生长抑素瘤、胃泌素瘤等）。胰腺内分泌肿瘤可以是散发的，也可以与遗传综合征有关，包括 MEN1、von Hippel-Lindau 病等。在 MEN1 患者发生的所有类型的胰腺内分泌肿瘤中，胃泌素瘤占 40%，胰岛素瘤占 10%，无功能胰多肽腺瘤占 20%～55%，胰高血糖素瘤占比 < 1%。

对于 MEN1 相关的胰岛素瘤，瘤体可遍布整个胰腺。目前关于 MEN1 相关的胰岛素瘤是单发还是多发仍存在争议，不同的研究有不同的结果，单发的比例波动于 24% ～ 80%。手术切除仍然是胰岛素瘤的首选治疗方式，手术应着重于切除术前发现的肿瘤，如果肿瘤位于胰头，则摘除术优于 Whipple 切除术；如果在胰尾发现肿瘤，则首选胰腺远端切除术。MEN1 相关的胰岛素瘤患者的手术指征明确，手术成功率较高。

4. MEN1 中的垂体瘤

MEN1 患者中垂体瘤发生率为 30%～40%。其中泌乳素瘤、生长激素瘤、ACTH 瘤分别占 60%、25%和 5%左右 。与非 MEN1 相关的垂体瘤相比，MEN1 相关的垂体瘤体积更大（直径多 > 1 cm），更具侵袭性。治疗方法与非 MEN1 相关垂体肿瘤类似，包括手术治疗、药物治疗及放疗，但治疗效果较差，且易产生耐药性，药物治疗后只有 42%的 MEN1 患者能达到激素水平正常。经

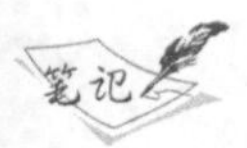

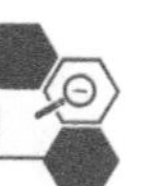

药物治疗后，约44%的MEN1相关泌乳素瘤患者的泌乳素水平恢复正常。因此，尽管目前关于MEN1相关垂体瘤的治疗研究较少，但MEN1相关垂体瘤的手术治疗可能比非MEN1垂体腺瘤更多见。

本文第1例MEN1的患者，垂体各轴内分泌激素评估未见明显异常，临床诊断为垂体无功能微腺瘤，暂予以随访观察。如有增大，可考虑手术治疗。

本文第2例MEN1的患者，PRL偏高（77.7 ng/mL），月经规则无溢乳，下丘脑－垂体其他轴未见异常。结合垂体瘤的大小（> 1 cm）和位置（垂体柄右移，肿瘤向上生长），考虑为垂体柄效应所致的轻度高PRL血症。临床考虑无功能垂体瘤可能性大，但不排除PRL瘤。患者后至神经外科行手术治疗，病理证实为PRL瘤，术后多次复查PRL水平仍轻度升高（30～50 ng/mL），不排除肿瘤残留，建议溴隐亭治疗。

【病例点评】

多发性内分泌腺瘤是内分泌专科中比较常见的罕见病，包括MEN1、MEN2和MEN4。在因某种内分泌腺肿瘤如甲状旁腺腺瘤、垂体瘤、胰岛细胞瘤、肾上腺肿瘤就诊的患者中，目前尚不建议所有患者行相关基因筛查，但要通过家族史、肿瘤本身的特点，关注细节，行必要的内分泌代谢和影像的初步筛查。对于甲旁亢患者来说，建议遵循目前指南中推荐的单基因甲旁亢筛查，以更好地指导治疗。

病例1：撰写：杨佳　审校：杨叶虹

病例2：撰写：王蒙　审校：龚伟　点评：叶红英

【参考文献】

1. KAMILARIS C D C，STRATAKIS C A. Multiple endocrine neoplasia type 1（MEN1）：an update and the significance of early genetic and clinical diagnosis. Front Endocrinol（Lausanne），2019，10：339.
2. AGARWAL S K. Exploring the tumors of multiple endocrine neoplasia type 1 in mouse models for basic and preclinical studies. Int J Endocr Oncol，2014，1（2）：153-161.

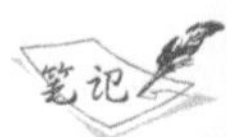

3. MARINI F，GIUSTI F，BRANDI M L. Genetic test in multiple endocrine neoplasia type 1 syndrome：an evolving story. World J Exp Med，2015，5（2）：124-129.
4. MCDONNELL J E，GILD M L，CLIFTON-BLIGH R J，et al. Multiple endocrine neoplasia：an update. Intern Med J，2019，49（8）：954-961.
5. ZHU C Y，STURGEON C，YEH M W. Diagnosis and management of primary hyperparathyroidism. JAMA，2020，323（12）：1186-1187.
6. CETANI F，SAPONARO F，BORSARI S，et al. Familial and hereditary forms of primary hyperparathyroidism. Front Horm Res，2019，51：40-51.
7. VINCZE S，PETERS N V，KUO C L，et al. GCM2 variants in familial and multiglandular primary hyperparathyroidism. J Clin Endocrinol Metab，2022，107（5）：e2021-e2026.
8. THAKKER R V，NEWEY P J，WALLS G V，et al. Clinical practice guidelines for multiple endocrine neoplasia type 1（MEN_1）. J Clin Endocrinol Metab，2012，97（9）：2990-3011.
9. WILHELM S M，WANG T S，RUAN D T，et al. The American association of endocrine surgeons guidelines for definitive management of primary hyperparathyroidism. JAMA Surg，2016，151（10）：959-968.
10. WALKER M D，SILVERBERG S J. Primary hyperparathyroidism. Nat Rev Endocrinol，2018，14（2）：115-125.
11. THOMPSON R，LANDRY C S. Multiple endocrine neoplasia 1：a broad overview. Ther Adv Chronic Dis，2021，12：20406223211035288.
12. MIGNON M，RUSZNIEWSKI P，PODEVIN P，et al. Current approach to the management of gastrinoma and insulinoma in adults with multiple endocrine neoplasia type I. World J Surg，1993，17（4）：489-497.
13. VAN BEEK D J，NELL S，VERKOOIJEN H M，et al. Prognosis after surgery for multiple endocrine neoplasia type 1-related pancreatic neuroendocrine tumors：functionality matters. Surgery，2021，169（4）：963-973.
14. O’RIORDAIN D S，O’BRIEN T，VAN HEERDEN J A，et al. Surgical management of insulinoma associated with multiple endocrine neoplasia type I. World J Surg，1994，18（4）：488-493；discussion493-494.
15. NORTON J A，FANG T D，JENSEN R T. Surgery for gastrinoma and insulinoma in multiple endocrine neoplasia type 1. J Natl Compr Canc Netw，2006，4（2）：148-153.
16. ROGOZIŃSKI D，GILIS-JANUSZEWSKA A，SKALNIAK A，et al. Pituitary tumours in MEN_1

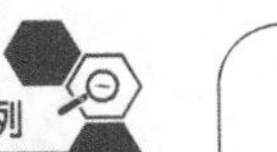

syndrome – the new insight into the diagnosis and treatment. Endokrynol Pol，2019，70（5）：445-452.

17. VERGÈS B，BOUREILLE F，GOUDET P，et al. Pituitary disease in MEN type 1 （MEN_1）：data from the France-Belgium MEN_1 multicenter study. J Clin Endocrinol Metab，2002，87（2）：457-465.

18. BECKERS A，BETEA D，VALDES SOCIN H. The treatment of sporadic versus MEN1-related pituitary adenomas.J Intern Med，2003，253（6）：599-605.

第 30 章
多发性内分泌腺瘤病 2 型

【病史摘要】

患者，女性，57 岁，因“发现颈部肿块 22 天”于 2017 年 8 月入院。

患者 2017 年 8 月自我触及颈部肿块，无压痛，否认心悸、乏力、手颤等甲状腺毒症表现。至我院门诊查甲状腺 B 超示甲状腺两叶多发实质性占位伴多发钙化，TI-RADS 5 类；双侧颈部Ⅵ区、左侧颈部Ⅱ、Ⅲ、Ⅳ、Va 区多发异常肿大淋巴结，转移瘤可能；右侧颈部肿大淋巴结，考虑增生。外科拟行手术治疗，术前查 FT_3 4.37 pmol/L，FT_4 16.95 pmol/L，TSH 0.943 mIU/L，anti-TGAb 18.1 U/mL，TPOAb 48.4 U/mL；血钙 2.5 mmol/L，血磷 0.91 mmol/L，PTH 61.3 ng/L；降钙素 2000 ng/L ↑，CEA 528.3 μg/L ↑；24 h 尿香草基扁桃酸正常；血肾素、血管紧张素Ⅱ、醛固酮均正常，血变肾上腺素 613.8 pg/mL ↑，血去甲变肾上腺素 424.3 pg/mL ↑。进一步查肾上腺 CT 示两侧肾上腺结节，右侧结节直径约 1.8 cm，左侧大者直径为 2.1 cm，增强见不均匀强化（图 30-1）。转内分泌科就诊，拟“多发性内分泌腺瘤病 2 型可能”收入院。

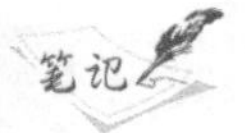

患者自诉血压正常，波动于（100 ～ 110）/（70 ～ 80）mmHg。近半年体重减轻约 6 kg。

患者患糖尿病 6 年余，服用二甲双胍、格列美脲等药物治疗，自述血糖控制一般，平日空腹血糖 8 ～ 10 mmol/L。母亲有糖尿病病史，否认高血压病史。患者外婆、母亲和弟弟均有糖尿病。否认三代直系亲属有肿瘤病史。月经史：14 岁月经初潮，月经周期规律，50 岁绝经。生育史：G1P1，育有 1 子。

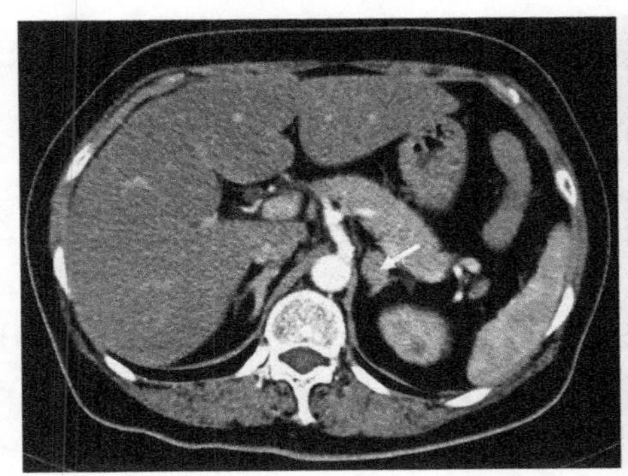
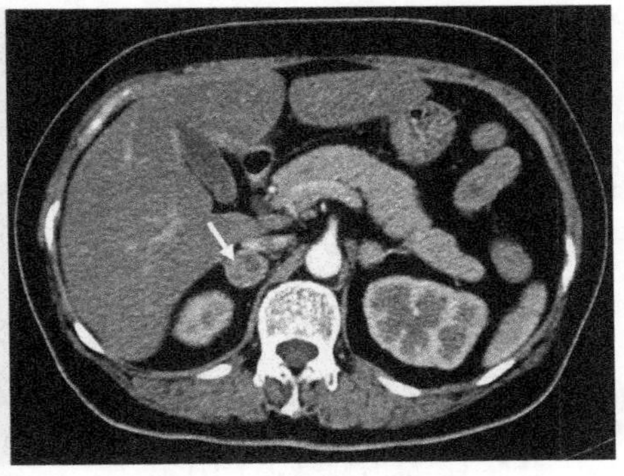

白色箭头所指处为肾上腺结节。

图 30-1　肾上腺增强 CT

【体格检查】

T：36.2 ℃，P：80 次 / 分，R：20 次 / 分，BP：105/64 mmHg，身高：160 cm，体重：59 kg，BMI：23.0 kg/m^2。正常步态，神志清楚，对答切题。无特殊面容，全身皮肤黏膜无异常。无眼睑、结膜充血水肿，双侧瞳孔等大等圆，对光反射灵敏，视力粗测正常，眼球运动正常，视野粗测正常，眼睑能闭合，无突眼。气管居中，甲状腺左叶可扪及一肿块，大小约 4 cm × 3 cm，右叶可扪及一大小约 1 cm × 1 cm 的肿块，边界欠清，无压痛，肿块可随吞咽上下活动。全腹平，未见胃肠型和蠕动波。四肢肌张力可，腱反射正常。双下肢无水肿。

【实验室检查】

（1）血、尿、粪常规 + 隐血、肝肾功能电解质、血脂、血尿渗透压均未见明显异常。

（2）空腹血糖：5.5 mmol/L，糖化血红蛋白：6.5% ↑。

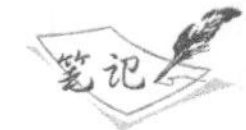

（3）血钙：2.29 mmol/L，无机磷：1.33 mmol/L。

（4）PTH：75 ng/L ↑，降钙素：≥ 550 ng/L ↑。

（5）24 h 尿香草基扁桃酸：55.4 μmol，血变肾上腺素：613.8 pg/mL ↑，血去甲变肾上腺素：424.3 pg/mL ↑。

（6）Cor（8am）：8.38 μg/dL，ACTH：21.7 pg/mL。IGF-1：214 μg/L。E_2：< 42.6 pmol/L，孕酮：0.8 nmol/L，LH：19.51 IU/L，FSH：41.85 IU/L，PRL：14.87 ng/mL，脱氢异雄酮：4.11 μmol/L，睾酮：0.21 nmol/L ↓。

（7）TSH：1.159 mIU/L，TT_3：1.83 nmol/L，TT_4：112.9 nmol/L，FT_3：5.19 pmol/L，FT_4：15.37 pmol/ L，anti-TGAb：< 15.0 U/mL，TPOAb：48.8 U/mL。

【辅助检查】

（1）动态血压：24 小时平均压：106/60 mmHg，白天平均值：109/61 mmHg，夜间平均值 96/55 mmHg，清晨血压：94/53 mmHg，夜间收缩压的下降率为 11.9%，舒张压的下降率为 10.4%。

（2）垂体增强 MR：未见明显异常。

（3）心脏超声：左心收缩功能正常，左心舒张功能正常。

（4）^{18}F-FDOPA PET-CT（图 30-2）：描述：①甲状腺左叶肿大，内见混杂密度肿块影伴多发钙化灶，大小约 3.7 cm × 3.2 cm，PET 示其放射性摄取异常增高，SUV 最大值 12.5。甲状腺右叶结节影伴钙化灶，大小约 0.6 cm × 0.5 cm，PET 示其放射性摄取异常增高，SUV 最大值 2.3；②双侧肾上腺可见结节影，较大者约 1.9 cm × 1.8 cm，PET 示上述结节放射性摄取异常增高，SUV 最大值 7.6。结论：①双侧甲状腺异常密度影、左侧颈部及纵隔多发淋巴结 DOPA 代谢异常增高，结合病史，考虑为恶性病变及其转移所致可能性大，建议结合病理。②双侧肾上腺结节 DOPA 代谢异常增高，考虑神经内分泌来源良性肿瘤可能性大，建议结合临床。余所见部位 PET 显像均未见 DOPA 代谢异常增高灶。③脂肪肝。④子宫肌瘤。⑤颈、胸、腰椎体骨质增生。

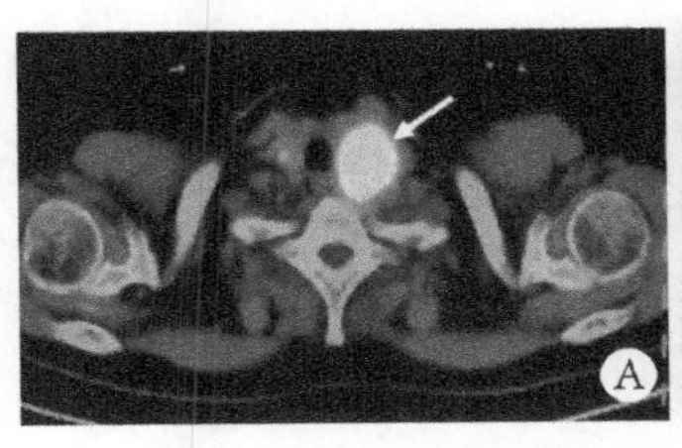

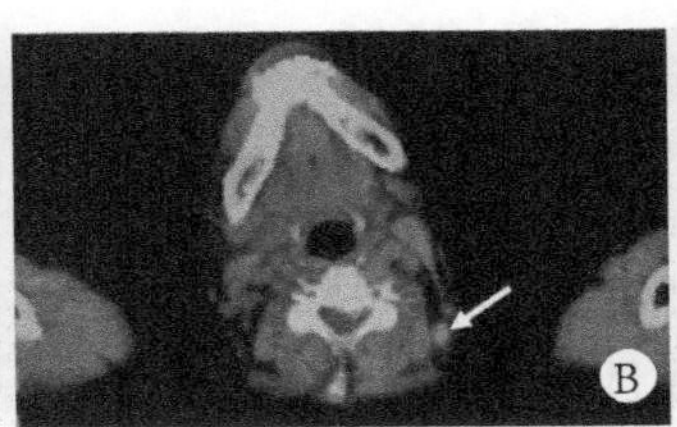

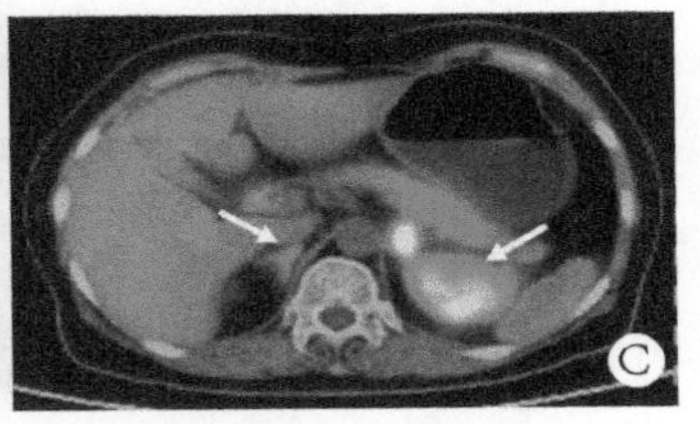

A：甲状腺左叶肿大，放射性摄取异常增高；B：左侧颈部淋巴结 DOPA 代谢异常增高；
C：双侧肾上腺可见结节影，放射性摄取异常增高。白色箭头所指处为放射性摄取异常增高。

图 30-2　^{18}F-FDOPA PET-CT 成像

【基因检测】

根据临床特征考虑为 MEN2，*RET* 基因检测发现杂合突变：*RET*：NM_020975：c.1900T ＞ C（p.C634R），*RET* 基因第 1900 位核苷酸由胸腺嘧啶脱氧核苷酸变为胞嘧啶脱氧核苷酸，导致其编码的蛋白第 634 位氨基酸由半胱氨酸变为精氨酸。ACMG 变异分类为 I 类（致病突变）。该突变既往在多个甲状腺髓样癌被报道过。该位点的变异是这个基因的突变热点，与嗜铬细胞瘤和甲状旁腺机能亢进的发病率增高有关，计算机辅助分析预测该突变可能影响蛋白质结构 / 功能。

【诊断与诊断依据】

1. 临床诊断

多发性内分泌腺瘤病 2 型［甲状腺髓样癌（medullary thyroid carcinoma，MTC）、嗜铬细胞瘤（pheochromocytoma，PHEO）］，2 型糖尿病（特殊类型糖尿病不排除）。

2. 诊断依据

（1）多发性内分泌腺瘤病 2 型（multiple endocrine tumor type 2，MEN2）：①甲状腺髓样癌：超声示甲状腺两叶实质性占位伴多发钙化，TI-RADS 5 类；双侧颈部多发异常肿大淋巴结，考虑肿瘤转移；血降钙素和 CEA 均显著升高，临床诊断甲状腺髓样癌。②患者血压正常但查血变肾上腺素 613.8 pg/mL ↑，去甲变肾上腺素 424.3 pg/mL ↑；肾上腺 CT 示两侧肾上腺结节，转移瘤可能；^{18}F-FDOPA PET-CT 示双侧肾上腺结节 DOPA 代谢异常增高，考虑嗜铬细胞瘤。

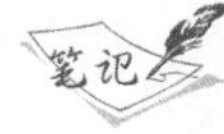

RET 基因检测发现杂合突变。

（2）2 型糖尿病（特殊类型糖尿病不排除）：患者为中老年女性，病程 6 年，口服二甲双胍、格列美脲，血糖控制在 8 ～ 10 mol/L，虽外婆、母亲及弟弟均有糖尿病病史，但患者多发性内分泌腺瘤病 2 型诊断明确，根据病因考虑继发于嗜铬细胞瘤可能性不排除，待病因去除后，再根据血糖变化进一步判断患者糖尿病的类型。

【诊治经过】

1. 诊断分析经过

该患者为老年女性，自己偶然触及颈部肿块，查甲状腺功能正常，超声示甲状腺两叶实质性占位伴多发钙化，TI-RADS 5 类，伴双侧颈部多发异常肿大淋巴结。为明确甲状腺占位的性质，完善了降钙素和 CEA 检查，结果均显著升高，临床诊断为甲状腺髓样癌。

甲状腺髓样癌常见于 MEN2，为明确临床诊断，需对其他可能受累腺体（包括垂体、甲状旁腺、肾上腺等）进行功能筛查，发现该患者血变肾上腺素和血去甲变肾上腺素均升高，肾上腺 CT 示两侧肾上腺结节，考虑嗜铬细胞瘤，同时进行了基因检测。根据《嗜铬细胞瘤和副神经节瘤诊断治疗专家共识（2020 版）》，进一步行 ^{18}F-FDOPA PET-CT 检查进行定位诊断，结果提示双侧肾上腺结节 DOPA 代谢异常增高，临床诊断嗜铬细胞瘤。

该患者同时存在甲状腺髓样癌和嗜铬细胞瘤，基因检测结果提示 *RET* 基因杂合变异 c.1900T ＞ C（p.C634R），故临床诊断多发性内分泌腺瘤病 2 型（甲状腺髓样癌、嗜铬细胞瘤）明确。建议患者一级亲属完善相关基因检查。

2. 治疗经过

（1）多发性内分泌腺瘤病 2 型：请泌尿外科及甲状腺外科共同讨论后决定，先行左侧嗜铬细胞瘤手术，再行右侧肾上腺切除术；术后检测激素及血压，稳定后行双侧甲状腺全切＋颈部淋巴结清扫。

肾上腺术前准备包括口服多沙唑嗪及高钠饮食。患者于 2017 年 9 月在我院泌尿外科行腹腔镜下左肾上腺肿瘤切除术；2017 年 10 月行腹腔镜下右肾上

腺肿瘤切除术。肾上腺术后病理示 SY（–），NSE（+），CK（–），Vim（+），LCK（–），ChroA（+），NF（–），CD30（–），Ki67（–），符合嗜铬细胞瘤。术后未予可的松替代治疗。

患者 2017 年 11 月于我院甲状腺乳腺外科（简称甲乳外科）行双侧甲状腺癌根治术 + 双侧颈淋巴结清扫术 + 双侧喉返神经探查术 + 左侧胸腺切除术 + 双侧纵隔淋巴结清扫手术，术后病理示（右甲状腺）甲状腺髓样癌，中央组淋巴结 5 枚，其中 4 枚见转移；（左甲状腺）髓样癌，中央组淋巴结 4 枚，均见转移；左颈淋巴结 31 枚，其中 10 枚见转移；右颈淋巴结 10 枚，其中 1 枚见转移；另见癌结节 1 枚。术后予左甲状腺素钠片 100 μg qd 口服，后根据甲状腺激素水平调整，同时补充骨化三醇和钙片。

（2）2 型糖尿病（特殊类型糖尿病不排除）：围手术期间，予暂停口服降糖药物，监测血糖在 5.6 ～ 8.3 mmol/L，予持续监测血糖，必要时调整降糖方案。

【随访】

（1）多发性内分泌腺瘤病 2 型。

1）嗜铬细胞瘤术后：

患者术后血压稳定，波动于（100 ～ 110）/（70 ～ 80）mmHg，截至 2019 年（具体月份不详）自测血压最高达 140/90 mmHg，予替米沙坦 40 mg qd 降压至今，自测血压波动于（100 ～ 110）/（70 ～ 80）mmHg。

肾上腺皮质功能随访：双侧肾上腺切除术后未服用可的松替代治疗。2021 年 9 月查晨血皮质醇 17.45 μg/dL，血醛固酮 177.5 pg/mL；2021 年 12 月查血变肾上腺素 201.14 pg/mL ↑，血去甲变肾上腺素 177.95 pg/mL，血钾、血钠正常。

2）甲状腺髓样癌术后：

患者术后血降钙素和 CEA 较术前均显著下降，但仍高于正常值范围。随访数据见表 30-1。

术后随访甲状腺超声（2020 年 10 月 22 日）示双侧甲状腺切除术后原甲状腺区未见明显异常；右侧颈部Ⅳ区见一大小约 4 mm × 4 mm、右侧Ⅴ区见一大

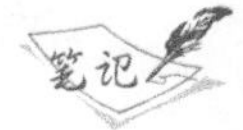

小约 16 mm × 6 mm 的低回声区，考虑淋巴结可能。左侧颈部未见明显异常肿大淋巴结。2021 年 9 月颈部 Ia 区见数枚淋巴结（较大者约 16 mm × 7 mm）、右颈部Ⅱ区见数枚淋巴结（较大者约 8 mm × 6 mm）、右颈部Ⅲ区见数枚淋巴结（较大者约 12 mm × 6 mm）及右颈部Ⅳ区见大小约 16 mm × 7 mm 的淋巴结，部分较前增大。左侧颈部未见明显异常肿大淋巴结。

患者目前血降钙素和 CEA 仍高于正常范围，结合患者颈部超声见右侧颈部数枚肿大淋巴结（部分体积较前增大），考虑为淋巴结残留。结合降钙素水平，与甲乳外科专家进行讨论，结合患者意愿，制定后续的治疗方案。

表 30-1　患者术后血降钙素和 CEA 随访结果

	2018 年 2 月	2019 年 3 月	2019 年 10 月	2020 年 10 月	2020 年 12 月	2021 年 9 月	2021 年 11 月
降钙素（pg/mL）	292 ↑	123.8 ↑	190 ↑	259 ↑	253 ↑	357.0 ↑	336.0 ↑
CEA（μg/L）	15.37 ↑	10.7 ↑	14.10 ↑	16.00 ↑	16.9 ↑	15.8 ↑	16.10 ↑

患者术后发生甲减，予左甲状腺素钠替代治疗，根据甲状腺激素水平逐渐调整为 50 μg qod（具体剂量调整时间不详）至今。同时服用骨化三醇和钙片，2019 年 10 月查血钙 1.69 mmol/L ↓，无机磷 2.20 mmol/L ↑，考虑甲状旁腺功能减退症（简称甲旁减），予以增加骨化三醇和钙片剂量。2021 年 11 月查 PTH < 1.2 ng/L ↓，25 羟基维生素 D 42.33 nmol/L ↓，血钙 1.90 mmol/L ↓，无机磷 2.35 mmol/L ↑，血钾 4.0 mmol/L，血钠 146 mmol/L。

（2）2 型糖尿病（特殊类型糖尿病不排除）。

患者自 2017 年术后持续口服格列美脲、二甲双胍降糖，自测空腹血糖 6 ～ 8 mmol/L 较术前降低，未监测餐后血糖。近期（具体时间不详）于外院复查 HbA1C 8.0%。

【相关知识点】

1. 甲状腺结节中甲状腺髓样癌的识别

在甲状腺癌患者中，90% 以上为分化型甲状腺癌（differentiated thyroid cancer，DTC），而 MTC 的发病率较低。由于 MTC 独特的病理特征，其误诊、

漏诊和不规范的治疗普遍存在。MTC 在临床分型、诊断、治疗、随访及预后等方面与 DTC 有差异。根据疾病的遗传特性，MTC 分为遗传和散发两大类。几乎所有的遗传性 MTC 都伴有 *RET* 基因的胚系突变，50% 的散发 MTC 有 *RET* 基因的体细胞突变。散发 MTC 占发病总数的 75%～80%；遗传性 MTC 则多为 MEN2 的组分之一。

MTC 为起源于甲状腺滤泡旁细胞（C 细胞）的恶性肿瘤，是神经内分泌肿瘤之一。C 细胞具有合成、分泌降钙素及降钙素基因相关肽的作用。《甲状腺癌血清标志物临床应用专家共识（2017 版）》指出：①对怀疑甲状腺恶性肿瘤的患者，术前应常规检测血清降钙素，筛查 MTC，降钙素升高或考虑 MTC 的患者应同时检测 CEA；②升高的血清降钙素值可反映患者体内 MTC 瘤负荷水平，是作为指导 MTC 临床评估的有力依据。

2. MEN2 的概述和治疗原则

MEN2 是一组罕见的遗传性疾病，呈常染色体显性遗传，以发生多种内分泌肿瘤为特征。MEN2 由 *RET* 原癌基因突变引起酪氨酸激酶受体的激活性突变，95% 患者的 *RET* 基因外显子 10 的密码子 609、610，611、618 或 620 突变，或者 *RET* 基因外显子 11 的密码子 634 突变。*RET* 基因位于 10 号染色体（10q11.2），包含 21 个外显子，编码酪氨酸激酶家族的跨膜受体。RET 蛋白由 3 个结构域组成：细胞外结构域包含一个跨膜结构域和一个细胞内酪氨酸激酶结构域。*RET* 基因突变影响 RET 蛋白细胞外结构域的半胱氨酸残基，这些半胱氨酸残基通过形成二硫键导致 RET 蛋白受体二聚化，使 RET 受体无论是否存在配体都被激活。

MEN2 的临床亚型包括 MEN2A（70%～80%）、MEN2B（5%）和家族性甲状腺髓样癌（familial MTC，10%～20%）。MEN2 的主要临床表现是甲状腺髓样癌、嗜铬细胞瘤、甲状旁腺功能亢进、先天性巨结肠及骨骼面部发育异常、口腔黏膜多发性神经纤维瘤等。MEN2A 的特征是 2P1M，即甲状腺髓样癌（medullarythyroidcancer，MTC）、嗜铬细胞瘤（pheochromocytoma，PHEO）、甲状旁腺功能亢进症（primary hyperparathyroidism，PHPT），其中 MTC 的发病率达 90%，可作为 MEN2 的标志；单侧或双侧的 PHEO 发生率为 50%；PHPT

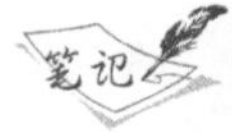

（或增生）占 20%～30%。不同突变位点临床表型略有差异。MEN2B 的特点是早期发展为侵袭性甲状腺髓样癌，伴有嗜铬细胞瘤和典型体征（黏膜神经瘤、马方样体型、眼部异常和肌肉骨骼表现等）。

手术切除内分泌肿瘤和药物控制激素分泌过多是 MEN2 治疗的基础。对于 MEN2A 儿童遗传性 MTC 的预防性甲状腺切除：高风险类别儿童应在 5 岁之前进行甲状腺切除术，并根据 Ctn 水平指导手术时间和范围。中风险类别的儿童应在儿童期或成年期进行甲状腺切除术，手术时间主要取决于 Ctn 水平。MEN2B 儿童遗传性 MTC 的预防性甲状腺切除：极高风险类别中具有 RET 密码子 M918T 突变的患儿，推荐干预时间为出生的第一年内进行甲状腺切除术；高风险类患儿推荐干预时间为 5 岁或更早时行甲状腺切除术，具体时机取决于是否发现肿瘤形成及血清 Ctn 升高的水平；中风险类别的患儿推荐从 5 岁开始进行体格检查，颈部超声和血清 Ctn 水平检测。对于嗜铬细胞瘤，只要血清中儿茶酚胺水平增多，术前应该接受药物（α- 受体拮抗剂和 / 或 β- 受体拮抗剂）治疗；对于单侧肾上腺嗜铬细胞瘤推荐腹腔镜下肾上腺肿瘤切除术；对于双侧肾上腺嗜铬细胞瘤推荐开放手术或腹腔镜手术。对于甲状旁腺功能亢进症，多数患者无症状，相比于多发性内分泌腺瘤病 1 型（MEN1）相关的甲旁亢，MEN2 相关的甲旁亢相对较轻。其手术干预指征和诊断标准与散发性 PHPT 相似。

3. MEN2 患者嗜铬细胞瘤的特点、治疗和预后

嗜铬细胞瘤（PHEO）是由肾上腺髓质细胞增生引起的神经内分泌肿瘤，是 MEN2 患者中的第二常见疾病。MEN2 患者的 PHEO 外显率和诊断年龄依赖于 *RET* 基因的突变。既往文献报道，*RET* 密码子 634 突变的携带者中，50 岁时 PHEO 的外显率为 52%，而 *RET* 其他密码子突变携带者的外显率为 36%。值得注意的是，MEN2 患者的 PHEO 通常为进行性发展，双侧 PHEO 可前后出现，据报道在随访 MEN2 患者的 5～10 年中，25%的病例出现异时性的 PHEO，因此在诊断出单侧 PHEO 后需要长期随访。约 1/3 的 PHEO 患者会出现典型的临床表现（高血压危象、心悸、出汗和头痛等）。实际上，PHEO 既可导致各种临床症状，也可以无症状，有时仅在评估肾上腺偶发瘤时被发现。

肾上腺手术是目前 PHEO 唯一可行的治疗手段。对于 MEN2 患者，如果 PHEO 和 MTC 同时被诊断，肾上腺手术应在甲状腺切除手术前进行。手术时机的选择：当实验室生化筛查为阳性时和 / 或肿瘤 > 1 cm 时，不应延迟肾上腺切除术。值得注意的是，即使是肿瘤较小的 PHEO 患者术中也有高血压发作的风险。因此术前准备尤为重要，即在术前 7 ～ 14 天，应用肾上腺素能受体阻滞剂，并高钠饮食和增加液体摄入，使血压和心率恢复正常，密切监测血压。

诊断 PHEO 后应及时治疗，否则将增加 PHEO 的死亡率。然而，双侧肾上腺切除术所造成的终身性肾上腺功能不全，同样也会导致患者的死亡率增加。为了降低或避免术后肾上腺功能不全，可行保留肾上腺的手术，即在切除肾上腺髓质时，保留 1/4 ～ 1/3 肾上腺皮质部分，使糖皮质激素和盐皮质激素水平正常。然而，由于 MEN2 本身的病理生理机制，PHEO 在同一腺体内经常是多灶性的，因此保留肾上腺皮质的概率极低。

4. 甲状腺髓样癌的治疗（手术范围、甲状旁腺情况和术后替代治疗、术后随访指标）和预后

《甲状腺髓样癌诊断与治疗中国专家共识（2020 版）》(以下简称《共识》) 指出：手术是目前首选且唯一被证明可以治愈 MTC 的方法，放化疗疗效不佳。目前国内外对遗传性 MTC 的原发灶治疗的意见趋于统一：无论是否存在远处转移病灶，对于原发灶可手术的患者，全甲状腺切除术均应作为初始的手术治疗方式；对于基因检测已明确或有明确家族史的 MTC，无论肿瘤大小，单侧还是双侧病灶，均应行全甲状腺切除术；对于未行基因检测、无明确家族史的 MTC，建议行全甲状腺切除术。关于颈部淋巴结转移灶的手术治疗：①中央区淋巴结清扫的指征：部分临床颈部中央区淋巴结转移（cN1a）患者均应行治疗性中央区淋巴结清扫；对于无区域淋巴结转移（cN0）的患者，目前国外各大指南均推荐在全甲状腺切除的基础上行双侧预防性中央区清扫术。②侧颈淋巴结清扫的指征：对于所有 MTC 的患者、颈部非中央区淋巴结转移（cN1b）的患者均提示须行治疗性侧颈淋巴结清扫；而对于 cN0 患者的预防性侧颈清扫，则仍存在争议。③上纵隔淋巴结清扫：对于中央区淋巴结较大或较多者建议行

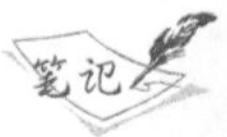

选择性上纵隔清扫；对于有明确的上纵隔淋巴结转移证据的患者，须根据临床特征进行区别处理。

关于术中对甲状旁腺的处理,《共识》指出：术中仅需切除肉眼可见的增生甲状旁腺，如果 4 个甲状旁腺均有增生，则可原位保留一小块甲状旁腺腺体带血管蒂，其余旁腺切除；或者行全甲状旁腺切除术，将旁腺异位移植。MEN2A 患者行甲状腺切除术后如果发现甲旁亢，在再次手术之前，应进行增生旁腺的定位检查，手术中应切除所有肉眼可见的增生的甲状旁腺，并将正常大小的旁腺原位保留；若术中发现单个甲状旁腺增大，并且有病理学证据表明先前已切除 3 个甲状旁腺腺体，则应将一部分腺体带血管蒂原位保留，或者将腺体切除后将其异位移植。

对于术后激素替代治疗，全甲状腺切除术后患者应常规给予甲状腺素替代治疗。由于滤泡旁细胞肿瘤不依赖 TSH，并且没有证据显示 TSH 抑制疗法可降低 MTC 患者术后的复发率或提高存活率，所以 MTC 行全甲状腺切除术后无须对 TSH 水平进行过度抑制。

MTC 患者初次手术后，应对患者的手术治疗效果和复发转移风险进行评估，以便于制订进一步的随访计划。

MTC 的预后主要与初次诊断时的肿瘤分期及手术切除效果有关，另外，还与患者的年龄、基因突变位点、术后降钙素倍增时间等因素密切相关。国外学者提出了 MTC 的动态复发风险分层，将 MTC 初次术后的患者分为 4 类：①生化治愈：手术完整切除肿瘤，降钙素降至检测水平以下。②解剖治愈：肿瘤标记物（降钙素和 CEA）升高，但无影像学可见病灶。③解剖残留：持续存在的解剖残留或远处转移。④疾病状态不确定：非特异的影像学异常、生化异常或无法检测的解剖残留。生化治愈的患者 10 年存活率为 95%～97%，降钙素持续升高的患者 5 年和 10 年存活率分别为 80%～86%、70%。

所有 MTC 患者均应进行终身随访，应根据基因突变、肿瘤的 TNM 分期、手术切除效果、术后降钙素和 CEA 水平及倍增时间，来确定随访内容和随访间隔。关于术后降钙素和 CEA 的水平，有文献指出术后持续性降钙素升高并

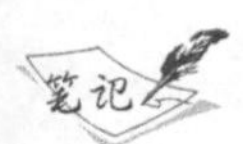

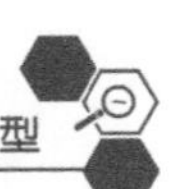

不一定提示肿瘤复发，但进行性升高的降钙素则与复发转移相关。术后降钙素和 CEA 高于正常范围的患者应进行影像学检查积极寻找持续或复发的病灶。初步的检查手段包括全身体格检查、颈部超声、颈胸部 CT、腹部 MRI、骨扫描、脊椎骨盆 MRI，如仍未发现病灶，可进一步行 ^{18}F-FDG，^{18}F-FDOPA 和 ^{68}Ga 生长抑素受体为显像剂的 PET-CT。

该例患者为典型的 MEN2A，已行双肾上腺切除术和甲状腺癌根治术，应定期随访儿茶酚胺、降钙素、CEA、甲状腺功能、电解质、PTH、皮质醇等指标，定期影像学复查。

【病例点评】

对于甲状腺髓样癌的患者，需关注是否有其他腺体（包括垂体、甲状旁腺、肾上腺等）功能的异常。若合并有其他腺体的受累，需注重 MEN2 的筛查。基因检测对于 MEN2 的诊断具有重要价值。手术切除内分泌肿瘤和药物治疗控制激素分泌过多是 MEN2 治疗的基础。对于肿瘤切除术后患者，应长期密切随访腺体的功能和影像学，并及时予以相应的治疗。

撰写：王蒙　审校：龚伟　点评：叶红英

【参考文献】

1. ELISEI R，TACITO A，RAMONE T，et al. Twenty-five years experience on RET genetic screening on hereditary MTC： an update on the prevalence of germline RET mutations.Genes，2019，10（9）：698.
2. LODISH M B，STRATAKIS C A.RET oncogene in MEN2，MEN2B，MTC and other forms of thyroid cancer. Expert Rev Anticancer Ther，2008，8（4）：625-632.
3. AL-SALAMEH A，BAUDRY C，COHEN R.Update on multiple endocrine neoplasia Type 1 and 2. Presse Med，2018，47（9）：722-731.
4. BRANDI M L，GAGEL R F，ANGELI A，et al. Guidelines for diagnosis and therapy of MEN type 1 and type 2. J Clin Endocrinol Metab，2001，86（12）：5658-5671.
5. 中国医师协会外科医师分会甲状腺外科医师委员会，中国抗癌协会甲状腺癌专业委员会，

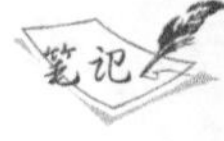

中国研究型医院学会甲状腺疾病专业委员会．甲状腺髓样癌诊断与治疗中国专家共识（2020版）．中国实用外科杂志，2020，40（9）：1012-1020.

6. IMAI T，UCHINO S，OKAMOTO T，et al.High penetrance of pheochromocytoma in multiple endocrine neoplasia 2 caused by germ line RET codon 634 mutation in Japanese patients. Eur J Endocrinol，2013，168（5）：683-687.
7. THOSANI S，AYALA-RAMIREZ M，PALMER L，et al. The characterization of pheochromocytoma and its impact on overall survival in multiple endocrine neoplasia type 2. J Clin Endocrinol Metab，2013，98（11）：E1813-E1819.
8. CASTINETTI F，QI X P，WALZ M K，et al. Outcomes of adrenal-sparing surgery or total adrenalectomy in phaeochromocytoma associated with multiple endocrine neoplasia type 2： an international retrospective population-based study. Lancet Oncol，2014，15（6）：648-655.
9. LENDERS J W，DUH Q Y，EISENHOFER G，et al. Pheochromocytoma and paraganglioma：an endocrine society clinical practice guideline. J Clin Endocrinol Metab，2014，99（6）：1915-1942.
10. KORPERSHOEK E，PETRI B J，POST E，et al. Adrenal medullary hyperplasia is a precursor lesion for pheochromocytoma in MEN2 syndrome. Neoplasia，2014，16（10）：868-873.
11. TUTTLE R M，GANLY I. Risk stratification in medullary thyroid cancer： moving beyond static anatomic staging. Oral Oncol，2013，49（7）：695-701.
12. BIHAN H，BECKER K L，SNIDER R H，et al. Calcitonin precursor levels in human medullary thyroid carcinoma. Thyroid，2003，13（8）：819-822.
13. MITCHELL A L，GANDHI A，SCOTT-COOMBES D，et al. Management of thyroid cancer：United Kingdom National Multidisciplinary Guidelines. J Laryngol Otol，2016，130（S2）：S150-S160.

附录

缩略词表

缩略语	英文全称	中文全称
^{131}I-MIBG	^{131}I meta-iodobenzylguanidine	131 碘 – 间碘苄胍
17OHD	17α-hydroxylase deficiency	17α-羟化酶缺陷症
17α-OHP	17α-hydroxyprogesterone	17α-羟孕酮
^{18}F-FDG PET/CT	^{18} fluorodeoxyglucose - positron emission computed tomography	^{18} 氟脱氧葡萄糖 – 正电子发射计算机断层显像
24h UFC	24-hour urinary free cortisol	24 小时尿游离皮质醇
25-OH-D	25-hydroxyvitamin D	25-羟基维生素 D
6-MP	6-mercaptopurine	6-巯基嘌呤
AAES	American Society of Endocrine Surgeons	美国内分泌外科医生协会
ABCC8	ATP binds to C family 8 factors	ATP 结合 C 家族 8 因子
ABI	ankle brachial index	踝臂指数
AC	adenylate cyclase	腺苷酸环化酶
ACEI	angiotensin converting enzyme inhibitor	血管紧张素转换酶抑制剂
ACR	American College of Rheumatology	美国风湿病协会
ACTH	adrenocorticotrophin	促肾上腺皮质激素
ADA	American Diabetes Association	美国糖尿病学会
ADH	antidiuretic hormone	抗利尿激素
AFP	α-fetoprotein	甲胎蛋白
AIMAH	ACTH independent macronodular adrenal hyperplasia	非 ACTH 依赖性双侧肾上腺大结节增生
AIP	aryl hydrocarbon receptor interacting protein	芳香烃基受体相互作用蛋白
AIP	autoimmune pancreatitis	自身免疫性胰腺炎
AIP	acute intermittent porphyria	急性间歇性卟啉病
AKAP	A-kinase anchoring protein	激酶锚定蛋白
ALA	aminolevulinic acid	氨基乙酰丙酸
ALAS1	aminolevulinic acid synthase 1	ALA 合成酶 1
Alb	albumin	白蛋白
ALD	aldosterone	醛固酮
ALP	alkaline phosphatase	碱性磷酸酶
ALT	alanine transaminase	谷丙转氨酶
ANA	anti-nuclear antibody	抗核抗体
ANCA	anti-neutrophil cytoplasmic antibody	抗中性粒细胞胞质抗体
APA	anti-anterior pituitary autoantibodies	抗垂体前叶自身抗体

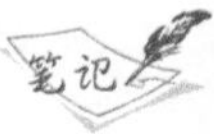

续表

缩略语	英文全称	中文全称
APTT	activated partial thromboplastin time	活化部分凝血活酶时间
ARB	angiotensin Ⅱ receptor blockers	血管紧张素Ⅱ受体阻滞剂
ARR	aldosterone to renin ratio	血浆醛固酮 / 肾素浓度比值
AST	aspartate transaminase	谷草转氨酶
AT-II	angiotensin Ⅱ	血管紧张素Ⅱ
AVP	arginine-vasopressin	精氨酸血管升压素
AZA	azathioprine	硫唑嘌呤
BIPSS	bilateral inferior petrosal sinus sampling	双侧岩下窦静脉采血
BMI	body mass index	体质指数
BP	blood pressure	血压
BUN	blood urea nitrogen	血尿素氮
CA12-5	carbohydrate antigen12-5	糖类抗原 12-5
CA15-3	carbohydrate antigen15-3	糖类抗原 15-3
CACNA1S	calcium channel，voltage-dependent，L type，alpha 1S subunit	L2 型电压门控钙通道 α1 亚单位
CAH	congenital adrenal hyperplasia	先天性肾上腺增生症
CAS	clinical activity score	临床活动度评分
CCS	cyclic Cushing syndrome	周期性库欣综合征
$CD4^+$ CTL	$CD4^+$ cytotoxic T lymphocytes	$CD4^+$ 细胞毒性 T 淋巴细胞
$CD4^+$ Tfh	$CD4^+$ T-follicular helper	$CD4^+$ 滤泡辅助性 T 淋巴细胞
CEA	carcinoembryonic antigen	癌胚抗原
CFP-10	culture filtrate protein 10	培养滤液蛋白 10
CHS	China hypertension survey	全国高血压调查
CK	creatine kinase	肌酸激酶
CKD	chronic kidney disease	慢性肾脏病
CMAP	compound muscle action potential	尺神经 / 小指展肌动作电位
CNC	Carney complex	Carney 综合征
Coombs Test	anti-human globulin test	抗人球蛋白试验
Cor	Cortisone	皮质醇
COX-1	cyclooxygenase-1	环氧化酶 -1
COX-2	cyclooxygenase-2	环氧化酶 -2
Cr	creatinine	肌酐
CREB	cAMP response element-binding protein	cAMP 反应元件结合蛋白
CRP	C reactive protein	C 反应蛋白
CSI	craniospinal irradiation	全脑全脊髓放疗
CT	calcitonin	降钙素
CT	computed tomography	计算机体层扫描
CTA	CT angiography	CT 血管成像

续表

缩略语	英文全称	中文全称
cTn1	cardiac troponin I	肌钙蛋白 I
CTX- Ⅰ	C-terminal peptide degradation product of type I collagen	Ⅰ型胶原 C 端肽降解产物
CYC	cyclophosphamide	环磷酰胺
DBIL	direct bilirubin	直接胆红素
DDAVP	I-deamino-8-D-arginine vasopressin	I- 脱氨基 -8-D- 精氨酸血管升压素
DHEAS	dehydroepiandrosterone sulfate	硫酸脱氢表雄酮
DI	diabetes insipidus	尿崩症
DKA	diabetic ketoacidosis	糖尿病酮症酸中毒
DMARD	disease-modifying antirheumatic drug	改善病情的抗风湿药
DOPA	dihydroxyphenylalanine	二羟基苯丙氨酸
DS	Down’s syndrome	唐氏综合征
ds-DNA	double-stranded deoxyribonucleic acid	双链 DNA
DTC	differentiated thyroid cancer	分化型甲状腺癌
E_2	estradiol	雌二醇
EAS	ectopic ACTH secretion /syndrome	异位 ACTH 分泌综合征
ELISA	enzyme-linked immunoadsordent assay	酶联免疫吸附试验
EMA 综合征	exophthalmos，myxedema，acropachy syndrome	突眼，胫前黏液性水肿，杵状指 / 趾综合征
ENA	extractable nuclear antigen	可提取性核抗原
ESAT-6	early secretory antigenic target 6	早期分泌抗原靶 6
ESR	erythrocyte sedimentation	血沉
EUGOGO	European Group of Graves’ Orbitopathy	欧洲 Graves’眼病专家组
EULAR	European League Against Rheumatism	欧洲抗风湿病联盟
FIB	fibrinogen	纤维蛋白原
FDA	Food and Drug Administration	美国食品和药物监督管理局
FFA	free fatty acid	游离脂肪酸
FGF23	fibroblast growth factor 23	成纤维生长因子 23
FhypoKPP	familial hypokalemic periodic paralysis	家族性低钾型周期性麻痹
FIHPT	familial isolated hyperparathyroidism	家族性孤立性甲状旁腺功能亢进症
FIPA	familial isolated pituitary adenomas	家族性单纯性垂体腺瘤
FMD	fibromuscular dysplasia	肌纤维发育不良
FSH	follicle-stimulating hormone	卵泡刺激素
FT_3	free triiodothyronine	游离三碘甲状腺原氨酸
FT_4	free thyroxine	游离甲状腺素
GADA	glutamic acid decarboxylase antibody	谷氨酸脱羧酶抗体
GCs	glucocorticoids	糖皮质激素
GCTs	germ cell tumors	原发中枢神经系统生殖细胞肿瘤

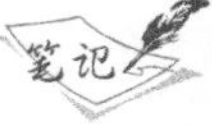

续表

缩略语	英文全称	中文全称
GFR	glomerular filtration rate	肾小球滤过率
GGT	gamma glutamyl-transpeptidase	γ-谷氨酰转肽酶
GH	growth hormone	生长激素
GLP-1	glucagon-like peptide 1	胰高血糖素样肽 -1
GnRH	gonadotrophin releasing hormone	促性腺激素释放激素
GO	Graves' orbitopathy	Graves'眼病
GRTH	generalized thyroid hormone resistance	全身性甲状腺激素抵抗
Hb	hemoglobin	血红蛋白
HbAlc	glycosylated hemoglobin	糖化血红蛋白
HCC	hair cortisol content	头发皮质醇浓度
HDL	high density lipoprotein	高密度脂蛋白
HDL-C	high density lipoprotein cholesterol	高密度脂蛋白胆固醇
HE	Hemotoxin and Eosin	苏木精–伊红
HLA	human leukocyte antigen	人类白细胞抗原
HLA-B27	homologous leucocytic antigen B27	人类白细胞抗原 B27
HMBS	hydroxymethylbilane synthase	羟甲基胆素合成酶
HNF1A	hepatocyte nuclear transcription factor 1A	肝细胞核转录因子 1A
HPA	hypothalamic-pituitary-adrenal	下丘脑–垂体–肾上腺
HPG	hypothalamic-pituitary-gonad	下丘脑–垂体–性腺
HPGD	15-hydroxyprostaglandin dehydrogenase	15- 羟前列腺素脱氢酶
HPT	hypothalamic-pituitary-thyroid	下丘脑–垂体–甲状腺
HPT-JT	hyperparathyroid-jaw tumor syndrome	甲状旁腺功能亢进症 - 颌骨肿瘤综合征
HR	heart rate	心率
HRCT	high resolution computerized tomography	高分辨率计算机体层扫描
HSA	human serum albumin	白蛋白
hs-CRP	high sensitive C reactive protein	超敏 C 反应蛋白
HypoPP	hypokalemic periodic paralysis	低钾型周期性麻痹
IAA	insulin auto-antibody	胰岛素自身抗体
ICA	islet cell antibody	胰岛细胞抗体
IFG	impaired fasting glucose	空腹血糖受损
IFN	interferon	干扰素
IGF-1	insulin-like growth factor 1	胰岛素样生长因子 -1
IgG4	immunoglobulin G4	免疫球蛋白 G4
IgG4-RD	immunoglobulin G4-related diseases	IgG4 相关性疾病
IGT	impaired glucose tolerance	糖耐量减低
IHH	idiopathic hypogonadotropic hypogonadism	特发性低促性腺功能减退症
iMAD	isolated micronodular adrenal hyperplasia	孤立性小结节性肾上腺增生
ITT	insulin tolerance test	胰岛素耐量试验

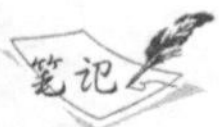

续表

缩略语	英文全称	中文全称
LCH	Langerhans cell histiocytosis	朗格汉斯细胞组织细胞增多症
LDDST	low dose dexamethasone suppression test	小剂量地塞米松抑制试验
LDH	lactic dehydrogenase	乳酸脱氢酶
LDL	low density lipoprotein	低密度脂蛋白
LDL-C	ldl-cholesterol	低密度脂蛋白胆固醇
LH	luteinizing hormone	黄体生成素
LHRH	luteinizing Hormone Releasing Hormone	促性腺激素释放激素
LPSP	lymphoplasmacytic sclerosing pancreatitis	淋巴细胞浆细胞性硬化性胰腺炎
LVEF	left ventricular ejection fraction	左心室射血分数
LYH	lymphocytic hypophysitis	淋巴细胞性垂体炎
MELAS	mitochondrial encephalomyopathy, lactic acidosis, and stroke-like episodes syndrome	线粒体性脑肌病伴乳酸酸中毒和卒中样发作综合征
MEN	mutiple endocrine neoplasia	多发性内分泌腺瘤病
MEN1	multiple endocrine tumor type 1	多发性内分泌腺瘤病 1 型
MEN2	multiple endocrine tumor type 2	多发性内分泌腺瘤病 2 型
MIBG	I-meta-iodobenzyl guanidine	间位碘苄胍
MIDD	maternally inherited diabetes and deafness	母系遗传的糖尿病伴耳聋
MLPA	multiplex ligation-dependent probe amplification	多重连接探针扩增
MMF	mycophenolate mofetil	霉酚酸酯
MN	metanephrine	变肾上腺素
MODY	maturity-onset diabetes of the young	青少年发病的成年人糖尿病
MRCP	magnetic resonance cholangiopancreatogr aphy	磁共振胰胆管成像
MRI	magnetic resonance imaging	磁共振成像
MTC	medullary thyroid carcinoma	甲状腺髓样癌
MTX	methotrexate	甲氨蝶呤
NCCAH	nonclassic 21-hydroxylase deficiency	非经典型 21- 羟化酶缺陷症
NCT	non-contact tonometer	非接触式眼压计
NET	neuroendocrine tumor	胰腺神经内分泌肿瘤
NGGCT	non-germinomatous germ cell tumor	非生殖细胞瘤性生殖细胞肿瘤
nIHH	normosmic IHH	嗅觉正常的特发性低促性腺功能减退症
NMN	normetanephrine	去甲变肾上腺素
NSAIDs	non-steroidal antiinflammatory drugs	非甾体类抗炎药物
NSE	neuron specific enolase	神经元特异性烯醇化酶
NT-proBNP	N-Terminal pro-brain natriuretic peptide	N 末端 B 型钠尿肽原
OATP2A1	organic anion transporting polypeptide superfamily member 2A1	溶质载体有机阴离子转运体家族成员 2A1

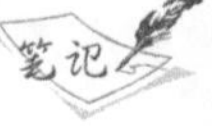

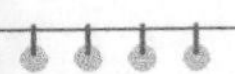

续表

缩略语	英文全称	中文全称
OB	occult blood	隐血
OGTT	oral glucose tolerance test	口服葡萄糖耐量试验
OS	overall survival	总生存率
P	progesterone	孕酮
PBG	porphobilinogen	胆色素原
PBGD	porphobilinogen deaminase	胆色素原脱氨酶
PBMAH	primary bilateral macronodular adrenal hyperplasia	原发性双侧大结节性肾上腺增生
PCC	pheochromocytoma	嗜铬细胞瘤
PCOS	polycystic ovarian syndrome	多囊卵巢综合征
PCR	polymerase chain reaction	聚合酶链反应
PDE11A	ehosphodiesterase 11A	磷酸二酯酶 11A
PDE8B	phosphodiesterase 8B	磷酸二酯酶 8B
PEG	polyehylene glycol	聚乙二醇
PET	positron emission tomography	正电子发射体层显像
PET-CT	positron emission tomography computed tomography	正电子发射体层显像计算机体层扫描
PGE_2	prostaglandin E_2	前列腺素 E_2
PGE-M	prostaglandin E metabolites	前列腺素 E 代谢物
PGL	paragangliomas	副神经节瘤
PGT	prostaglandin transporter	前列腺素转运体
PHEO	pheochromocytoma	嗜铬细胞瘤
PHO	primary hypertrophic osteoarthropathy	原发性肥大性骨关节病
PHOAR1	PHO，autosomal recessive 1	原发性肥大性骨关节病，常染色体隐性遗传 1 型
PHOAR2	PHO，autosomal recessive 2	原发性肥大性骨关节病，常染色体隐性遗传 2 型
PHPT	primary hyperparathyroidism	原发性甲状旁腺功能亢进症
PINP	procollagen I N-terminal propeptide	Ⅰ型胶原 N- 端前肽
PLT	platelet	血小板
PPGL	pheochromocytoma / paraganglioma	嗜铬细胞瘤 / 副神经节瘤
PPNAD	primary pigmented nodular adrenocortical disease	原发性色素性结节状肾上腺皮质病
PRA	plasma renin activity	肾素活性
PRKAR1A	cAMP-dependent protein kinase type I-alpha regulatory subunit	cAMP 依赖性蛋白激酶 A 调节亚基
PRL	prolactin	催乳素
PRRT	peptide radioreceptor therapy	肽受体放射性核素疗法
PRTH	pituitary resistance to thyroid hormone	垂体性甲状腺激素抵抗
PSA	prostate specific antigen	前列腺特异性抗原
PSV	peak systolic velocity	收缩期最大流速

续表

缩略语	英文全称	中文全称
PT	prothrombin time	凝血酶原时间
PTA	percutaneous transluminal angioplasty	经皮腔内血管成形术
PTH	parathyroid hormone	甲状旁腺激素
PTRTH	peripheral tissue thyroid hormone resistance	外周组织性甲状腺激素抵抗
RANKL	receptor activator of NF-κB ligand	NF-κB 受体激活蛋白配体
RAS	renal artery stenosis	肾动脉狭窄
RBC	red blood cell	红细胞
RET	reticulocyte	网织红细胞
RFIgM	rheumatoid factor IgM	类风湿因子 IgM
RNP	ribonucleoprotein	核糖核蛋白
RO	risk organ	风险器官
RRNP	ribosomal P protein	核糖体 P 蛋白
RTH	resistance to thyroid hormone	甲状腺激素抵抗综合征
TR-β	thyroid hormone receptor-beta	甲状腺激素 β 受体
SDHx	succinate dehydrogenase	琥珀酸脱氢酶家族
Serpin	serine protease Inhibitors	丝氨酸蛋白酶抑制剂
SIAD	syndrome of inappropriate antidiuresis	抗利尿激素不适当综合征
siRNA	small-interfering RNA	小干扰 RNA
SLCO2A1	solute carrier organic anion transporter family，member 2A1，	溶质载体蛋白家族 21 成员
SPECT	single photon emission computed tomography	单光子发射计算机化断层显像
SRS	somatostatin receptor scintigraphy	生长抑素受体显像
T	testosterone	睾酮
T1DM	type 1 diabetes mellitus	1 型糖尿病
T2DM	type 2 diabetes mellitus	2 型糖尿病
T_3	triiodothyronine	三碘甲状腺原氨酸
T_4	thyroxine	甲状腺素
TA	takayasu arteritis	大动脉炎
TAO	thyroid-associated orbitopathy	甲状腺相关眼病
TARTs	testicular adrenal rest tumors	睾丸内肾上腺残余瘤
TBG	thyroid binding globulin	甲状腺激素结合球蛋白
TBIL	total bilirubin	总胆红素
TC	total cholesterol	总胆固醇
TG	triglycerides	甘油三酯
TG	thyroglobulin	甲状腺球蛋白
TGAb	thyroglobulin antibody	甲状腺球蛋白抗体
TH	thyroid hormones	甲状腺激素
TNF-α	tumor necrosis factor-α	肿瘤坏死因子 α

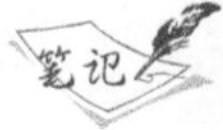

续表

缩略语	英文全称	中文全称
TPOAb	thyroid peroxidase autoantibody	甲状腺过氧化物酶抗体
TR	thyroid hormone receptor	甲状腺激素受体
TRAb	thyrotrophin receptor antibody	促甲状腺素受体抗体
TRH	thyrotropin-releasing hormone	促甲状腺激素释放激素
TSH	thyroid stimulating hormone	促甲状腺激素
TSI	thyrotropin receptor stimulating antibody	促甲状腺素受体刺激性抗体
T-SPOT TB	T cell spot detection tuberculosis	结核菌感染 T 细胞斑点试验
TT_3	total triiodothyronine	总三碘甲状腺原氨酸
TT_4	total thyroxine	总甲状腺素
TTR	transthyretin	甲状腺素运载蛋白
UA	uric acid	尿酸
VMA	vanilmandelic acid	尿香草扁桃酸
VOD	visiooculusdexter	右眼视力
VOS	visiooculussinister	左眼视力
VPT	vibration perception threshold	震动感觉阈值
WBC	white blood cell	白细胞
WBI	whole-brain irradiation	全脑放疗
WSS	Wiedemann - Steiner syndrome	Wiedemann-Steiner 综合征
WVI	whole-ventricle irradiation	全脑室放疗
β -hCG	β - human chorionic gonadotropin	β - 人绒毛膜促性腺激素

实验室检验项目正常参考值范围

标本类型	实验室检验项目	正常值范围
血	血醛固酮 (pg/mL)	立位 40 ～ 310；卧位 10 ～ 160
	肾素 (pg/mL)	立位 4 ～ 38；卧位 4 ～ 24
	血管紧张素 II (pg/mL)	立位 49 ～ 252；卧位 29 ～ 129
	变肾上腺素 (pg/mL)	卧位 < 64.97
	去甲变肾上腺素 (pg/mL)	卧位 < 185.83
	皮质醇 (μ g/dL)	(7 ～ 10 am)：6.20 ～ 19.40；(4 ～ 8 pm)：2.30 ～ 11.90
	促肾上腺皮质激素 (pg/mL)	< 46（放免法）；7.2 ～ 63.3（化学发光法）
	生长激素 (ng/mL)	0.126 ～ 9.88(随机单次检测 GH 价值有限，需进行 GH 抑制和刺激试验来评估 GH 过量和不足）
	促甲状腺激素 (mIU/L)	0.27 ～ 4.2
	三碘甲状腺原氨酸 (nmol/L)	1.3 ～ 3.1
	甲状腺素 (nmol/L)	66 ～ 181
	游离三碘甲状腺原氨酸 (pmol/L)	3.1 ～ 6.8
	游离甲状腺素 (pmol/L)	12 ～ 22

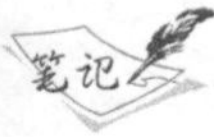

续表

标本类型	实验室检验项目	正常值范围
血	甲状腺球蛋白抗体 (U/mL)	< 115
	甲状腺过氧化物酶抗体 (U/mL)	< 34
	甲状腺球蛋白 (ng/mL)	3.5 ～ 77
	促甲状腺素受体抗体 (IU/L)	< 1.75
	降钙素 (ng/L)	0 ～ 6.4
	雌二醇 (pmol/L)	卵泡期 45.4 ～ 854.0；排卵期 151.0 ～ 1461.0；黄体期 81.9 ～ 1251.0；绝经期 < 18.4 ～ 505.0；男性 94.8 ～ 223.0；妊娠前三个月 > 563.0
	黄体酮 (nmol/L)	滤泡期 0.2 ～ 2.8；排卵期 0.4 ～ 38.1；黄体期 5.8 ～ 75.9；绝经期 < 0.4；男性 < 0.5
	黄体生成素 (IU/L)	滤泡期 2.4 ～ 12.6；排卵期 14.0 ～ 95.6；黄体期 1.0 ～ 11.4；绝经期 7.7 ～ 58.5；男性 1.7 ～ 8.6
	卵泡刺激素 (IU/L)	滤泡期 3.5 ～ 12.5；排卵期 4.7 ～ 21.5；黄体期 1.7 ～ 7.7；绝经期 25.80 ～ 134.80；男性 1.5 ～ 12.4
	睾酮 (nmol/L)	男性：6.68 ～ 52.7；女性：0.29 ～ 1.67
	硫酸脱氢表雄酮 (μmol/L)	0.26 ～ 6.68
	绒毛膜促性腺激素 (mIU/mL)	未孕女性 0 ～ 3；绝经后女性 < 7；男性 0 ～ 2
	甲状旁腺素 (ng/L)	15 ～ 65
	骨钙素 (ng/mL)	绝经前 4.11 ～ 21.87；绝经后 8.87 ～ 29.05
	I 型胶原羧基段 β 特殊序列 (ng/mL)	绝经前 0.07 ～ 0.68；绝经后 0.13 ～ 0.90
	I 型前胶原氨基端延长肽 (ng/mL)	绝经前 8.53 ～ 64.32；绝经后：21.32 ～ 112.80
	性激素结合球蛋白 (nmol/L)	27.1 ～ 128.0
	17α 羟孕酮 (ng/mL)	卵泡期 0.05 ～ 1.02；黄体期 0.3 ～ 2.34；排卵期 0.1 ～ 1.4；绝经期 < 0.93；孕后期 2.28 ～ 9.24
	泌乳素 (ng/mL)	男性：4.04 ～ 15.2；女性：2.68 ～ 23.3
	泌乳素单体 (ng/mL)	男性：2.7 ～ 13.1；女性：3.4 ～ 18.5
	血渗透压［mOsm/（kg·H_2O)］	280 ～ 300
	血管紧张素转化酶 (U/L)	10 ～ 55
	C 肽 (μg/L)	1.1 ～ 4.4
	胰岛素 (mU/L)	2.6 ～ 24.9
	葡萄糖 (mmol/L)	3.9 ～ 5.8
	餐后 2 小时血糖 (mmol/L)	4.0 ～ 7.2
	糖化血红蛋白 (%)	4.0 ～ 6.0
	抗谷氨酸脱羧酶抗体 (IU/mL)	0 ～ 10
	类风湿因子 (IU/mL)	< 15
	血免疫球蛋白 E (ng/mL)	0 ～ 240
	血免疫球蛋白 G (g/L)	8.6 ～ 17.4
	血免疫球蛋白 A (g/L)	1 ～ 4.2
	血免疫球蛋白 M (g/L)	0.5 ～ 2.8

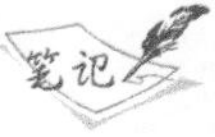

续表

标本类型	实验室检验项目	正常值范围
血	补体 C3 片段 (g/L)	0.7 ～ 1.4
	补体 C4 (g/L)	0.1 ～ 0.4
	抗链球菌溶菌素“O” (IU/mL)	＜ 200
	血沉 (mm/h)	≤ 20
	免疫球蛋白 G4 (g/L)	0.03 ～ 2.01
	甲胎蛋白 (ng/mL)	≤ 7
	癌胚抗原 (ng/mL)	≤ 5
	糖类抗原 12-5 (U/mL)	≤ 47
	糖类抗原 15-3 (U/mL)	≤ 24
	糖类抗原 19-9 (U/mL)	≤ 30
	糖类抗原 72-4 (U/mL)	＜ 8.2
	细胞角蛋白 19 片段 (ng/mL)	＜ 3.3
	神经元特异性烯醇酶 (ng/mL)	＜ 17
	鳞癌相关抗原 (ng/mL)	0 ～ 2.7
	抗肾小球基底膜 IgG 抗体 (RU/mL)	0 ～ 20
	抗心磷脂抗体 (RU/mL)	0 ～ 12
	G 试验 (血浆 1-3-B-D 葡聚糖) (pg/mL)	60 pg/mL 以下，无深部真菌感染 (隐球菌、接合菌除外)；60 ～ 100 pg/mL，为观察区，应连续监测；100 pg/mL 以上，怀疑为深部真菌感染
	GM 试验 (曲霉半乳甘露聚糖检测)	≥ 0.5 为阳性，提示曲霉感染可能
	QuantiFeron-TB (QFT) 抗原刺激管实际 γ 干扰素 (IU/mL)	未检出 ＜ 0.35
	肌钙蛋白 T (ng/mL)	0.013 ～ 0.025
	肌红蛋白 (ng/mL)	25 ～ 58
	CK-MB mass (ng/mL)	≤ 3.61
	NT-pro BNP (pg/mL)	＜ 263
	血酸碱度	7.35 ～ 7.45
	二氧化碳分压 (kPa)	4.66 ～ 6.38
	氧分压 (kPa)	11.04 ～ 14.36
	氧饱和度 (%)	94 ～ 98
	剩余碱 (mmol/L)	-2 ～ 3
	实际碳酸氢根浓度 (mmol/L)	21 ～ 28
	标准碳酸氢盐浓度 (mmol/L)	21 ～ 25
	红细胞计数 ($\times 10^{12}$/L)	3.8 ～ 5.1
	血红蛋白 (g/L)	115 ～ 150
	平均红细胞血红蛋白量 (pg)	27 ～ 34
	平均红细胞体积 (fL)	82 ～ 100
	平均红细胞血红蛋白浓度 (g/L)	316 ～ 354

笔记

续表

标本类型	实验室检验项目	正常值范围
血	白细胞计数 (×10^9/L)	3.5 ～ 9.5
	中性粒细胞 (%)	40 ～ 75
	淋巴细胞 (%)	20 ～ 50
	嗜酸性粒细胞 (%)	0.4 ～ 8.0
	血小板计数 (×10^9/L)	125 ～ 350
	全血 C 反应蛋白 (mg/L)	≤ 5
	国际标准化比率	0.92 ～ 1.15
	部分凝血活酶时间 (秒)	20.3 ～ 32.3
	纤维蛋白原定量 (g/L)	1.8 ～ 3.5
	凝血酶时间 (秒)	14 ～ 21
	D- 二聚体 （FEU 法）（mg/L)	≤ 0.55；本试验 < 0.50 可用于排除 DVT/PE
	纤维蛋白原降解产物 (μg/mL)	< 5
	总胆红素 (μmol/L)	≤ 21
	直接胆红素 (μmol/L)	≤ 8
	总蛋白 (g/L)	65 ～ 85
	白蛋白 (g/L)	40 ～ 55
	总胆汁酸 (μmol/L)	≤ 10
	谷丙转氨酶 (U/L)	7 ～ 40
	谷草转氨酶 (U/L)	13 ～ 35
	碱性磷酸酶 (U/L)	50 ～ 135
	γ- 谷氨酰转移酶 (U/L)	7 ～ 45
	肌酸激酶 (U/L)	40 ～ 200
	乳酸脱氢酶 (U/L)	120 ～ 250
	尿素 (mmol/L)	3.1 ～ 8.8
	肌酐 (μmol/L)	41 ～ 81
	尿酸 (mmol/L)	0.10 ～ 0.42
	eGFR(EPI 公式计算)(mL/min)	≥ 90
	钾 (mmol/L)	3.5 ～ 5.3
	钠 (mmol/L)	137 ～ 147
	血钙 (mmol/L)	2.11 ～ 2.52
	无机磷 (mmol/L)	0.85 ～ 1.51
	血镁 (mmol/L)	0.75 ～ 1.02
	胆固醇 (mmol/L)	2.8 ～ 5.9
	甘油三酯 (mmol/L)	< 1.80
	低密度脂蛋白胆固醇 (mmol/L)	健康人群 1.3 ～ 3.7；动脉粥样硬化性心血管疾病治疗目标：低 / 中危人群 < 3.4；高危人群 < 2.6；极高危人群 < 1.8
	高密度脂蛋白胆固醇 (mmol/L)	0.8 ～ 1.8

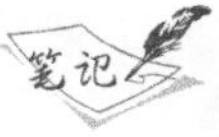

续表

标本类型	实验室检验项目	正常值范围
尿	尿香草扁桃酸 (μ mol/24h)	< 68.6
	尿皮质醇 (μ g/24h)	30.15 ～ 129.13
	尿钾 (mmol/24h)	25 ～ 125
	尿钠 (mmol/24h)	40 ～ 220
	尿氯化物 (mmol/24h)	110 ～ 250
	尿钙 (mmol/24h)	2.5 ～ 7.5
	尿磷 (mmol/24h)	< 32.3
	尿肌酐 (mmol/24h)	6.2 ～ 13.3
	尿渗透压［mOsm/（kg·H_2O）］	50 ～ 1400
	尿微量白蛋白比肌酐 (mg/g)	< 30
	尿 pH	5.5 ～ 8.0
	尿比重	1.003 ～ 1.030

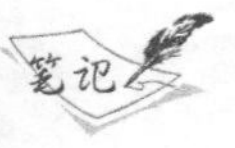